M. Spamer • R. Häfner • H. Truckenbrodt

**Physiotherapie
in der Kinderrheumatologie**

PFLAUM PHYSIOTHERAPIE
Herausgeberin: Ingeborg Liebenstund

M. Spamer • R. Häfner • H. Truckenbrodt

Physiotherapie in der Kinder-Rheumatologie

Das Garmischer Behandlungskonzept

Mit 183 Abbildungen

PFLAUM

Anschrift der Autoren:

Carola Beisken
Karina Fischer
Dr. med. Renate Häfner
Hans-Jörg Händel
Carola von Hahn
Stephanie Lardschneider
Marianne Spamer

c/o Rheumaklinik für Kinder und Jugendliche
Gehfeldstraße 24
82467 Garmisch-Partenkirchen

Rose-Marie Steinberg
Im Höfle
82467 Garmisch-Partenkirchen

Prof. Dr. med. Hans Truckenbrodt
Husarenweg 30
82467 Garmisch-Partenkirchen

Die Deutsche Bibliothek – CIP-Einheitsaufnahme

Ein Titelsatz für diese Publikation ist bei Der Deutschen Bibliothek erhältlich.

ISBN 3-7905-0852-7

Copyright 2001 by Richard Pflaum Verlag GmbH & Co. KG
München • Bad Kissingen • Berlin • Düsseldorf • Heidelberg.
Alle Rechte, insbesondere die der Übersetzung, des Nachdrucks, der Entnahme von Abbildungen, der Funksendung, der Wiedergabe auf fotomechanischem oder ähnlichem Wege und der Speicherung in Datenverarbeitungsanlagen, bleiben, auch bei nur auszugsweiser Verwertung, vorbehalten.
Die Wiedergabe von Gebrauchsnamen, Handelsnamen, Warenbezeichnungen usw. in diesem Werk berechtigt auch ohne besondere Kennzeichnung nicht zu der Annahme, dass solche Namen im Sinne der Warenzeichen- und Markenschutzgesetzgebung als frei zu betrachten wären und daher von jedermann benutzt werden dürften. Wir übernehmen auch keine Gewähr, dass die in diesem Buch enthaltenen Angaben frei von Patentrechten sind; durch diese Veröffentlichung wird weder stillschweigend noch sonstwie eine Lizenz auf etwa bestehende Patente gewährt.
Satz: Adolf Schmid, Freising
Druck: Pustet, Regensburg

Informationen über unser aktuelles Buchprogramm finden Sie im Internet unter:
http://www.pflaum.de

Inhalt

Geleitwort 11

Vorwort 13

1 **Rheuma beim Kind hat viele Gesichter** 15
   RENATE HÄFNER

   1.1 Die verschiedenen Formen der Arthritis
       im Kindesalter 15
   1.1.1 Juvenile chronische (idiopathische) Arthritis 16
   1.1.2 Systemische juvenile chronische (idiopathische)
         Arthritis 16
   1.1.3 Rheumafaktor-negative Polyarthritis 18
   1.1.4 Rheumafaktor-positive Polyarthritis 19
   1.1.5 Frühkindliche Oligoarthritis 20
   1.1.6 HLA B 27 assoziierte Arthritis, Oligoarthritis Typ II 21
   1.1.7 Psoriasisarthritis 23
   1.1.8 Arthritis bei anderen rheumatischen
         Erkrankungen 25
   1.2 Diagnostik 25
   1.3 Medikamentöse Behandlung 29
   1.4 Operative Eingriffe 32
   Literatur 33

2 **Der Schmerz – ein Leitsymptom der kindlichen
   Arthritis** 34
   HANS TRUCKENBRODT

   2.1 Einführung 34
   2.2 Pathophysiologie von Nozizeption und Schmerz
       bei der chronischen Arthritis 35
   2.3 Schmerzäußerungen 38
   2.4 Das Nervensystem als Motor für die
       Entwicklung von Gelenkfehlstellungen 40

Inhalt

    2.5   Der Schmerz als Ursache von Verhaltens-
              änderungen und Entwicklungsstörungen 46
    Literatur 47

3 Wachstumsstörungen – Entzündungsprozess und Fehlbelastung sind entscheidend 49
HANS TRUCKENBRODT

    3.1   Ursachen für Kleinwuchs 49
    3.2   Lokale Wachstumsstörungen 50
    Literatur 58

4 Richtlinien der Physiotherapie bei JCA – Gratwanderung zwischen Spiel und Therapie 59
ROSEMARIE STEINBERG

    4.1   Ziel der krankengymnastischen Behandlung 60
    4.2   Befund 61
    4.3   Behandlungsplan und Behandlungsschwerpunkte . 73
    4.4   Therapeutisches Vorgehen 78
    4.4.1   Schmerzlinderung und Muskelentspannung 79
    4.4.2   Verbessern der Gelenkbeweglichkeit 84
    4.4.3   Bahnen physiologischer Bewegungsabläufe 86
    4.4.4   Elternanleitung, Schulung der Jugendlichen,
              Heimprogramm 87
    4.4.5   Hilfsmittelversorgung 88
    Literatur 91

5 Die Körpersprache – eine wichtige Hilfe für die Physiotherapie 93
CAROLA VON HAHN

    5.1   Die Körpersprache als Kommunikationsmittel ... 93
    5.2   Die Körpersprache in der krankengymnastischen
              Therapie 95

6 Die Halswirbelsäule – der flexibelste Teil der Körperachse 104
STEPHANIE LARDSCHNEIDER

    6.1   Anatomie und Biomechanik 104
    6.2   Pathomechanik 105

	6.3	Befund	106
	6.4	Therapeutisches Vorgehen	108
		Literatur	114

7 Das Kiefergelenk – der kleine Kraftprotz · · · · · · · · · 115
MARIANNE SPAMER

	7.1	Anatomie und Biomechanik	115
	7.2	Pathomechanik	116
	7.3	Befund	118
	7.4	Therapeutisches Vorgehen	121
		Literatur	128

8 Die Schulter – Riesenrad mit lockerer Verbindung zum Stamm · 130
MARIANNE SPAMER

	8.1	Anatomie und Biomechanik	130
	8.2	Pathomechanik	132
	8.3	Befund	133
	8.4	Therapeutisches Vorgehen	137
		Literatur	145

9 Der Ellenbogen – Dreh- und Angelpunkt zwischen Schulter und Hand · · · · · · · · · · · · · · · · · · 147
ROSE-MARIE STEINBERG

	9.1	Anatomie und Biomechanik	148
	9.2	Pathomechanik	149
	9.3	Befund	149
	9.4	Therapeutisches Vorgehen	153
		Literatur	163

10 Die Hand – multifunktionelles Kommunikationswerkzeug · 165
STEPHANIE LARDSCHNEIDER

	10.1	Anatomie und Biomechanik	165
	10.2	Pathomechanik	166
	10.3	Befund	169
	10.4	Therapeutisches Vorgehen	172
		Literatur	180

11 Fingergelenke und Daumen – Greifen und Begreifen ... 181
STEPHANIE LARDSCHNEIDER

    11.1   Anatomie und Biomechanik ... 181
    11.2   Pathomechanik ... 183
    11.3   Befund ... 189
    11.4   Therapeutisches Vorgehen ... 192
    Literatur ... 198

12 Das Iliosakralgelenk – das verkannte Gelenk Die Wirbelsäule – flexibles Tragrohr und Achse des Körpers ... 199
MARIANNE SPAMER

    12.1   Anatomie und Biomechanik ... 200
    12.2   Pathomechanik ... 200
    12.3   Befund ... 203
    12.4   Therapeutisches Vorgehen ... 209
    Literatur ... 222

13 Die Hüfte – das zentrale Gelenk ... 223
MARIANNE SPAMER

    13.1   Anatomie und Biomechanik ... 223
    13.2   Pathomechanik ... 225
    13.3   Befund ... 228
    13.4   Therapeutisches Vorgehen ... 231
    Literatur ... 242

14 Das Kniegelenk – mobiler und stabiler Mittelpunkt des Beines ... 243
CAROLA BEISKEN

    14.1   Anatomie und Biomechanik ... 244
    14.2   Pathomechanik ... 245
    14.3   Befund ... 249
    14.4   Therapeutisches Vorgehen ... 252
    Literatur ... 264

15 Der Fuß – vielseitiger Lastesel und Antilope zugleic ••• 266
CAROLA BEISKEN

15.1	Anatomie und Biomechanik	267
15.2	Pathomechanik	268
15.3	Befund	277
15.4	Therapeutisches Vorgehen	280
Literatur		296

16 Grundlagen der Ergotherapie – Kreativität als Brücke zur Behandlung ••••••••• 297
KARINA FISCHER

16.1	Indikation	298
16.2	Befund	298
16.3	Therapeutisches Vorgehen	299
16.3.1	Funktionelles Training	299
16.3.2	Anfertigen von Schienen	308
16.3.3	Umgang mit den Schienen	311
16.3.4	Gelenkschutz und Hilfsmittelversorgung	312
Literatur		315

17 Physikalische Therapie – vielseitige Möglichkeiten mit großer Wirkung ••••• 316
HANS-JÖRG HÄNDEL

17.1	Massage	316
17.1.1	Klassische Massage	316
17.1.2	Friktionen	318
17.1.3	Bindegewebsmassage	318
17.2	Manuelle Lymphdrainage	318
17.3	Kombinierte Behandlungstechniken	320
17.3.1	Kontrakturbehandlung	320
17.3.2	Narbenbehandlung	320
17.4	Elektrotherapie	322
17.4.1	Interferenzstrom	323
17.4.2	Hochvolttherapie	325
17.4.3	Iontophorese	326
17.4.4	TENS-Therapie	327
17.4.5	Ultraschalltherapie	328

17.5	Thermotherapie	330
17.5.1	Wärme	330
17.5.2	Hitze	331
17.5.3	Bewegungsbad	332
17.5.4	Kälte	332
	Literatur	334

Sachverzeichnis 335

DR. MED. RENATE HÄFNER
Geboren am 18.3.1954 in Leonberg. Schulische Ausbildung in Leonberg, Studium der Medizin an der Universität Freiburg von 1973 bis 1979. Praktsches Jahr im KH Stuttgart-Bad Cannstatt und Katharinenhospital Stuttgart (Universität Tübingen). Staatsexamen und Approbation 1980. 1980–1989 Assistenzärztin an der Kinder- und Kinderrheumaklinik Garmisch-Partenkirchen. 1988 Fachärztin für Pädiatrie. 1989 Hospitationen im Bereich Radiologie am Childrens Memorial Hospital in Chigaco und am Veterans Administration Hospital San Diego. 1989–1991 Oberärztin der Kinder- und Kinderrheumaklinik Garmisch-Partenkirchen. 1991–1992 Assistenzärztin auf der Kinderintensivstation des Deutschen Herzzentrums München. Seit 1992 Oberärztin der Kinder- und Kinderrheumaklinik Garmisch-Partenkirchen mit Schwerpunkt Kinderrheumatologie.

MARIANNE SPAMER
Geboren am 22.4.1958 in Frankfurt/M. Schulische Ausbildung in Marktoberdorf, Ausbildung zur Physiotherapeutin an der Staatlichen Berufsfachschule für Krankengymnastik in Würzburg 1978–1980. Anerkennungspraktikum im Kreiskrankenhaus Garmisch-Partenkirchen. Seit 1982 Physiotherapeutin an der Kinder- und Kinderrheumaklinik Garmisch-Partenkirchen. Seit 1994 Leiterin der physiotherapeutischen Abteilung. Seit 1999 Vorsitzende des Komitées der »Allied Health Professionals in PRES (Paediatric Rheumatology European Society)«.

PROF. DR. MED. HANS TRUCKENBRODT
Geboren am 4.1.1932 in Coburg. Schulische Ausbildung in Coburg. Studium der Medizin an den Universitäten Erlangen und Freiburg/Br., Staatsexamen 1957. 1957–1959 Medizinalassistenz an verschiedenen Kliniken der Universität Freiburg, Tettnang und am Kreiskrankenhaus Coburg. 1959–1960 Assistenzarzt chirurgische Abteilung Kreiskrankenhaus Coburg. 1960–1978 Tätigkeit an der Universitätskinderklinik Erlangen, zunächst als wissenschaftlicher Assistenz, dann als Oberarzt, leitender Oberarzt und schließlich als Vertreter des ärztlichen Direktors. 1964 Facharzt für Pädiatrie. 1967 Habilitation für das Fach Pädiatrie. 1972 Ernennung zum Professor für Kinderheilkunde an der Medizinischen Fakultät der Universität Erlangen-Nürnberg. 1978–1997 Ärztliche Leitung der Kinder- und Kinderrheumaklinik Garmisch-Partenkirchen mit dem Schwerpunkt Kinderrheumatologie. Ehrenmitglied der Deutschen Gesellschaft für Rheumatologie, der Deutschen Rheuma-Liga sowie der Deutschen Gesellschaft für Assistenzberufe in der Rheumatologie.

Geleitwort

Der Bitte von Professor Truckenbrodt und seinen beiden Mitautorinnen, für das hier vorgelegte Buch »Physiotherapie in der Kinderrheumatologie« ein Geleitwort zu schreiben, bin ich mit großer Freude gefolgt. Dieses Freude erstreckt sich aber auch auf das Erscheinen dieses Buches an sich. Das hier vorgestellte Garmischer Konzept der Physiotherapie, insbesondere der Krankengymnastik, ist an der international bekannten Garmischer Rheumaklinik für Kinder und Jugendliche über viele Jahre entwickelt, erprobt und vervollkommnet worden und hat sich als so ungewöhnlich erfolgreich erwiesen, dass es heute Referenzcharakter hat. Bei mehreren Symposien über viele Jahre trafen sich in Garmisch Ärzte und Physiotherapeuten aus der ganzen Welt, um über die Möglichkeiten und Techniken der Krankengymnastik bei juvenilen chronischen Arthritiden zu diskutieren, und das hier vorgelegte Buch ist auch ein Ergebnis dieses internationalen Erfahrungsaustausches.

Wenn wir als junge Medizinstudenten gelernt haben, dass ein Kind kein kleiner Erwachsener sei, dann gilt dies in ganz besonderem Maße für die pädiatrische Rheumatologie und für die krankengymnastische Bewegungstherapie bei juveniler chronischen Arthritis. Die Biomechanik der Gelenke, das Schmerzverhalten der Kinder, die Folgen der Entzündung für Gelenke, Bänder und Muskeln sind z. T. nicht nur völlig anders als bei erwachsenen Rheumakranken, sondern den hier bekannten Prinzipien manchmal sogar diametral entgegengesetzt. Die Notwendigkeit der Teamarbeit im klassischen Sinn (mit Einbeziehung der Eltern!), der Einsatz kindgerechter Methoden und die ständige Beachtung, dass man es mit einem wachsenden Organismus zu tun hat, sind weitere wichtige fundamentale Besonderheiten der Physiotherapie rheumatischer Erkrankungen im Kindes- und Jugendalter.

All dies ist im vorgelegten Buch berücksichtigt und didaktisch sehr eindringlich und auf eindrucksvolle Weise dargestellt. Es bietet eine Fülle von Informationen, und man merkt ihm die jahrzehntelange Erfahrung an. Dies macht auch seinen besonderen »Reifegrad« aus: Es kommt zur rechten Zeit und setzt Standards in der Therapie rheumakranker Kinder und Jugendlicher, deren Schicksal uns allen ganz besonders am Herzen liegt. Allen Rheumatologen (nicht nur den pädiatrischen!) und allen Physiotherapeuten möchte ich das Buch als Pflichtlektüre empfehlen!

Prof. Dr. med. Klaus L. Schmidt
Bad Nauheim-Gießen

Vorwort

Ein Buch nur über die krankengymnastische Behandlung der chronischen Arthritis im Kindesalter, ist das sinnvoll oder gar notwendig? Wir sind davon überzeugt, zumal erhebliche Unterschiede zur Erwachsenenrheumatologie bestehen.

Die Therapie der juvenilen chronischen Arthritis umfasst eine sorgfältige, auf das Kindesalter ausgerichtete ärztliche Begleitung, krankengymnastische sowie ergotherapeutische Behandlung und soziale Betreuung der gesamten Familie. Die medikamentösen und krankengymnastischen Maßnahmen müssen aufeinander abgestimmt sein, wie Zahnräder ineinander greifen.

Kinder brauchen Mobilität. Das Ausleben des natürlichen Bewegungsdranges prägt ihre körperliche und psychosoziale Entwicklung. Im Kindesalter können wir die meisten rheumatischen Erkrankungen zur Ruhe bringen und oft auch überwinden. Um so größer ist die Chance, die Beweglichkeit der Gelenke zu erhalten. Um dieses Ziel zu erreichen, müssen wir frühzeitig behandeln, die gelenkspezifischen Fehlstellungen im Kindesalter kennen, die Prinzipien der Behandlung beherrschen und die Eltern als Mittherapeuten gewinnen. Falsche Krankengymnastik kann ebenso schaden wie ein unverträgliches Medikament.

Die Krankengymnastin bringt durch ihre Ausbildung wichtige Kenntnisse bezüglich der Bio- und Pathomechanik der Gelenke und des Muskelzusammenspiels mit. Neu hinzu kommt das Verständnis für die Arthritis mit dem übergeordneten Einfluss des Nervensystems, um die Fehlhaltungen und Ausweichbewegungen, die Körpersprache der Kinder mit chronischer Arthritis zu verstehen und die Behandlung darauf auszurichten.

Noch immer ist die Meinung weit verbreitet, dass Kleinkinder kaum zu behandeln seien. Wir möchten Sie gerne vom Gegenteil überzeugen. Geht man auf die altersgemäßen Bedürfnisse und Verhaltensweisen der Kinder ein, können sie schon in den ersten Lebensjahren erstaunlich gut zur Mitarbeit gewonnen werden. Das erfordert freilich viel Geduld und Einfühlungsvermögen, Freude am Umgang und an der Arbeit mit Kindern.

Wir hoffen, dass Sie in der vorliegenden Zusammenstellung die gewünschten Anregungen und Anleitungen finden.

Im Namen aller Mitautoren
M. Spamer, R. Häfner, H. Truckenbrodt

1

Rheuma hat viele Gesichter

RENATE HÄFNER

1.1 DIE VERSCHIEDENEN FORMEN DER ARTHRITIS IM KINDESALTER

Ähnlich wie beim Erwachsenen gibt es auch im Kindesalter eine Vielzahl unterschiedlicher rheumatischer Erkrankungen. Bei den meisten steht als wichtigstes Krankheitszeichen eine Arthritis im Vordergrund. Dabei überwiegen die akuten Formen der Arthritis, auch **reaktive oder postinfektiöse Arthritiden** genannt. Diese Erkrankungen werden ausgelöst durch Infektionen und verlaufen selbstlimitierend, ohne bleibende Schäden zu hinterlassen. Die bekannteste akute Arthritis im Kindesalter ist die **Coxitis fugax,** die bevorzugt bei Jungen im Alter zwischen 4 und 8 Jahren auftritt. Bedeutsam im Kindesalter ist auch die **Post-Streptokokkenarthritis,** die sich nach einer Streptokokken-Angina oder einem Scharlach entwickelt und mit sehr schmerzhaften, hartnäckigen Gelenksentzündungen einhergehen kann. Des weiteren gibt es auch bei Kindern **reaktive Arthritiden nach Darminfektionen** mit Salmonellen, Yersinien oder Campylobacter. Bevorzugt erkranken Patienten, die das Erbmerkmal HLA B 27 besitzen.

Akute bzw. reaktive Arthritiden können über Wochen bis Monate anhalten. Sie führen zwar nicht zur Gelenkzerstörung, können jedoch gerade im Kindesalter rasch zu Schonhaltungen und Bewegungseinschränkungen führen. Deshalb sollten auch diese Erkrankungen frühzeitig krankengymnastisch behandelt werden.

Der Schwerpunkt der Physiotherapie liegt jedoch in der Behandlung chronischer Arthritiden. Bei diesen Verläufen besteht immer die Gefahr, dass es neben Fehlstellungen und Bewegungseinschränkungen auch zur Zerstörung von Gelenksstrukturen kommt. Frühzeitige medikamentöse und krankengymnastische Therapie ist unverzichtbar, um Folgeschäden so gering wie möglich zu halten, idealerweise ganz zu verhindern.

1.1.1 Juvenile chronische Arthritis

Die häufigste chronisch rheumatische Erkrankung im Kindesalter ist die **juvenile chronische Arthritis (JCA),** die nach internationaler Nomenklatur neuerdings **juvenile idiopathische Arthritis (JIA)** genannt wird (9). Dies sind Überbegriffe für verschiedene Krankheitsformen, die als »Subgruppen« oder auch »Kategorien« bezeichnet werden. Allen gemeinsam ist das Symptom Arthritis. Definitionsgemäß handelt es sich bei der Arthritis um eine Gelenkschwellung mit Schmerzen und/oder Funktionseinschränkung. Der Krankheitsbeginn für die juvenilen Formen ist willkürlich bis zum 16. Geburtstag festgelegt.

Die Subgruppen unterscheiden sich durch eine Alters- und Geschlechtspräferenz, durch Anzahl und Muster der erkrankten Gelenke sowie durch Mitbeteiligung von Augen oder inneren Organen. Im Hinblick auf die Gelenkmanifestationen unterteilt man in Oligo- und Polyarthritis. Bei der **Oligoarthritis** sind nur wenige, meist große Gelenke mit vorwiegend asymmetrischem Muster betroffen, bei der **Polyarthritis** erkranken symmetrisch zahlreiche große und kleine Gelenke.

1.1.2 Systemische juvenile chronische (idiopathische) Arthritis

Diese Erkrankung beginnt **überwiegend im Kleinkindalter,** Mädchen und Jungen sind gleichermaßen betroffen. Anfangs steht **hohes Fieber** verbunden mit allgemeinem Krankheitsgefühl ganz im Vordergrund. Die meisten Kinder entwickeln auch einen **Hautausschlag. Leber, Milz** und **Lymphknoten können anschwellen** und am Herzen kommt es häufig zu einer **Herzbeutelentzündung (Perikarditis)**, seltener zu einer **Mitbeteiligung des Herzmuskels (Myokarditis)**.

Im Fieberschub klagen die Kinder über starke Gelenk- und Muskelschmerzen und sind allgemein berührungsempfindlich. Nach Abklingen des Fiebers sind viele Kinder vorübergehend wieder erscheinungsfrei. Die **chronische Arthritis** manifestiert sich oft erst Wochen oder gar Monate nach dem fieberhaften Beginn. Sie verläuft bei etwa 40% der Kinder als Oligoarthritis. Bei den anderen entwickelt sich eine Polyarthritis, wobei nahezu alle großen und kleinen Gelenke einschließlich Kiefergelenke und Halswirbelsäule erkranken können.

Im Krankheitsverlauf kommen in den ersten Jahren die systemischen Zeichen wie Fieber und Organbeteiligung meist zur Ruhe. Übrig bleibt oft eine progredient verlaufende destruierende Arthritis. Die Zerstörungsprozesse zeigen sich zunächst vor allem an den Handgelenken. Nach 5- bis 10-jährigem Verlauf entwickeln etwa 30% der Patienten auch Destruktionen der Hüftgelenke (2, 5) *(Abb. 1.1)*. Diese können zur Immobilität führen und frühzeitigen Gelenkersatz notwendig machen.

Als **Folge der lang anhaltenden Entzündungsaktivität,** verstärkt oft durch eine Langzeittherapie mit Kortison, kommt es bei vielen Kin-

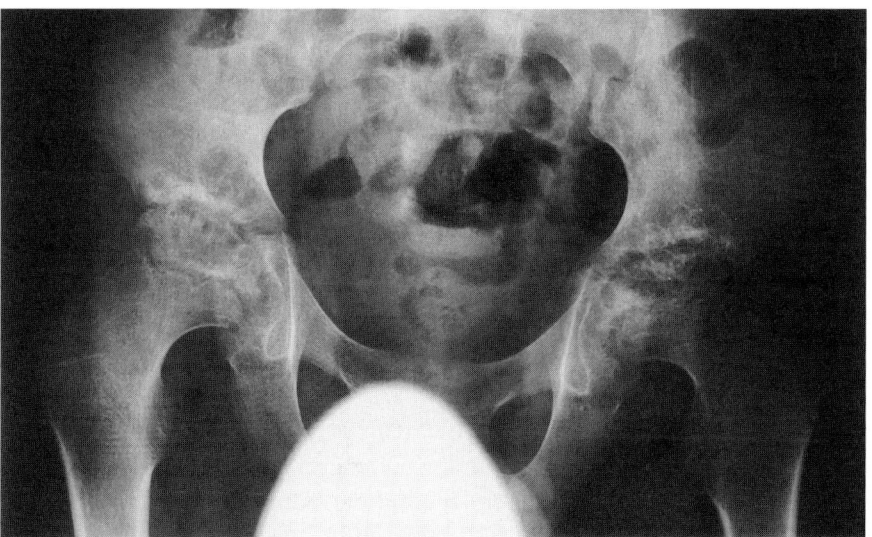

Abb. 1.1 *Beidseitige Destruktion der Hüftgelenke bei einem 9-jährigen Jungen mit systemischer Polyarthritis.*

dern mit systemischer Arthritis zu einer **Hemmung des Längenwachstums** bis hin zum Kleinwuchs. Diese Auswirkung ist für die meisten Patienten schwerer zu ertragen als die direkten Folgen der Arthritis.

Eine weitere Komplikation bei schwer kranken Kindern ist die sogenannte **Amyloidose.** Sie kann bei allen Subgruppen auftreten, wenn die Entzündungsaktivität über Jahre anhält, betroffen sind aber hauptsächlich Kinder mit der systemischen Beginnform. Dabei bildet der Körper eine krankhafte Eiweisssubstanz, das Amyloid. Dieses lagert sich in die inneren Organe ein und verdrängt gesundes Gewebe. Im Lauf der Jahre kann es zum Organversagen kommen. Die Amyloidose zeigt sich meist zuerst in der Niere, aber auch Leber, Darm oder das Herz sind häufige Lokalisationen.

Prognostisch ist die systemische JCA (JIA) eine ernste Erkrankung. Nur bei jedem 3. Kind kommt die Krankheit zur Ruhe, ohne Schäden zu hinterlassen. Bei einem weiteren Drittel gelingt es, die Krankheitsaktivität einzudämmen mit erträglichen bleibenden Gelenkveränderungen. Ein Drittel verläuft chronisch progredient mit zunehmenden Gelenkzerstörungen, evtl. auch Schäden an den inneren Organen, insbesondere wenn sich eine Amyloidose entwickelt.

1.1.3 Rheumafaktor-negative Polyarthritis

Dies ist die eigentlich kindliche Polyarthritis, die **in jedem Lebensalter** auftreten kann. Mädchen erkranken etwas häufiger als Jungen. Definitionsgemäß ist – wie bei den meisten kindlichen Arthritisformen – **im Blut kein Rheumafaktor** nachweisbar.

Die Erkrankung beginnt oft schleichend mit **Veränderungen im Bewegungsmuster.** Sind gleichzeitig Gelenkschwellungen sichtbar, wird die Diagnose Arthritis meist frühzeitig gestellt. Bei einigen Kindern besteht jedoch eine sogenannte »Sicca-Form« mit nur diskreten Schwellungen. Bei diesen Patienten wird anfangs oft eine muskuläre oder neurologische Erkrankung vermutet, oder die Kinder werden gar als psychisch auffällig hingestellt.

Die rheumafaktor-negative Polyarthritis manifestiert sich bei über 90% der Kinder an den Hand-Finger-Gelenken. Meist besteht auch eine **Tenosynovitis** der Fingerflexoren, seltener der Extensoren. Die übrigen kleinen und großen Gelenke sind ebenfalls häufig betroffen, bevorzugt in symmetrischer Anordnung. Im Gegensatz zur Oligoarthritis fehlt somit der Vergleich zur gesunden Seite, was dem weniger Erfahrenen die Beurteilung erschwert. Kinder mit Polyarthritis können ihre Bewegungseinschränkungen nicht durch Kompensation mit gesunden Nachbargelenken ausgleichen. Dementsprechend verändert sich das gesamte Bewegungsmuster, es wird »eckig« und roboterhaft.

Die rheumafaktor-negative Polyarthritis führt bald zu Fehlhaltungen und Funktionsstörungen. **Destruktive Gelenkveränderungen entwickeln sich jedoch vergleichsweise langsam.** Meist treten radiologisch erst nach jahrelangem Verlauf signifikante Schäden von Knorpel und Knochen in Erscheinung. Gefährdet sind vor allem die Hand- und Hüftgelenke.

Bei frühzeitiger konsequenter Therapie kommt die Erkrankung bei etwa der Hälfte der Kinder zur Ruhe, ohne wesentliche Funktionsstörungen zu hinterlassen.

1.1.4 Rheumafaktor-positive Polyarthritis

Diese Erkrankung gleicht der chronischen Polyarthritis des Erwachsenen. Im Blut ist der IgM-Rheumafaktor nachweisbar. Die rheumafaktor-positive Polyarthritis betrifft nur etwa 5% der Patienten mit JCA. Sie manifestiert sich überwiegend bei **größeren Kindern und Jugendlichen,** selten erkranken auch Kleinkinder. Mädchen sind deutlich häufiger betroffen als Jungen.

Die Arthritis verläuft überwiegend symmetrisch polyartikulär, gelegentlich besteht ein asymmetrisches Gelenkmuster. In erster Linie erkranken die **Hand-Finger-Gelenke,** häufig auch die Ellbogen-, Knie- und Fußgelenke. Die Erkrankung zeigt eine **rasche Progredienz.** Knöcherne Zerstörungen, insbesondere an den Handgelenken, entwickeln sich oft schon innerhalb der ersten Krankheitsmonate (1). Die Hüftgelenke sind zunächst weniger gefährdet. Nach langjährigem Verlauf kann es aber auch hier zu Destruktionen kommen, die evtl. einen Gelenkersatz notwendig machen.

Patienten mit rheumafaktor-positiver Polyarthritis neigen zu sogenannten **Rheumaknoten.** Dabei handelt es sich um knotige Neubildungen unterschiedlicher Größe, die im Weichteilbereich entstehen.

Die rheumafaktor-positive Polyarthritis ist eine ernste Erkrankung, die rasches Handeln erfordert. Durch frühzeitige medikamentöse und krankengymnastische Therapie kann der Verlauf oft günstig beeinflusst werden. Bei einem Teil der Kinder und Jugendlichen kommt die Erkrankung schon im frühen Stadium zur Ruhe, auch wenn sich Destruktionen nicht immer aufhalten lassen. Leider kann die Krankheit jederzeit wieder aufflackern oder trotz Therapie chronisch progredient fortschreiten.

1.1.5 Frühkindliche Oligoarthritis

Wie der Name sagt, erkranken fast ausschließlich **Kleinkinder bis zum Alter von 6 Jahren.** 70–80% der Kinder sind Mädchen. Die Arthritis manifestiert sich bevorzugt an einem Knie- und/oder Sprunggelenk *(Abb. 1.2)*. Auch wenn manchmal die Gegenseite mit erkrankt, bleibt die Asymmetrie im Gelenkmuster vorherrschend. Bei einem Teil der Kinder befällt die Arthritis auch Halswirbelsäule, Kiefer-, Ellbogen-, Handgelenk oder einzelne Finger bzw. Zehen. Eine Entzündung im Hüft- oder Schultergelenk ist eher die Ausnahme.

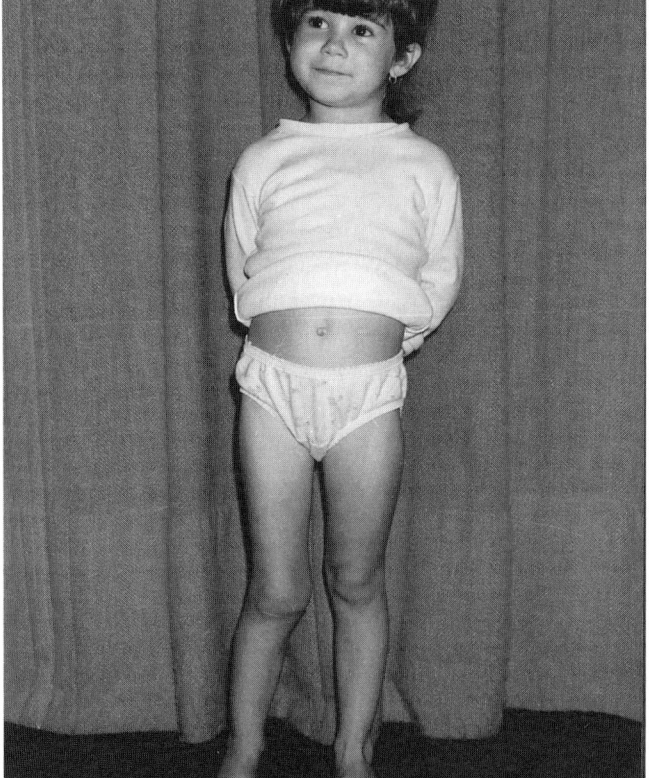

Abb. 1.2 Kleinkind mit Oligoarthritis: Betroffen sind rechtes Knie- und rechtes Sprunggelenk. Deutlich erkennt man die Gelenkschwellungen, die Fehlstellung im Kniegelenk, die Atrophie der Oberschenkelmuskulatur und das vermehrte Wachstum des rechten Beines.

Da Kleinkinder wenig über Schmerzen klagen, dafür rasch in schmerzentlastende Schonhaltungen ausweichen (s. Kap. 2.4), entwickeln sich bei der frühkindlichen Oligoarthritis schon in den ersten Wochen bis Monaten Funktionsstörungen und Fehlstellungen an den betroffenen Gelenken.

Kinder mit frühkindlicher Oligoarthritis haben ein hohes Risiko, zusätzlich an einer rheumatischen Augenentzündung zu erkranken. Dabei handelt es sich um eine Regenbogenhautentzündung, in der Fachsprache **Iridozyklitis** genannt (7). Heimtückischerweise macht diese Form der Augenentzündung keinerlei Beschwerden und ist von außen nicht zu erkennen. Unerkannt kann sie jedoch zu bleibenden Veränderungen am Auge mit **Sehstörungen** führen, in seltenen Fällen auch zur Erblindung. Um Schäden vorzubeugen, müssen alle Kinder mit frühkindlicher Oligoarthritis regelmäßig vom Augenarzt an der Spaltlampe untersucht werden, in den ersten Krankheitsjahren am besten alle 4 bis 6 Wochen.

Die Prognose der frühkindlichen Oligoarthritis ist überwiegend günstig. Die Erkrankung kann bei etwa $^2/_3$ der Kinder zur Ruhe gebracht werden und hinterlässt bei frühzeitiger krankengymnastischer Therapie auch kaum bleibende Funktionsstörungen. Gelegentlich treten nach längeren beschwerdefreien Intervallen wieder Krankheitsschübe auf. Einige wenige Patienten kämpfen mit chronisch persistierenden Problemen an einzelnen Gelenken bis ins Erwachsenenalter. **Bei etwa 10% der Kinder geht die Oligoarthritis über in eine symmetrische Polyarthritis.** Diese Verläufe erweisen sich oft als therapieresistent mit erheblichen Funktionsstörungen und zunehmend destruktiven Veränderungen.

1.1.6 HLA B27 assoziierte Arthritis, Oligoarthritis Typ II

Diese Subgruppe beginnt **selten vor dem 8. Lebensjahr.** Es erkranken bevorzugt Jungen. Nach der neuen internationalen Nomenklatur wird die Krankheitsform als »Enthesitis-Related Arthritis« bezeichnet. Das **HLA B 27 ist ein genetischer Faktor,** der bei etwa 80% der Patienten vorliegt, in der gesunden Bevölkerung aber nur bei jedem 10. Menschen nachweisbar ist. Die **erbliche Belastung** wird oft in der Familienanamnese deutlich. Bei genauem Befragen findet man gehäuft ähnliche Erkrankungen in der Verwandtschaft.

Die Oligoarthritis befällt bevorzugt die untere Extremität, **Hüft-, Knie- und/oder Sprunggelenke.** Aber auch einzelne große Gelenke der oberen Extremität oder kleine Gelenke insbesondere an den Zehen können erkranken. Im Langzeitverlauf erweist sich die Arthritis an den Knie- und Sprunggelenken als überwiegend gutartig. Die Hüftgelenke jedoch neigen zu Destruktionen. Auch betroffene Hand- oder Zehengelenke sind gefährdet.

Neben den peripheren Gelenken besteht häufig auch eine **Beteiligung des Achsenskeletts,** meist in Form einer ein- oder doppelseitigen **Sakroiliitis.** Rückenbeschwerden können aber auch auf eine **Spondylodiszitis** hinweisen.

Ein Großteil der Patienten hat nicht nur Gelenkprobleme, sondern auch **Beschwerden an den Sehnenansätzen,** die als Enthesopathie oder Enthesitis bezeichnet werden (10). (Daher die neue Namensgebung!) Bevorzugt erkranken die Ansatzbereiche der Achillessehne *(Abb. 1.3)* oder der Plantaraponeurose an der Ferse. Aber auch der Ansatz der Patellarsehne (Tuberositas tibiae) oder Sehneninsertionen an Schulterblatt und Beckenkamm sind häufig schmerzhaft entzündet.

Auch bei dieser Form der Oligoarthritis gibt es eine **Augenentzündung (Iridozyklitis).** Sie geht jedoch im Gegensatz zur o.a. frühkindlichen Verlaufsform mit akuten Schmerzen und Rötung des Auges einher, so dass die Patienten frühzeitig beim Augenarzt erscheinen.

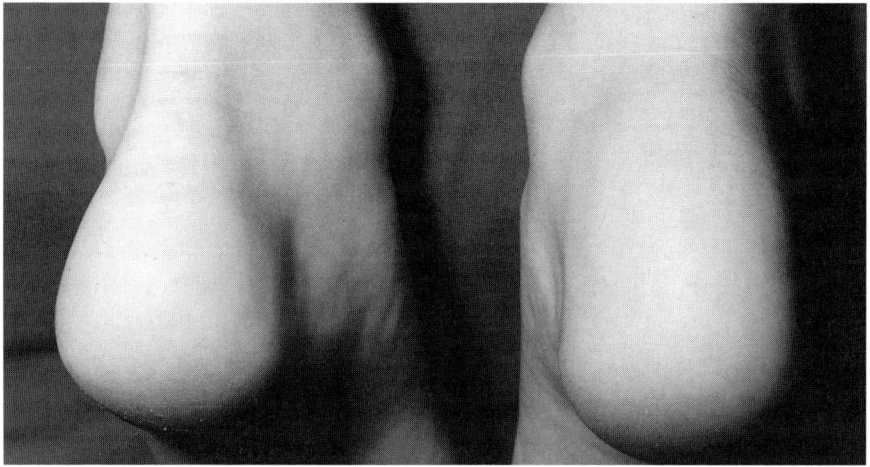

Abb. 1.3 Enthesopathie am Ansatz der rechten Achillessehne mit deutlich sichtbarer Schwellung bei einem 10-jährigen Jungen mit HLA B 27 positiver Arthritis.

Unter Lokalbehandlung heilt die Iridozyklitis meist folgenlos ab. Bleibende Schäden am Auge entstehen nur ausnahmsweise.

Die Prognose für diese Subgruppe ist recht günstig. Die meisten Patienten werden beschwerdefrei. Allerdings bleibt das genetische Risiko, und gelegentlich entwickelt sich die Erkrankung im Erwachsenenalter zum Morbus Bechterew. Die dafür typischen versteifenden Veränderungen der Wirbelsäule sind am wachsenden Skelett noch nicht zu erwarten. Eine Sakroiliitis kann jedoch schon frühzeitig im Krankheitsgeschehen auftreten. Wir bezeichnen die Krankheit dann auch als **juvenile Spondarthritis** (3).

1.1.7 Psoriasisarthritis

Schuppenflechte (Psoriasis) und Arthritis treten häufig gemeinsam auf. Man spricht dann von einer Psoriasisarthritis. Die Diagnose wird aber auch schon gestellt, wenn das Kind selbst keine Psoriasis hat, aber mindestens zwei der folgenden Kriterien erfüllt sind:
1. Psoriasis bei einem Verwandten 1. oder 2. Grades
2. Psoriasiforme Nagelveränderungen (Tüpfelnägel, Verhornungsstörungen)
3. Daktylitis (9).

Als **Daktylitis** (»Wurstfinger, -zehe«) bezeichnet man eine Schwellung einzelner Finger oder Zehen, die durch eine Arthritis der Interphalangealgelenke sowie eine Flexotenosynovitis mit Periostreaktion verursacht wird *(Abb. 1.4)*. Diese Form der Entzündung ist typisch für die Psoriasisarthritis, kommt aber im Kindesalter auch bei der Oligoarthritis ohne Psoriasis vor. Allerdings geht bei über der Hälfte der Kinder die Arthritis der Psoriasis um Jahre voraus, so dass eine Daktylitis Hinweis auf die Diagnose Psoriasisarthritis geben kann, auch wenn die übrigen Kriterien (noch) nicht erfüllt sind.

Die Psoriasisarthritis verläuft beim Kind **überwiegend oligoartikulär** und zeigt Parallelen zu den oben beschriebenen Subgruppen (4, 11). Es erkranken sowohl Kleinkinder unter dem Bild der frühkindlichen Oligoarthritis als auch Schulkinder und Jugendliche mit den typischen Zeichen der Oligoarthritis Typ II bzw. Spondarthritis. Bei etwa 10% der Kinder verläuft die Krankheit als symmetrische Polyarthritis.

Die Prognose ist sehr variabel. **In Langzeitbeobachtungen kommt die Arthritis bei der überwiegenden Mehrzahl zur Ruhe,** teilweise mit leichten bis mäßiggradigen Funktionsbehinderungen. Etwa 10–20%

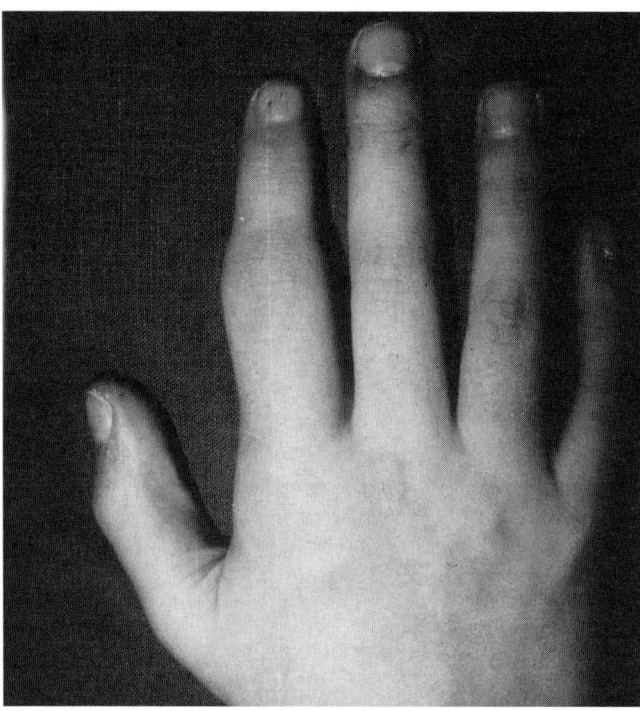

Abb. 1.4 Daktylitis des Zeigefingers bei einem Kind mit Psoriasisarthritis.

entwickeln einen chronisch destruierenden Verlauf, insbesondere Patienten mit Polyarthritis.

1.1.8 Arthritis bei anderen rheumatischen Erkrankungen

Es gibt noch weitere rheumatische Krankheiten beim Kind, bei denen Gelenksentzündungen auftreten können. Dazu gehören die **immunologischen Erkrankungen des Bindegewebes (Kollagenosen) und der Gefäße (Vaskulitis-Syndrome).** Bei diesen Krankheiten stehen Hautveränderungen, Beteiligung der inneren Organe oder des Gehirns im Vordergrund. Am Bewegungsapparat können Gelenke und/oder Muskeln betroffen sein.

Sodann gibt es eine **kindliche Form der Sarkoidose,** die mit Polyarthritis einhergeht. Die Arthritis kann auch Symptom eines **familiären Mittelmeerfiebers** sein – einer Erbkrankheit, die durch Fieberschübe und Bauchschmerzen gekennzeichnet ist.

Die krankengymnastische Therapie all dieser Arthritisformen unterscheidet sich nicht von der Behandlung bei JCA (JIA).

1.2 DIAGNOSTIK

1.2.1 Klinische Aspekte

Zur Diagnose gehört in erster Linie eine **sorgfältige Differentialdiagnose.** Zahlreiche Krankheiten können das Bild der JCA (JIA) nachahmen. Rasches Handeln erfordern die septische, durch Bakterien ausgelöste Arthritis oder bösartige Erkrankungen.

Die Diagnose JCA (JIA) wird in erster Linie klinisch gestellt, da es keine beweisenden Befunde für die Erkrankung gibt.

1.2.2 Anamnese

Zu Beginn gibt eine **ausführliche Anamnese** einschließlich Familienanamnese wichtige Hinweise. Dabei muss vor allem nach Infektionen oder auch Traumen in den letzten Wochen vor Ausbruch der Arthritis gefragt werden. Anschließend erfolgt eine **sorgfältige Untersuchung** des Kindes. Neben einer genauen Untersuchung des Bewegungsapparates muss auf weitere Befunde wie Infektionszeichen, Allgemeinzustand, Hautveränderungen oder Beteiligung der inneren Organe geachtet werden.

Die klinische Beurteilung wird ergänzt durch **Laborbefunde** und eventuell Ergebnisse von **bildgebenden Untersuchungen** wie Ultraschall (Sonographie), Röntgen oder Kernspintomographie (Magnetresonanztomographie, MRT).

1.2.3 Laborwerte

Eine Erhöhung der **Entzündungszeichen im Blut** kann Hinweise auf die Schwere der rheumatischen Entzündung geben. Dazu gehören die Blutsenkungsgeschwindigkeit (BSG) und das C-reaktive Protein (CRP), ein Entzündungseiweiß. Die Entündungszeichen können aber auch bei Infekten oder bei bösartigen Erkrankungen ansteigen. Auf der anderen Seite haben manche Kinder mit rheumatisch entzündeten Gelenke normale Blutwerte. Dies gilt vor allem für die Oligoarthritis.

Für die genaue Zuordnung der Arthritis helfen **immunologische Befunde.** So erfordert die Diagnose rheumafaktor-positive Polyarthritis den Nachweis des **IgM-Rheumafaktors** im Blut. Der Rheumafaktor kann aber auch bei Kollagenosen oder manchen Virusinfektionen nachweisbar sein, so dass zur Diagnose immer die klinische Beurteilung gehört.

Bei der frühkindlichen Oligoarthritis findet man bei 80% der Kinder im Blut **antinukleäre Antikörper (ANA).** Dieser Wert ist somit ein wichtiger Hinweis für die Diagnose. Gleichzeitig stellt er einen Risikofaktor für die Augenbeteiligung (Iridozyklitis) bei dieser Subgruppe dar. ANA kommen aber auch bei Patienten mit rheumafaktor-positiver Polyarthritis, bei der Psoriasisarthritis oder bei Kollagenosen vor.

Der **Erbfaktor HLA B 27,** der im Blut bestimmt werden kann, erleichtert die Diagnose der Oligoarthritis Typ II bzw. juvenilen Spondarthritis.

1.2.4 Bildgebende Verfahren

Die wichtigsten bildgebenden Untersuchungen in der Kinderrheumatologie sind die Sonographie, das Röntgenbild und die Kernspintomographie. Mit der *Sonographie oder Ultraschalluntersuchung* kann man die aktive Entzündung im Gelenk darstellen. Man sieht den **echoarmen Erguss** und kann diesen manchmal abgrenzen von einer **echoreichen entzündlichen Verdickung der Gelenkinnenhaut (Synovialitis)** *(Abb. 1.5).* Die Sonographie ist vor allem angezeigt zur Beurteilung von Hüft- oder auch Schultergelenken. Diese Gelenke sind auf Grund ihres dicken Weichteil- bzw. Muskelmantels der Inspektion und Palpation weniger zugänglich als z. B. das Hand- oder Kniegelenk.

Auch **Sehnenscheidenentzündungen** kann man sonographisch darstellen und somit bei einer Schwellung z. B. am Handrücken oder im Sprunggelenksbereich differenzieren, ob es sich um eine Tenosynovitis oder Arthritis handelt.

Im *Röntgenbild* beurteilt man vor allem knöcherne Veränderungen, indirekt auch größere Knorpelschäden (1). Sie sind Folge einer anhaltenden Entzündung und erscheinen somit erst Monate, manchmal auch Jahre nach Manifestation der Arthritis. Als frühestes Zeichen erscheint die **Osteoporose** an den gelenknahen Knochenstrukturen. Im weiteren Verlauf entstehen destruktive Veränderungen wie **Erosionen, Usuren oder Zysten** im Knochen. Im fortgeschrittenen Stadium bricht manchmal der gesamte Knochen im Gelenksbereich zusammen.

1.2 Diagnostik

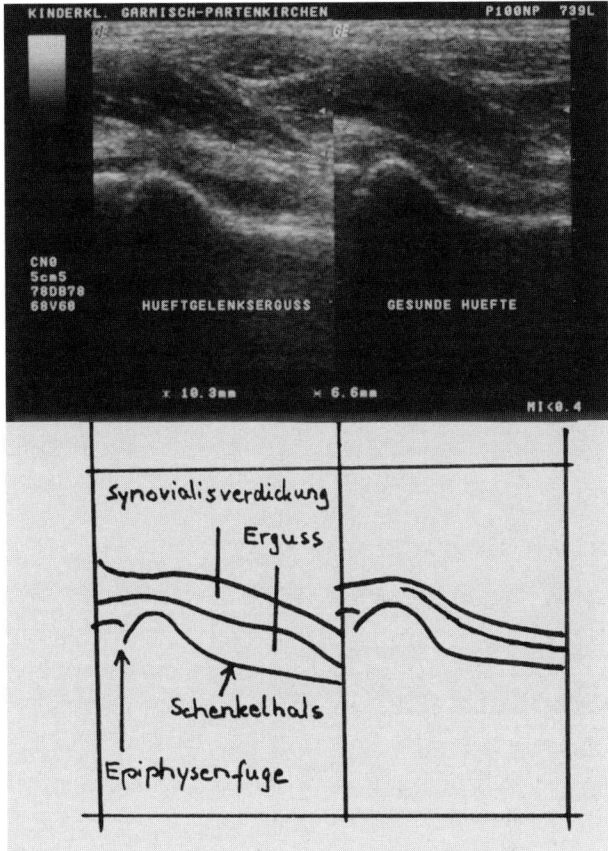

Abb. 1.5 Ultraschallbild der Hüften eines 6-jährigen Jungen mit einseitiger Coxitis. In der linken Bildhälfte ist die erkrankte Hüfte dargestellt mit Erguss (schwarz) und darüber verdicktem Synovialgewebe (weiß). Im Vergleich dazu rechts die gesunde Seite. Erklärung der einzelnen Strukturen s. Schemazeichnung.

Gelegentlich führt die Entzündung auch zur **Verknöcherung der Gelenkspalte (Ankylosen)**. Dies gilt vor allem für die Halswirbelsäule und die Iliosakralgelenke. Bei manchem Kindern können sich Ankylosierungen auch im Handgelenks- oder Fußwurzelbereich entwickeln (Abb. 1.6).

Der Knorpel wird im Röntgenbild nicht direkt abgebildet. Ausgedehnte Schäden zeigen sich in einer **Verschmälerung des Gelenkspaltes**.

Als Besonderheit findet man bei der kindlichen Flexotenosynovitis **Abhebungen der Knochenhaut (Periostreaktionen)** an den Finger- oder Zehenknochen. Die Periostabhebungen verknöchern im weiteren Verlauf und hinterlassen eine Verbreiterung der Phalangen.

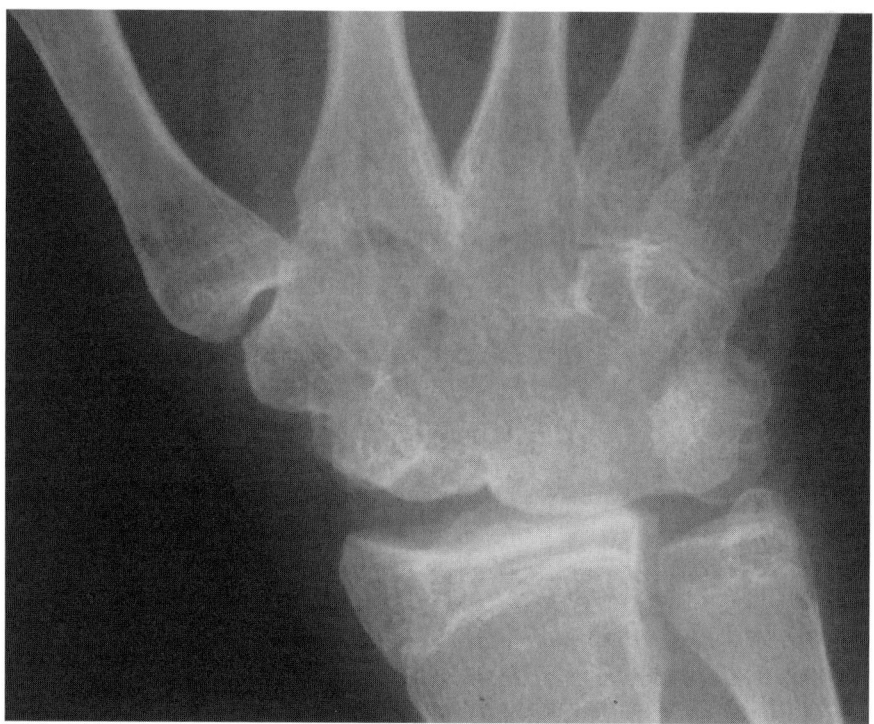

Abb. 1.6 Ankylosierung der Handwurzel bei einem Kind mit Arthritis des Handgelenks. Die gesamte Handwurzel ist knöchern durchgebaut, die einzelnen Karpalia nicht mehr voneinander abgrenzbar.

Auch **Wachstums- und Entwicklungsstörungen des Knochens** werden im Röntgenbild sichtbar. Sie sind im Kapitel 3 näher beschrieben.

Mit der *Kernspin- oder Magnetresonanztomographie (MRT)* kann man detailliert die entzündlichen Veränderungen im Gelenk sowie den Knorpel, Knochen und Bandapparat darstellen. Da es sich jedoch um ein aufwendiges und teueres Verfahren handelt, bleibt diese Untersuchung bestimmten Fragestellungen vorbehalten. Dazu gehören u.a. die Darstellung von Einengungen des Spinalkanals bei HWS-Befall oder die Beurteilung der Gelenkverhältnisse vor einem operativen Eingriff.

1.3 MEDIKAMENTÖSE BEHANDLUNG

1.3.1 Schmerz- und entzündungshemmende Medikamente

Fast alle Medikamente aus der Erwachsenenrheumatologie können auch bei Kindern eingesetzt werden. Man muss jedoch die Indikationen und Dosierungen beachten (8).

Die Behandlung einer Arthritis beginnt mit der Gabe von schmerz- und entzündungshemmenden Mitteln. Zur Verfügung stehen die sogenannten **Nichtsteroidalen Antirheumatika (NSAR).** In der Kinderrheumatologie haben wir gute Erfahrungen mit den Substanzen Ibuprofen, Diclofenac, Naproxen und Indomethacin gemacht. Bis auf Diclofenac stehen alle diese Medikamente auch als Säfte zur Verfügung. Dies ist wichtig für die Dosierung bei Kleinkindern. Die schmerzlindernde Wirkung der NSAR tritt innerhalb von Stunden ein. Für die Entzündungshemmung, d. h. Rückgang der Gelenkschwellung muss das Medikament mindestens über 2 bis 3 Wochen eingenommen werden. Auch nach Besserung von Schmerzen und Gelenkschwellungen sollten die NSAR noch für einige Zeit eingenommen werden. Bei zu frühem Absetzen drohen Rückschläge.

Als Nebenwirkungen treten bei den NSAR vor allem Bauchschmerzen, Appetitlosigkeit, Kopfschmerzen oder Müdigkeit auf. Gezielt gefragt werden muss nach Konzentrationsstörungen, die leicht übersehen werden und zum Nachlassen der Schulleistungen führen können.

1.3.2 Antirheumatische Langzeittherapie

Bei akuten Arthritiden und etwa der Hälfte der Kinder mit chronischer Oligoarthritis reicht die medikamentöse Therapie mit NSAR aus. Hartnäckige Verläufe einer Oligoarthritis sowie fast alle Kinder mit Polyarthritis benötigen zusätzlich sogenannte **Basismedikamente,** die Einfluss auf den immunologischen Krankheitsprozess nehmen und somit eher ursächlich behandeln. Zu diesen Basismedikamenten gehören die Antimalariamittel, die Goldsalze, das Sulfasalazin sowie die Immunsuppressiva (Methotrexat, Azathioprin und Cyclosporin A). Die Basismedikamente entfalten ihre Wirkung erst nach Wochen bis Monaten. Die einzelnen Medikamente weisen eine unterschiedliche Palette von Nebenwirkungen auf, die der verordnende Arzt kennen und genau überwachen muss. Eltern und größere Kinder bzw. Jugendliche müssen auf eventuelle Störungen hingewiesen werden und wissen, wie wichtig die regelmäßigen Kontrolluntersuchungen sind. Bei Kindern wird die Einleitung einer Basistherapie am besten unter stationären Bedingungen durchgeführt. Die Indikationsstellung und Therapieüberwachung gehört auf jeden Fall in die Hand eines erfahrenen Kinderrheumatologen.

1.3.3 Kortisonhaltige Medikamente

Kortison ist ein wirksames Mittel in der Behandlung von rheumatischen Erkrankungen. Im Kindesalter sollte es jedoch mit äußerster Zurückhaltung eingesetzt werden. In höherer Dosierung hemmt es das Längenwachstum, führt zu Fett- und Wasserablagerungen im Gesicht und am Stamm, verstärkt die Körperbehaarung und kann Knochennekrosen vor allem an den Hüftköpfen fördern.

Die hochdosierte Kortisontherapie konzentriert sich deshalb auf schwerkranke Kinder mit einer systemischen Krankheitsform, insbesondere wenn sie eine lebensbedrohliche Myokarditis entwickeln. Sobald wie möglich sollte die Dosis schrittweise reduziert werden. Als relativ unschädliche Langzeitbehandlung ist eine Dosis von 0,1 bis 0,25 mg/kg Körpergewicht und Tag des Wirkstoffs Prednisolon anzustreben. Kinder mit schmerzhaften Krankheitsschüben kann man mit hochdosierten Kortisoninfusionen (Stoßtherapie) für Tage bis Wochen schmerzfrei halten. Sie benötigen jedoch zusätzliche Therapiemaßnahmen, da die Wirkung auf jeden Fall nachlässt und die Infusionen nur als Überbrückung gedacht sind, bis z. B. eine Basistherapie Wirkung zeigt.

Kortison ist **als örtliches Medikament** in Form von Augentropfen oder -salben wichtig zur **Behandlung der rheumatischen Iridozyklitis.** Auch für **intraartikuläre Injektionen** sind Kortisonpräparate unverzichtbar. Meist handelt es sich dabei um kristalline Zubereitungen, die sich im Gelenk verteilen und nur in geringem Umfang vom übrigen Körper aufgenommen werden. Die intraartikuläre Injektion bietet sich an bei Oligoarthritis und kann mit Sedierung, ggf. Narkose auch bei Kleinkindern durchgeführt werden. Wichtig ist die Durchführung unter sterilen Bedingungen. Als entscheidend für den Langzeiterfolg hat sich eine **konsequente Entlastung des injizierten Gelenkes** für mindestens drei Tage bewährt. Teilentlastung für weitere 4 bis 6 Wochen ist angezeigt. Bereits am Tag nach der Injektion kann die krankengymnastische Behandlung fortgesetzt werden, die bei Funktionseinschränkungen täglich bis zur Wiederherstellung der freien Beweglichkeit erfolgen sollte.

1.3.4 Neue Medikamente

In den letzten Jahren wurden neue Medikamente für Patienten mit rheumatischen Erkrankungen entwickelt, die teilweise auch in der Kinderrheumatologie eingesetzt werden (8).

Cox-2-Hemmer: Diese neuen NSAR hemmen spezifisch die schmerz- und entzündungsauslösenden Prostaglandine im Körper. Die schützende Wirkung von Prostaglandinen, insbesondere am Magen-Darm-Trakt, wird weniger beeinträchtigt. Im Vergleich zu den bisherigen NSAR werden diese Medikamente deshalb besser vertragen. Vor allem Magenbeschwerden treten deutlich seltener auf.

Für Kinder sind die COX-2-Hemmer bisher nicht zugelassen. Es bestehen keine ausreichenden Erfahrungen, wie sich die Medikamente auf den kindlichen – in Wachstum und Entwicklung begriffenen – Organismus auswirken.

TNFα-Hemmer: TNFα ist ein Botenstoff (Zytokin), der bei rheumatischen Entzündungen vermehrt produziert wird. Die Blockade von TNFα bedeutet eine hochwirksame Therapie für die Arthritis. Eine Wirkung kann innerhalb von Tagen bis wenigen Wochen erwartet werden. Allerdings kommt es nach Absetzen der Therapie auch rasch wieder zum Ausbruch der Arthritis. Erfahrungen bei der JCA haben gezeigt, dass nicht-systemische Polyarthritiden gut auf die Therapie ansprechen. Bei der systemischen JCA scheint die Wirkung bisher nicht überzeugend.

Vor einem großzügigen Einsatz der Anti-TNFα-Therapie muss gewarnt werden. Über Langzeitnebenwirkungen besteht noch keine ausreichende Erfahrung. U. a. muss mit einer vermehrten Infektionsneigung gerechnet werden. Ein erhöhtes Risiko für die Entwicklung bösartiger Erkrankungen ist nicht auszuschließen. Bei Erwachsenen wurden vereinzelt unter TNFα-Hemmern schwerwiegende Knochenmarksschädigungen und neurologische Störungen beobachtet.

Neue Immunsuppressiva: Erfolg in der Rheumatologie verspricht vor allem das Immunsuppressivum Leflunomid (Arava), das speziell für die Behandlung der rheumatischen Arthritis entwickelt wurde. Bei Erwachsenen hat sich eine Wirksamkeit gezeigt, die mit Methotrexat vergleichbar erscheint. Erste Studien zur Anwendung bei Kindern und Jugendlichen sind geplant (Stand: Frühjahr 2001).

1.4 OPERATIVE EINGRIFFE

1.4.1 Synovektomie

Operationen an den Gelenken sind bei rheumakranken Kindern selten indiziert (6). Am ehesten in Frage kommen Synovektomien bei Patienten mit Oligoarthritis. Dabei wird die entzündlich veränderte Gelenkinnenhaut entfernt. Eine Synovektomie ist dann indiziert, wenn die medikamentöse Therapie einschließlich wiederholter intraartikulärer Injektionen die Arthritis an einem Gelenk nicht zur Ruhe bringen kann. Heutzutage wird die Operation bevorzugt arthroskopisch durchgeführt, soweit die Gelenkverhältnisse dies zulassen. Vor allem an den Knie-, Sprung- und Schultergelenken kann die Synovialis arthroskopisch ausreichend radikal entfernt werden. Bei Ellbogen- und Hüftgelenken ist für eine vollständige Synovektomie meist der offene Zugang zum Gelenk erforderlich.

Die Synovektomie beim Kind und Jugendlichen erfordert grundsätzlich eine intensive, möglichst stationäre **Nachbehandlung für mehrere Wochen.** Tägliche Krankengymnastik ist Voraussetzung, um nach der Operation wieder eine gute Beweglichkeit zu erreichen. Je nach Befund muss das Gelenk für 2 bis 4 Wochen streng entlastet werden. Danach empfiehlt sich noch für längere Zeit eine Teilentlastung, an der unteren Extremität mit z. B. Fahrrad, Therapieroller oder Gehstützen.

Die Nachbehandlung nach Synovektomie erfordert vom Patienten eine gute Mitarbeit. Deshalb sind **Operationen bei Kindern unter 6 Jahren nicht angezeigt.** Kleinkinder sind mit der anfangs schmerzhaften, langwierigen Behandlung überfordert. Es besteht die Gefahr, dass die Gelenkfunktion postoperativ schlechter wird als vor dem Eingriff.

1.4.2 Korrekturoperationen

Bei **fortgeschrittenen Gelenkkontrakturen oder Achsenfehlstellungen,** die durch intensive konservative Therapie über Monate nicht gebessert werden können, helfen eventuell operative Eingriffe. Diese müssen jedoch im Vorfeld ausführlich gemeinsam mit dem Operateur und allen Beteiligten diskutiert werden. Die Ergebnisse solcher Operationen sind entscheidend von der Mitarbeit und Bereitschaft des Patienten abhängig. In Frage kommen **Weichteillösungen (Release-Operationen) oder knöcherne Umstellungen.**

1.4.3 Operative Möglichkeiten bei zerstörten Gelenken

Als ultima ratio stehen beim Jugendlichen bzw. jungen Erwachsenen der **Gelenkersatz (Endoprothese)** oder eine **Versteifungs-Operation (Arthrodese)** zur Diskussion. Endoprothesen können vor allem bei den Hüft-, gelegentlich auch den Kniegelenken notwendig werden. Bei Patienten mit starken Gelenkschmerzen und beeinträchtigter Mobilität, kann der Gelenkersatz die Lebensqualität entscheidend verbessern.

Eine Arthrodese ist eher angezeigt bei Fingerfehlstellungen, um die Handfunktion zu verbessern; oder auch bei Sprung- und Handgelenken, die infolge einer destruierenden Arthritis schmerzhaft und funktionell bereits nahezu versteift sind.

Literatur

1. Ansell B.M.: Radiological changes in juvenile chronic polyarthritis. Skeletal. Radiol.1, 129–144, 1977
2. Häfner R., Truckenbrodt H.: Verlauf und Prognose der Arthritis bei systemischer juveniler chronischer Arthritis. Akt. Rheumatol. 11, 111–115, 1986
3. Häfner R.: Die juvenile Spondarthritis. Retrospektive Untersuchung an 71 Patienten. Monatsschr. Kinderheilkd 135, 41–46, 1987
4. Häfner R., Michels H.: Psoriatic arthritis in children. Current opinion Rheumatol. 8, 467–472, 1996
5. Hayem F., Calede C., Hayem G., Kahn M.F.: Involvement of the hip in systemic-onset forms of juvenile chronic arthritis. A retrospective study of twenty-eight cases. Rev. Rhum (Engl. Ed.) 61, 516–522, 1994
6. Meier Th.: Operative Eingriffe. In: Mein Kind hat Rheuma – was kann ich tun? Hrsg. Deutsche Rheuma-Liga, 4. Auflage, 2000
7. Michels H.: Rheumatische Augenentzündung bei Kindern – die chronische Iridozyklitis. Hrsg. Deutsche Rheuma-Liga, 3. Auflage, 1998
8. Michels H.: Medikamentöse Therapie. In: Mein Kind hat Rheuma – was kann ich tun? Hrsg. Deutsche Rheuma-Liga, 4. Auflage, 2000
9. Petty R.E. et al.: Revision of the proposed classification criteria for juvenile idiopathic arthritis. Durban, 1997. J. Rheumatol. 25, 1991–1994, 1998
10. Rosenberg A.M., Petty R.E.: A syndrome of seronegative enthesopathy and arthropathy in children. Arthr. Rheum. 25, 1041–1047, 1982
11. Southwood T.R., Petty R.E., Malleson P.N. et al.: Psoriatic arthritis in children. Arthr. Rheum. 32, 1007–1013, 1989

2

Der Schmerz

ein Leitsymptom der kindlichen Arthritis

Hans Truckenbrodt

2.1 EINFÜHRUNG

Rheumakranke Kinder klagen wenig über Schmerzen; sie wirken oft fröhlich. Das führt leicht zu dem weit verbreiteten Irrtum, Kinder mit chronischer Arthritis würden keine Schmerzen erleiden. Dadurch werden die Schmerzfolgen leicht übersehen oder fehlgedeutet (9, 10).

Der Schmerz ist als unangenehme sensorische und emotionale Erfahrung definiert, die mit einer Gewebsschädigung verbunden ist oder mit Begriffen einer solchen beschrieben wird. Die subjektive Sinnesempfindung steht im Vordergrund. Der Schmerz kann vom Therapeuten nicht nachvollzogen und vom Patienten nicht bewiesen werden. Für die praktische Tätigkeit bewährt es sich, die Schmerzintensität so anzunehmen, wie sie von Patienten, den rheumakranken Kindern und Jugendlichen bzw. deren Eltern eingeschätzt wird. Immer muss auf indirekte Schmerzsymptome geachtet werden.

Der akute Schmerz stellt ein physiologisches Warnsignal bei aktuellem gewebsschädigenden Reiz dar. Er führt zu sofortigen Gegenmaßnahmen, beispielsweise zum Wegziehen bei Berühren eines heißen Gegenstandes. Dabei reagiert das Kind ähnlich wie der Erwachsene.

Anders verhält es sich beim *chronischen Schmerz*. Auch er ist anfangs als Warnsignal aufzufassen, *setzt aber mit der Zeit eine Reihe pathophysiologischer Prozesse in Gang.*

In der Schmerzantwort überwiegen im Kindesalter indirekte Schmerzäußerungen. Sie stellen meist Leitsymptome dar. Das Verständnis für ihre Entstehungsweise bildet die Basis für die krankengymnastische Behandlung.

Die periphere Schmerzwahrnehmung, die Schmerzschwelle, ist bereits beim Säugling voll entwickelt. Der Schmerz wird jedoch beim Kind vom Zentralnervensystem (ZNS) anders verarbeitet. Erst mit der kognitiven Entwicklung ab dem 11. bis 12. Lebensjahr können die Schmerzreaktionen und Schmerzangaben der Kinder mit denen der Erwachsenen verglichen werden.

MERKE
Der Schmerz führt bei der juvenilen chronischen Arthritis zu wichtigen Symptomen, obwohl die Kinder meist nicht über Schmerzen klagen.

2.2 PATHOPHYSIOLOGIE VON NOZIZEPTION UND SCHMERZ BEI DER CHRONISCHEN ARTHRITIS

Die Arthritis induziert einen ausgeprägten Schmerzreiz
In allen Gelenkstrukturen mit Ausnahme des Knorpels findet sich eine große Anzahl von Schmerzrezeptoren. Das sind unmyelinisierte oder nur wenig myelinisierte, blind endende Nervenfasern (A-Delta- und C-Fasern). Diese Nozizeptoren werden durch Entzündungsprodukte wahrscheinlich auch durch die Drucksteigerung innerhalb des Gelenkes in ausgeprägter Weise erregt (7). Der immunologische Entzündungsprozess entfaltet einen erheblichen nozizeptiven Reiz. Da sich die Erregung ständig wiederholt und über lange Zeit anhält, kommt es zu einer Chronifizierung der Schmerzen. Die Empfindlichkeit des gesamten nozizeptiven Systems nimmt zu; pathologische Reaktionen entstehen. Das gilt sowohl für die Schmerzerregung in der Peripherie als auch für die Schmerzverarbeitung im ZNS (6).

Die periphere Sensibilisierung führt zur Überempfindlichkeit (Hyperalgesie) und Fehlsteuerung (Allodynie)

Durch die sich ständig wiederholenden Schmerzreize verringert sich die Schmerzschwelle der Nozizeptoren (3). Auch »schlafende Schmerzrezeptoren«, die auf Traumen nicht ansprechen, beginnen zu »feuern«. Selbst Mechanorezeptoren übernehmen noziceptive Funktionen. Klinisch resultiert im Gelenkbereich eine Überempfindlichkeit (Hyperalgesie). Gleichzeitig entwickelt sich eine Fehlsteuerung. Bereits physiologische Reize, wie leichtes Bewegen oder mäßiger Druck lösen Schmerzen aus (Allodynie). Auch auf die Umgebung des entzündeten Gelenkes kann sich diese Über- und Fehlreaktion ausdehnen.

Die Schmerzverarbeitung im ZNS wird durch viele Faktoren bestimmt

Ein Schmerzzentrum, vergleichbar mit der Hör- bzw. Sehrinde, gibt es nicht. Die periphere Schmerzerregung wird an das Rückenmark und von dort an verschiedene supraspinale Regionen wie Thalamus, Hirnstamm und Hirnrinde weitergeleitet. Im ZNS werden diese afferenten Informationen teilweise unmittelbar reflektorisch, teilweise als Ergebnis des Zusammenspiels verschiedener Zentren in efferente Impulse umgesetzt (6). Die Bewusstseinsebene kann, muss jedoch nicht erreicht werden. Auch das vegetative Nervensystem wird über den Hypothalamus und die Hypophyse in die Schmerzantwort einbezogen.

Auf der Ebene des ZNS beeinflussen individuelle, familiäre sowie emotionale und psychosoziale Faktoren die Schmerzreaktionen. *Der Schmerz wird durch die chronische Entzündung ausgelöst, stellt aber letztlich ein »multisystemisches Erlebnisprodukt« dar.* Er nimmt durch Angst und Enttäuschungen zu und kann umgekehrt durch positive Erlebnisse vermindert oder »vergessen« werden. Therapeutisch wirkt sich daher eine Atmosphäre des Vertrauens mit Ablenken der Kinder im Spiel oder durch Vorlesen positiv aus.

Die zentrale Sensibilisierung bewirkt eine Überempfindlichkeit von Neuronen des Rückenmarks und Gehirns; sie verstärkt und verändert die Schmerzantwort

Durch die ständigen, massiven Schmerzimpulse aus der Peripherie wird das ZNS übererregt und überempfindlich. Das gilt vor allem für das Rückenmark, aber auch für die supraspinalen Regionen. Gleichzeitig werden pathologische Erregungsabläufe induziert.

Für die zentrale Sensibilisierung im Rückenmark konnte eine deutliche Senkung der Erregungsschwelle nachgewiesen werden, so dass die

2.2 Pathophysiologie von Nozizeption und Schmerz bei der chronischen Arthritis

Schmerzsignale aus der Peripherie nochmals verstärkt werden (6). Dieses Feuerwerk nimmt auf supraspinaler Ebene weiter zu. Die Folge ist ein Über- und Fehlreagieren im Antwortverhalten des nozizeptiven Systems. Es entwickeln sich *pathophysiologische Reaktionen, die sich zunehmend »einschleifen« und bahnen.* Sie betreffen die lokale und allgemeine Motorik wie auch die Leistungsfähigkeit und das psychosoziale Verhalten. Eine Reihe von Untersuchungen weisen darauf hin, dass das vegetative Nervensystem in die Sensibilisierung einbezogen wird (5). Die Folge ist ein Überwiegen des Sympathikus. Angst und eine depressive Stimmungslage verstärken ihrerseits die Schmerzreaktionen in einem Circulus vitiosus.

Die periphere und zentrale Sensibilisierung müssen als Ursache dafür angesehen werden, dass *die Schmerzen mit der Erkrankungsdauer der chronischen Arthritis zunehmen,* auch wenn sich die Gelenkentzündung bessert. Das kann soweit gehen, dass schon eine minimale periphere Erregung der Nozizeptoren an betroffenen Gelenken, ja sogar Alltagsbewegungen an nicht entzündeten Gelenken Schmerzen auslösen. Der Schmerz hat sich gewissermaßen verselbständigt. So klagen ältere Schulkinder und Jugendliche nach langjährigem Verlauf gelegentlich über heftige Schmerzen, die im Gegensatz zu einem geringfügigen oder auch fehlenden klinischen Befund stehen. Man spricht von einer Chronifizierung des Schmerzes bzw. von einem *schmerzverstärkenden Syndrom* oder einem *sekundären Fibromyalgie-Syndrom.* Diese Kinder und Jugendlichen erleiden ausgeprägte Schmerzen, die ihren Tagesablauf erheblich beeinträchtigen können. Wegen der Diskrepanz zum klinischen Befund werden die Beschwerden oft als ausschließlich psychogene Störungen fehlgedeutet.

Die Erregung der Nozizeptoren fördert die Gelenkentzündung und somit die Schmerzreaktionen

In der Endstrecke der erregten Schmerzrezeptoren werden sogenannte Neuropeptide gebildet, die nach peripher, also »rückwärts« in das entzündete Gewebe ausgeschieden werden. Man spricht von einem »Axon-Reflex«. Diese Neuropeptide, Substanz-P u. a., bewirken eine Erweiterung und vermehrte Durchlässigkeit der kleinen Gefäße und regen gleichzeitig die Aktivität von Mastzellen, Granulozyten und vor allem auch von Immunzellen an. Die Erregung der Schmerzrezeptoren fördert also die Gelenkentzündung und verstärkt somit wiederum den Schmerz. Diese negative Rückkopplung hat bei der chronischen Arthritis zu dem Begriff der *»neurogenen Entzündung«* geführt (5, 6).

Für die Praxis leitet sich daraus ab, dass die Krankengymnastik schmerzfrei arbeiten muss. Durch die Erregung der Nozizeptoren würden nicht nur die Schmerzsymptome, sondern auch die chronische Arthritis verstärkt.

2.3 SCHMERZÄUSSERUNGEN

Alle Kinder mit chronischer Arthritis weisen Schmerzsymptome auf, obwohl sie meist keine Schmerzen angeben. Das mag folgendes Beispiel veranschaulichen: Ein 6-jähriges Kind mit einer Gonarthritis kommt hinkend zur Untersuchung. Die Frage nach »Knieweh« verneint es entschieden, obwohl der Schmerz die Gangstörung verursacht. Der Versuch, das muskulär in Beugestellung fixierte Kniegelenk zu strecken, führt zum schmerzbedingten Wegziehen des Beines.

Spontane Schmerzäußerungen

Über Schmerzen klagen Kinder am ehesten bei *Belastungen,* beispielsweise nach ausgedehnteren Wanderungen bzw. sportlichen Betätigungen. *Schulkindern* bereitet vor allem *längeres Schreiben Schmerzen.* Je älter die Kinder werden, umso heftiger empfinden sie den Schmerz. Vor allem bei anhaltendem polyarthritischen Verlauf nehmen die Schmerzen oft zu. Sie beherrschen schließlich bei manchen Kindern trotz der Besserung der Arthritis das Krankheitsbild. Die Ursache liegt in der dargestellten *Chronifizierung der Schmerzen* aufgrund der peripheren und zentralen Sensibilisierung.

Beurteilung der Schmerzintensität

Bei Kleinkindern erfolgt eine orientierende Beurteilung am Besten durch die Eltern, die den Tagesverlauf der Kinder kennen. Der Therapeut wird sich zusätzlich am Verhalten und Bewegungsmuster der Kinder orientieren.

Ab dem Schulalter kann das Kind selbst subjektives Schmerzempfinden einstufen. Von den einfachen Methoden eignet sich beispielsweise das sogenannte Schmerzthermometer. Die Skala reicht von 0 = kein Schmerz bis zu 10 = unerträglicher Schmerz. Kinder mit JCA ordnen ihren maximalen Schmerz der letzten Wochen meist bei 4–5, Kinder im Schub bei der systemischen Verlaufsform bei 7–8 ein. Zur genaueren Bestimmung der Schmerzintensität existieren mehrere Möglichkeiten für eine multidimensionale Bewertung. Sie basieren auf Fragebogen unter Einbeziehung von Eltern, Kindern und verschiedenen Therapeuten einschließlich einer psychologischen Beurteilung. Dabei spielt das Verhalten der Kinder eine wesentliche Rolle (2, 4, 8). Für die tägliche Praxis sind diese Methoden recht aufwendig.

Im Kindesalter dominieren indirekte Schmerzsymptome (1, 5, 9)
- **Bewegungseinschränkungen mit pathologischer Körperhaltung und abnormen Bewegungsabläufen.** Bereits beim Gehen oder Spielen fallen abnorme Haltungen einzelner Gelenke sowie pathologische Bewegungsmuster auf. Die Untersuchung ergibt definierte Bewegungseinschränkungen sowie spezifische Fehlhaltungen der erkrankten Gelenke. *Diese schmerzbedingten Schonhaltungen und Funktionseinbußen stellen die wichtigsten Schmerzsymptome dar.*
- **Morgensteifigkeit.** Schwerkranke Kinder können oft morgens kaum gehen, haben Schwierigkeiten beim Frühstück die Tasse zu halten oder ein Brot zu streichen. Diese morgendlichen Anlaufschwierigkeiten können Minuten oder Stunden andauern. Nachmittags kann das gleiche Kind weitgehend schmerzfrei sein.
- **Schlafstörungen** treten in jedem Alter auf. Ihre Ursache wird bei Kleinkindern oft verkannt. Sie schlafen unruhig, wachen nachts auf und weinen. Der Schmerz wird wahrscheinlich durch Lageänderungen im Schlaf ausgelöst.
- **Vegetative Störungen mit Überwiegen des Sympathikus** sind vor allem bei Kindern mit ausgeprägter Krankheitsaktivität zu erwarten, am häufigsten bei systemischer Manifestation. Es kommt zu Unruhe, vermehrtem Schwitzen sowie Anstieg von Pulsfrequenz und Blutdruck.
- **Verhaltensänderungen** werden bei Kleinkindern leicht fehlgedeutet. Sie verweigern bei einer Arthritis der Gelenke der unteren Extremitäten oft längere oder auch kürzere Gehstrecken, wollen getragen werden. Das wird ihnen oft als Bequemlichkeit oder Faulheit bzw. Geschwisterrivalität ausgelegt. Bei einer Arthritis der Kiefergelenke meiden die Kinder harte Speisen, beispielsweise Brotrinde.
- **Motorische und psychosoziale Entwicklungsstörungen** drohen bei längerem Krankheitsverlauf, wobei Kinder mit einer Polyarthritis besonders gefährdet sind.
- **Lokale Wachstumsstörungen** werden in erster Linie durch den Entzündungsprozess selbst hervorgerufen. Zusätzlich kann die gestörte

und verminderte Funktion als Folge der Nozizeption das Wachstum hemmen. Das gilt vor allem für den Unterkiefer, die Hand und den Fuß (s. S. 51).

Im Hinblick auf ihre klinische Bedeutung werden die Entstehung der Gelenkfehlstellungen (s. S. 40 ff) sowie die Verhaltensstörungen (s. S. 46 ff) gesondert dargestellt.

> **MERKE**
> Bei der chronischen Arthritis im Kindesalter überwiegen nonverbale Schmerzäußerungen, wobei Bewegungseinschränkungen, Schonhaltungen und pathologische Bewegungsabläufe im Vordergrund stehen.

2.4 DAS NERVENSYSTEM ALS MOTOR FÜR DIE ENTWICKLUNG VON GELENKFEHLSTELLUNGEN

Die *Entwicklung von Gelenkfehlstellungen unterliegt bestimmten Gesetzmäßigkeiten* (1, 9). Die Arthritis löst an allen Gelenken die gleichen neurophysiologischen und neuropathologischen Reaktionen aus. Aufgrund der unterschiedlichen Bio- und Pathomechanik sowie Belastung der einzelnen Gelenke entstehen verschiedene, jedoch immer gelenkspezifische Fehlstellungen. Sie werden vom Alter des Kindes mitbestimmt. Die Entstehung der Gelenkfehlstellungen durchläuft mehrere Phasen *(Abb. 2.1)*.

Am Beginn steht die schmerzentlastende Schonhaltung. Die entzündungsbedingte Erregung der Nozizeptoren wird an das ZNS weitergeleitet. Diese afferente Nozizeption wird reflektorisch mit einer Änderung des Muskelgleichgewichtes beantwortet. Diejenigen Muskelgruppen, die die Gelenkanteile in eine schmerzmindernde Schonhaltung ziehen, werden hyperton und verkürzt, die Antagonisten hypoton geschaltet. Die hypotonen Muskelgruppen dystrophieren und verschmächtigen rasch.

Die Schonhaltung ist immer mit einer Bewegungseinschränkung verbunden. Vermindert wird vor allem die der Schonhaltung entgegengesetzte Bewegungsrichtung. Die Schonhaltung kann aktiv und bald auch passiv nur mehr teilweise oder nicht mehr ausgeglichen werden.

Ausweich- und Kompensationsbewegungen der Nachbargelenke sind die Folge. Mit der Schonhaltung ändert sich automatisch das Bewegungsmuster. Es entstehen für das jeweilig erkrankte Gelenk charakte-

2.4 Das Nervensystem als Motor für die Entwicklung von Gelenkfehlstellungen

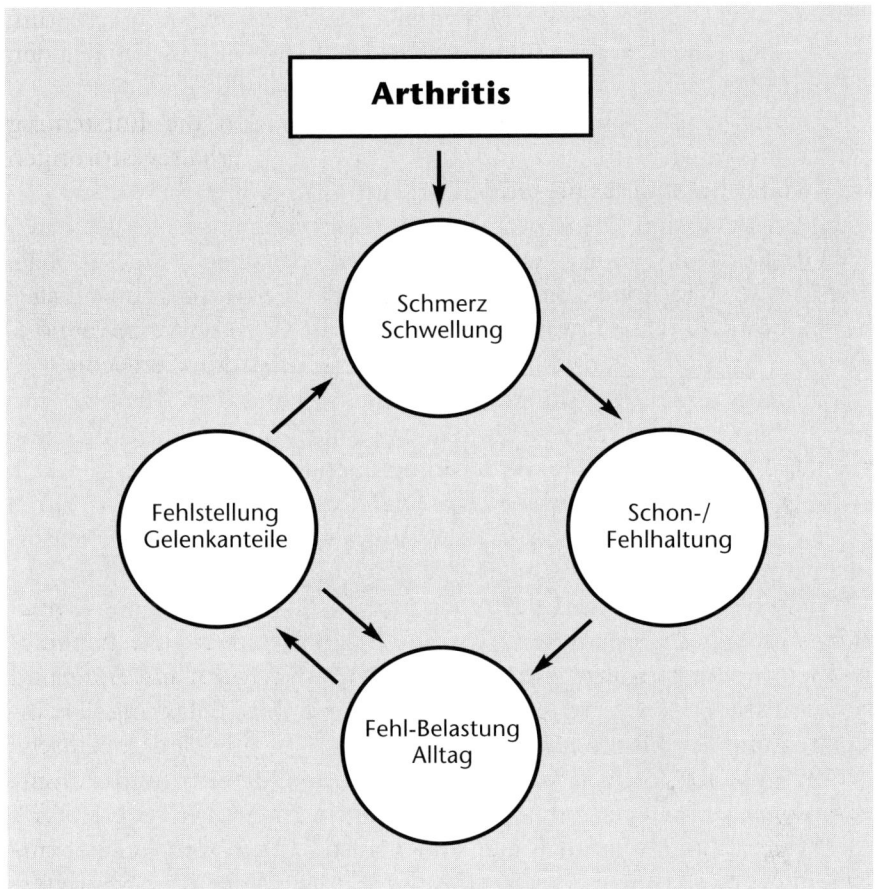

Abb. 2.1 *Schmerzkreis I: Der Schmerz als wesentliche Ursache von Schonhaltungen und Fehlstellungen.*

ristische pathologische Bewegungsabläufe. Sie sind ebenfalls Ausdruck der Schmerzreaktion (Nozizeption). Die eingeschränkte Bewegungsmöglichkeit des erkrankten Gelenkes wird von den Nachbargelenken dahingehend ausgeglichen, dass der Schmerz im erkrankten Gelenk möglichst gering gehalten wird. Die abnorme Haltung des Gelenkes sowie die pathologischen Bewegungsabläufe erfolgen unbewusst. Sie stellen eine *Körpersprache des Schmerzes* dar.

Durch die Kompensationsmöglichkeiten können sich Kinder mit oligoarthritischem Verlauf oft noch erstaunlich gut bewegen. Es ändert sich vor allem das Bewegungsmuster. Je mehr Gelenke von der Arthritis betroffen sind, um so stärker werden die Bewegungsmöglichkeiten des Kindes eingeschränkt. Bei polyarthritischem Verlauf, bei dem oft nahezu alle Gelenke erkranken, resultiert zwangsläufig eine Bewegungsverarmung mit »ungelenkem«, manchmal geradezu roboterhaften Bewegungsmuster.

Aus der harmlos anmutenden Schonhaltung entsteht die gefährliche Fehlstellung. Die hypertonen Muskelgruppen, die die Gelenkanteile in die Schonhaltung ziehen, stabilisieren das Gelenk auch in Belastung. Alle Alltagsbewegungen werden in der Folgezeit unbewusst in der pathologischen Haltung ausgeführt. Da die Belastung mit einer vermehrten Schmerzreaktion verbunden ist, nehmen die Bewegungseinschränkung und Fehlhaltungen sowie die Störung des Muskelzusammenspiels mit jedem Tag zu. Falsche Bewegungsmuster wiederholen und verstärken sich ständig. Sie werden zunehmend gebahnt und entwickeln sich zur funktionellen Routine. *Die Fehlhaltung geht Schritt für Schritt in eine Fehlstellung über.* Neben der muskulären Imbalance spielen die ligamentären Anteile des Gelenkes eine wichtige Rolle. Durch die Verkürzung bestimmter Muskelgruppen und die Schrumpfung des Kapsel-Band-Apparates werden die Gelenkanteile zunehmend in der pathologischen Stellung fixiert. *Aus der Kontraktion entsteht die Kontraktur.* Auf weite Sicht drohen schwere Behinderungen durch bleibende Deformitäten und Funktionseinbußen.

Im weiteren Verlauf können zerstörende Gelenkveränderungen dominieren. Auch pathomechanische Folgen der Arthritis beeinflussen die Bewegungseinschränkungen und Fehlstellungen der Gelenke. Im frühen Stadium spielt an sogenannten bandgeführten Gelenken wie Hand-, Knie- und Fußgelenken die Lockerung des Kapsel-Band-Apparates eine Rolle. Im späteren Verlauf können Knorpel-, Knochen- und Kapsel-Band-Apparat morphologisch geschädigt und auch zerstört werden. Dadurch wird die Funktion weiter eingeschränkt und die Entwicklung von Fehlstellungen gefördert. Das gilt beispielsweise für das Hüftgelenk bei der systemischen Verlaufsform sowie der HLA-B27-assoziierten Arthritis. Insgesamt spielen beim Kind die zerstörenden Folgen der chronischen Arthritis eine wesentlich geringere Rolle als im Erwachsenenalter. Im späteren Verlauf der Erkrankung können sie jedoch den funktionellen Befund entscheidend beeinflussen bzw. bestimmen.

Gesunde Nachbargelenke werden in den Schmerzkreis einbezogen. Die ständigen Ausweich- und Kompensationsbewegungen sind mit einer anhaltenden Fehl- bzw. Überlastung gesunder Nachbargelenke

2.4 Das Nervensystem als Motor für die Entwicklung von Gelenkfehlstellungen

verbunden. Dadurch entstehen vor allem beim Kleinkind auch an nicht erkrankten Gelenken Fehlhaltungen, die allmählich in Fehlstellungen übergehen können. Sie werden als sekundäre Fehlstellungen bezeichnet *(Abb. 2.2)*. Sind die benachbarten Gelenke ebenfalls erkrankt, wie es bei der Polyarthritis häufig der Fall ist, überlagern und summieren sich oft primäre und sekundäre Fehlstellungen. Eine sorgfältige Befunderhebung und Bewegungsanalyse ermöglichen in der Regel die Differenzierung von primären und sekundären Fehlstellungen

Der Schmerzkreis am Beispiel des Kniegelenkes: Das Kniegelenk reagiert auf die Entzündung mit einer Beugehaltung. Die *ischiocrurale Muskulatur wird reflektorisch angespannt und verkürzt,* der M. quadri-

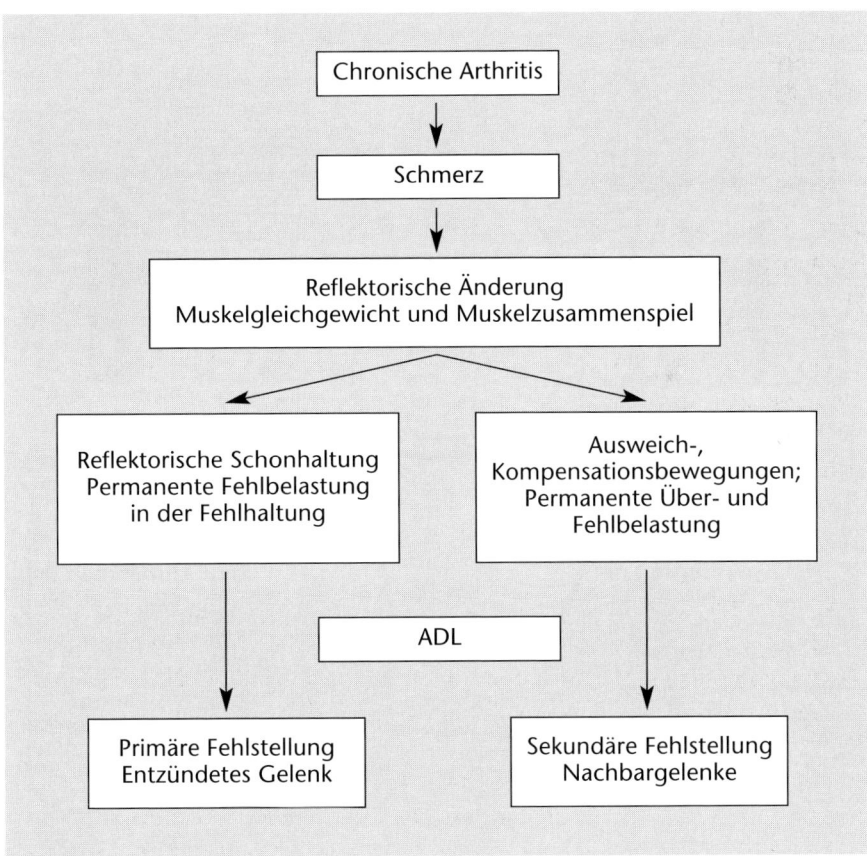

Abb. 2.2 Primäre Fehlstellungen am entzündeten Gelenk, sekundäre Fehlstellungen an Nachbargelenken.

ceps als Gegenspieler erschlafft *(Abb. 2.3)*. Vor allem der Vastus medialis dystrophiert und atrophiert innerhalb weniger Wochen. Durch die Störung des Muskelgleichgewichtes wird ferner der Unterschenkel im Kniegelenk nach außen rotiert. Da sich der Kapsel-Band-Apparat durch die entzündliche Schwellung lockert, führt der vermehrte Zug der ischiocruralen Muskulatur bei gleichzeitig hypotonem M. quadriceps zu einer Subluxation der Tibia nach dorsal (1).

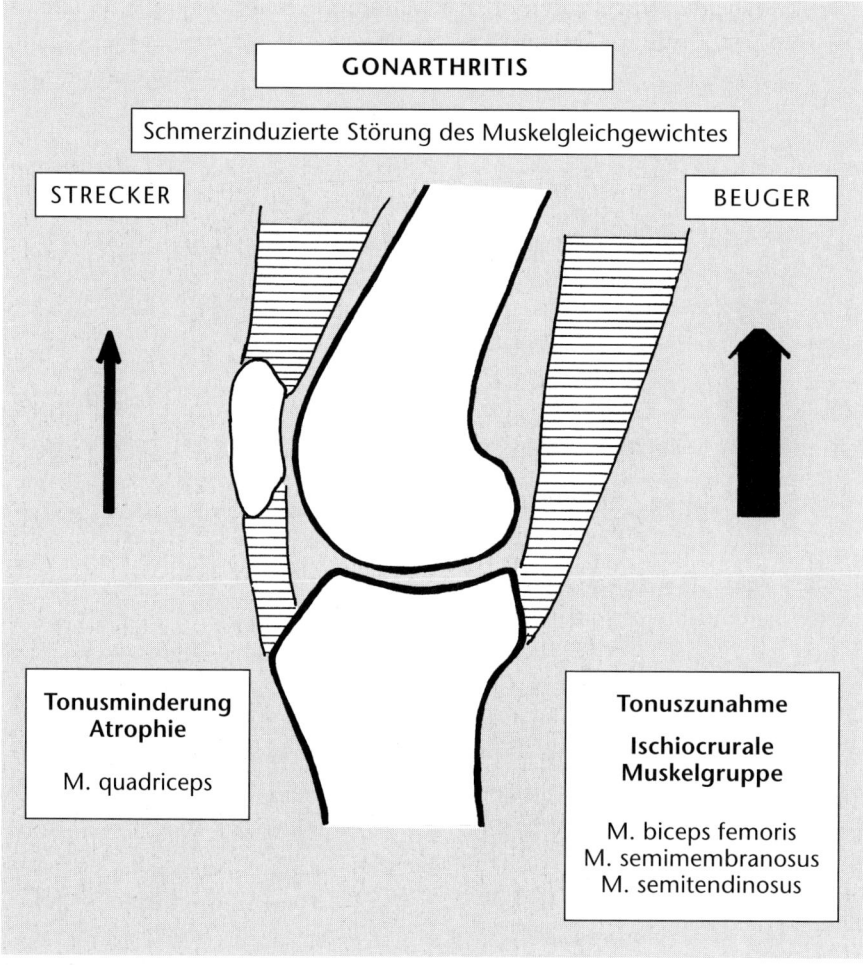

Abb. 2.3a *Schmerzentlastende Schonhaltung durch reflektorische Änderung des Muskelgleichgewichtes. Beugehaltung bei Gonarthritis durch vermehrtes Anspannen der ischiocruralen Muskelgruppe bei gleichzeitigem Erschlaffen des M. quadriceps.*

2.4 Das Nervensystem als Motor für die Entwicklung von Gelenkfehlstellungen

In Belastung verstärkt sich mit jedem Schritt die Schonhaltung in Flexion. Alle Körperbewegungen erfolgen in gleichbleibender Beugehaltung des Kniegelenkes. Beim Gehen wird das Bein kompensatorisch aus der Hüfte heraus vorwärts bewegt. Die vermehrte Außenrotation des Unterschenkels im Kniegelenk wird durch Innenrotation des Oberschenkels im Hüftgelenk teilweise ausgeglichen. Dadurch resultiert eine Pseudovalgusstellung.

Durch Über- und Fehlbelastung können sich am gleichseitigen Hüftgelenk sowie den Sprunggelenken sekundäre Fehlstellungen entwickeln. Die Beugestellung im Kniegelenk geht zwangsläufig mit einer vermehrten Flexion im Hüftgelenk einher. Das gleichseitige Sprunggelenk wird vermehrt auf der Innenseite belastet, das gegenüberliegende Sprung-

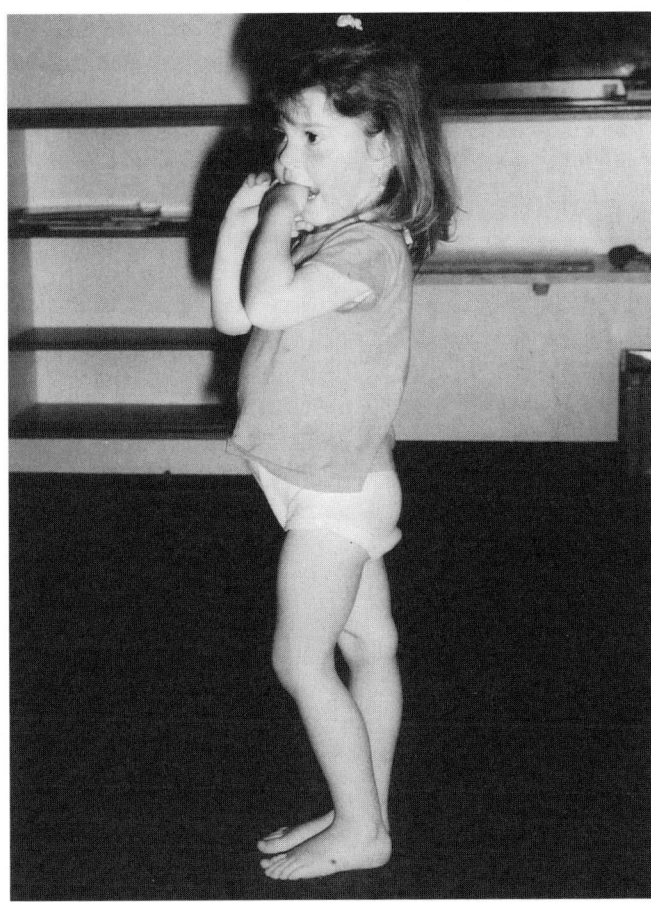

Abb. 2.3b 4-jähriges Mädchen mit Gonarthritis links. Stabilisation des Kniegelenkes in Belastung. Alle Alltagsbewegungen erfolgen in Beugehaltung.

gelenk durch die asymmetrische Gewichtsübernahme überbelastet. Dadurch kann ein zunehmender pathologischer Knicksenkfuß auf beiden Seiten entstehen.

2.5 DER SCHMERZ ALS URSACHE VON VERHALTENSÄNDERUNGEN UND ENTWICKLUNGSSTÖRUNGEN

Der Schmerz wirkt sich klinisch zunächst auf die Motorik des Kindes aus. Auf weite Sicht wird das Kind in seiner motorischen und psychosozialen Entwicklung gefährdet. Die *anfängliche Haltungsstörung kann zur Verhaltensstörung führen* (4, 5, 8, 9, 10).

Durch die schmerzhafte Bewegungseinschränkung wird das Kind trotz der reflektorischen Schonhaltungen in seinen Bewegungsmöglichkeiten eingeschränkt. Die natürliche Bewegungsfreude, der Bewegungsdrang des Kindes als wichtige Voraussetzung einer altersgemäßen Entwicklung werden eingeschränkt. Das Kind kann mit seinen Freunden nicht mehr herumtollen, im Spiel und beim Sport nicht mehr mithalten. Es muss zwangsläufig sein Verhalten ändern. Vor allem die Kinder mit polyarthritischem Verlauf werden zu Außenseitern. Neben der körperlichen Benachteiligung drohen psychosoziale Defizite. Schwerbetroffene Kinder reagieren oft mit Aggressivität bzw. Resignation *(Abb. 2.4)*. Die schmerzbedingte Bewegungseinschränkung gefährdet die motorische und psychosoziale Entwicklung.

Ab dem 11.–12. Lebensjahr machen sich Kinder Sorgen um ihre Zukunft. Ängste bezüglich der beruflichen Möglichkeiten und der späteren Selbständigkeit bedrücken die Kinder und verstärken den Schmerz und seine Folgen. In der Pubertät bereitet den Jugendlichen das »Anderssein« in der Gruppe oft erhebliche Schwierigkeiten. Auch leichte Gelenkfehlstellungen und lokale Wachstumsstörungen werden als Stigmata empfunden. Sie beeinträchtigen das Selbstwertgefühl oft erheblich.

MERKE
Die beste Vorbeugung liegt in einer gezielten, frühzeitig einsetzenden medikamentösen und krankengymnastischen Therapie mit Erhaltung bzw. Wiederherstellung der Gelenkfunktionen und Gelenkachsen.

2.5 Der Schmerz als Ursache von Verhaltensänderungen und Entwicklungsstörungen

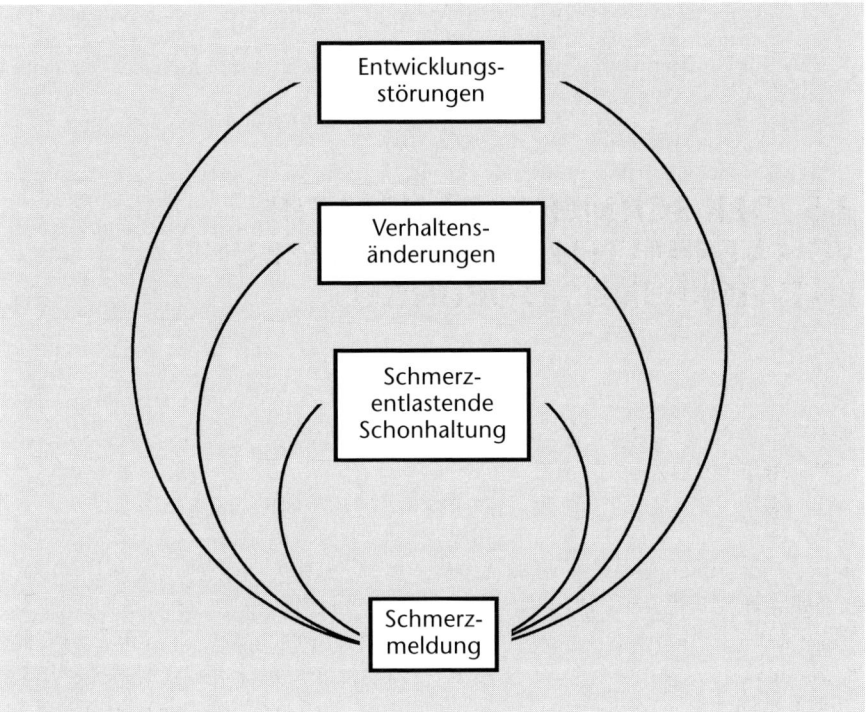

Abb. 2.4 *Schmerzkreis II: Durch schmerzbedingte Fehlstellungen und Bewegungseinschränkungen drohen Verhaltens- und Entwicklungsstörungen.*

Literatur

1. Altenbockum C.v., Hibler M., Spamer M., Truckenbrodt H.: Juvenile chronische Arthritis. Entwicklung von Achsenfehlstellungen an Hand, Knie und Fuß und ihre krankengymnastische Behandlung. Hans Marseille Verlag GmbH, München, 1993
2. Benestad B., Vinje O., Veierod M.B., Vandvik I.H.: Quantitative and qualitative assessments of pain in children with juvenile chronic arthritis based on the Norwegian version of the Pediatric Pain Questionnaire. Scand J. Rheumatol. 25: 293, 1996
3. Hogeweg J.A., Kuis W., Oostendorp R.A., Helders P.I.: General and segmental reduced pain thresholds in juvenile chronic arthritis. Pain 62, 11–17, 1995
4. Jaworski T.M., Bradley L.A., Heck L.W., Roca A., Alarcon G.S.: Development of an observation method for assessing pain behaviours in children with juvenile rheumatoid arthritis. Arthr. Rheum. 38, 1142–1151, 1995
5. Kuis W., Heijnen C.J., Sinnemal G., Kavelaars A., Van der Net J., Helders P.I.: Pain in childhood rheumatic arthritis. Bailliere's Clin. Rheumatol. 12, 229–244, 1998
6. Schaible H.-G.: Neurophysiology of pain. In: Maddison P.S., Isenberg D.A., Woo P., Glass D.N. (Hrsg.): Oxford Textbook of Rheumatology. Oxford University Press, 487–499, 1998

7. Schmidt R.F.: Physiologie und Pathophysiologie der Schmerzentstehung und Schmerzverarbeitung im Bewegungssystem. In: Zimmermann M., Zeidler H., Ehlers H. (Hrsg.): Rheuma und Schmerz. Verlag Gesellschaft zum Studium des Schmerzes, 13–28, Heidelberg, 1990
8. Thompson K.L., Varni J.W.: A developmental cognitive-biobehavioural approach to pediatric pain assessment. Pain 25, 283, 1986
9. Truckenbrodt H.: Pain in juvenile chronic arthritis: Consequences for the musculoskeletal system. Clinical and Experimental Rheumatology 11 (Suppl.9), 59–63, 1993
10. Varni J.W., Rapoff M.A., Waldron S.A., Gragg R.A., Bernstein B.H., Lindsley C.B.: Chronic pain and emotional distress in children and adolescents. J. Behav. Pediatr. 17, 154–161, 1996

3 Wachstumsstörungen

Entzündungsprozess und Fehlbelastung sind entscheidend

HANS TRUCKENBRODT

Sowohl das allgemeine Längenwachstum wie auch das örtliche Wachstum werden beeinträchtigt. Die *Wachstumsgeschwindigkeit* des Körpers wird vor allem bei schweren Verläufen *gehemmt*. *Lokal* verursacht der Entzündungsprozess unterschiedliche, jedoch immer *gelenkspezifische Störungen*. Die Krankengymnastik muss die Folgen an den einzelnen Gelenken kennen und in den Therapieplan einbeziehen.

3.1 URSACHEN FÜR KLEINWUCHS

An erster Stelle steht die **Aktivität der Erkrankung.** Vor allem die Kinder mit systemischer juveniler chronischer Arthritis, die meist schon beim Kleinkind beginnt, bleiben oft kleiner. Je früher die Kinder erkranken, je schwerer die Krankheit verläuft und je länger die Krankheit aktiv bleibt, umso stärker wird das Wachstum gebremst (1, 3, 7, 8). Auch Kinder mit nichtsystemischer Polyarthritis können betroffen sein. Liegt dagegen eine Oligoarthritis vor, wird das Längenwachstum kaum beeinflusst.

Zum Zweiten kann ein zusätzlicher Wachstumsrückstand dadurch entstehen, dass die **Pubertät 1–3 Jahre später eintritt.** Dadurch nimmt der Größenunterschied zu gleichaltrigen Kindern weiter zu. Mit der verspätet einsetzenden Geschlechtsentwicklung holen die Kinder diesen Unterschied wieder auf, soweit die Krankheitsaktivität dies zulässt, also keine neuen Schübe in der Pubertät auftreten (3, 8).

Die dritte Ursache liegt in der **medikamentösen Behandlung mit Kortikoiden.** Eine Langzeitbehandlung mit Kortison in hoher Dosierung, wie sie besonders beim systemischen Verlauf der Arthritis mit Herzbeteiligung notwendig werden kann, hemmt das Wachstum der Kinder erheblich. Niedrige Dosen beeinflussen dagegen die Wachstumsgeschwindigkeit in der Regel kaum (unter 0,15 mg Prednisolon/kg Körpergewicht/Tag) (7, 10).

Auch **unzureichende Ernährung,** der **Bewegungsmangel** und die **psychosoziale Überforderung** können die Wachstumsgeschwindigkeit mindern (9). Oft wirken mehrere Faktoren zusammen, so dass ein erheblicher Kleinwuchs resultieren kann. Dieser stört ältere Kinder oft mehr als körperliche Behinderungen.

Kommt die Krankheit durch die Behandlung zur Ruhe, so erfolgt in der Regel ein *Aufholwachstum.* Die Wachstumsgeschwindigkeit übersteigt vorübergehend den Altersdurchschnitt, ohne dass die ursprünglich zu erwartende Endgröße wieder vollständig erreicht wird (8).

Dreht man den Spieß um, so kann der Einfluss der Krankheitsaktivität auf das Wachstum medizinisch genutzt werden: der Vergleich des Wachstums des erkrankten Kindes mit der Altersnorm an Hand der Wachstumskurve bringt wichtige Hinweise für die Effektivität der medikamentösen Langzeitbehandlung.

3.2 LOKALE WACHSTUMSSTÖRUNGEN

Die *Wachstumszonen* des Skelettsystems befinden sich in unmittelbarer *Gelenknähe.* Sie werden von den Botenstoffen des immunologischen *Entzündungsprozesses* beeinflusst. Das Wachstum kann angeregt oder gehemmt werden, so dass Größen- und Formstörungen resultieren. Die einzelnen Gelenke reagieren immer in gleicher Weise, wobei das Alter des Kindes eine Rolle spielt. Man spricht von *primären,* stets *gelenk-*

spezifischen Wachstumsstörungen. An den meisten Gelenken wird die Knochenreifung beschleunigt. Die Wachstumsfugen schließen sich jedoch vorzeitig, so dass die betroffenen Skelettanteile meist kleiner bleiben (2, 9).

Auch die *schmerzhaft eingeschränkte Funktion* wirkt sich wachstumsmindernd aus. Derartige *sekundäre Wachstumsstörungen* sind vor allem bei der Arthritis der Kiefer-, Hand- und Fußgelenke von klinischer Bedeutung. Wie auch von anderen Erkrankungen bekannt, setzt das physiologische Wachstum eine normale Funktion voraus (5, 8). Oft summieren sich primäre und sekundäre Wachstumsminderung.

Bei schweren Verläufen kann eine *Zerstörung der Wachstumszonen* mit ihren Folgen hinzukommen. Sie kann vor allem bei einer länger anhaltenden Arthritis im Rahmen der SJCA an der Halswirbelsäule bzw. den Hüftgelenken zum Wachstumsstillstand führen.

> **MERKE**
> Lokale Wachstumsstörungen müssen frühzeitig erfasst und gezielt behandelt werden.

- Die Arthritis der **Temporo-Mandibulargelenke** wird leicht übersehen. Sie tritt bei oligoarthritischen Manifestation häufig einseitig, bei polyarthritischem Befall mehr doppelseitig auf.

Die Entzündung der Kiefergelenke führt rasch und häufig zur *Wachstumsminderung.* Bei einseitiger Arthritis bleibt die Mandibula auf der betroffenen Seite kleiner und schmäler, so dass sich eine Gesichtsasymmetrie entwickelt. Bei beidseitigem Befall droht eine Mikrogenie mit Retrogenie und Überbiss. Auch der Oberkiefer wird schließlich mit einbezogen und bleibt dann kleiner (6).

Die Wachstumshemmung des Unter- wie auch Oberkiefers ist offenbar nur zum kleineren Teil durch die *Arthritis* selbst bedingt. Die Ursache liegt mehr in der *unzureichenden und fehlerhaften Funktion* des Kauvorganges. Die Kinder klagen kaum über Schmerzen in den Kiefergelenken, meiden jedoch Brotrinde und andere harte Speisen oder werden wegen Zahnschmerzen dem Zahnarzt vorgestellt. Durch eine frühzeitige Diagnose und Therapie kann der Unterkieferhypoplasie mit ihren psychosozialen Folgen meist erfolgreich entgegengetreten werden (5).

Für die Krankengymnastik bleibt zusätzlich darauf zu achten, dass sich die Wachstumsstörungen der Mandibula und der HWS wechselseitig verstärken können.

- Die **Halswirbelsäule** kann bei allen Formen der JCA befallen werden, insbesondere bei der SJCA und der kindlichen Polyarthritis. Die Erkrankung *beginnt meist in den Bogenwurzelgelenken C2/C3* und breitet sich von dort nach kaudal weiter fort. Die destruierenden Veränderungen der kleinen Gelenke können in einer knöchernen Überbrückung einmünden. Die Wirbelkörper bleiben dadurch kleiner. Im Extremfall entstehen sogenannte Mikrowirbel. Eine sekundäre Wachstumsminderung durch die unzureichende Funktion spielt eine zusätzliche Rolle.
- Die Arthritis des **Handgelenkes** schließt immer die Handwurzel mit ein. Röntgenologisch zeigt sich oft schon nach mehreren Monaten eine *beschleunigte Ossifikation der Handwurzelkerne.* Die zunächst knorpelig angelegten Karpalia, die physiologischerweise streng in Abhängigkeit des Alters verknöchern, ossifizieren vorzeitig (8). Gleichzeitig bleiben die Handwurzelkerne kleiner, so dass eine Verkürzung der Handwurzel bzw. der Mittelhand entsteht *(Abb. 3.1)*. Bedeutung für die Krankengymnastik gewinnt vor allem der Einfluss der Arthritis auf das Wachs-

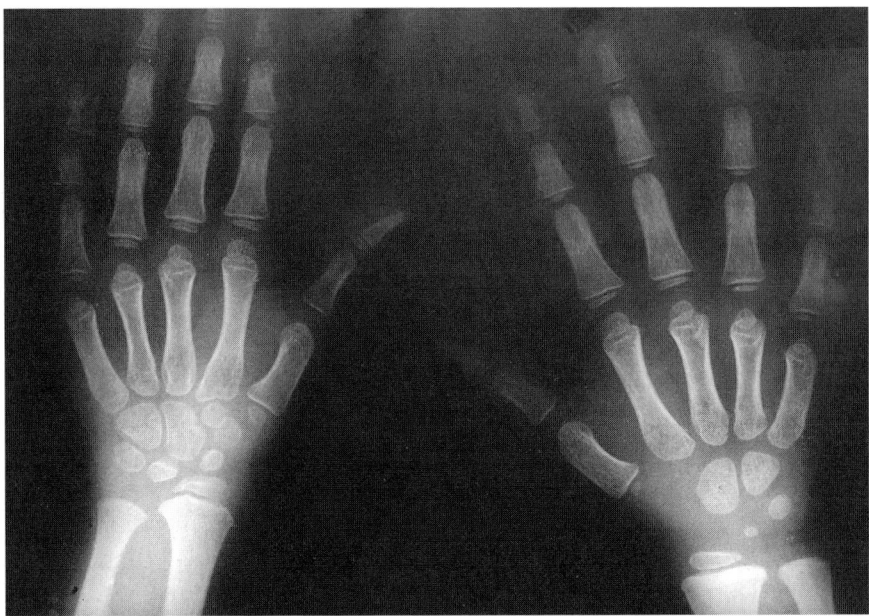

Abb. 3.1 Arthritis des li. Handgelenkes bei 5-jährigem Mädchen im Vergleich zur gesunden re. Seite: li. Ossifikationsbeschleunigung der Carpalia mit Verkürzung der Handwurzel, Minderwachstum der Ulna, beginnende Subluxation der Handwurzel nach ulnar bei gleichzeitiger Ulnardrift der Mittelhand.

tum der distalen Unterarmknochen. Während die Ulna in ihrem Wachstum zurückbleibt, wächst der Radius überproportional schnell. Dadurch entsteht eine *Stufenbildung zwischen Radius und Ulna* (9). Die Karpalia werden auf der ulnaren Seite nicht mehr ausreichend abgestützt, so dass sich eine *Subluxation nach ulnar* entwickeln kann. Auch die Ulnardrift der Mittelhand als Folge des gestörten Muskelgleichgewichtes mit Hypertonie des M. flexor carpi ulnaris wird dadurch begünstigt.

- Bei den **Fingergelenken** spielt das Alter eine wesentliche Rolle. Das **Kleinkind** reagiert mit einer *Wachstumsbeschleunigung*. Die Finger werden also länger. Das gilt für alle Bereiche, insbesondere die Metakarpalia. Dieses vorweggenommene Überwachstum geht bei anhaltender Arthritis jedoch im Schulalter wieder verloren. Durch vorzeitigen Schluss der Wachstumsfugen resultiert dann sogar ein Minderwachstum. Beginnt die Arthritis im **Schulalter,** so erfolgt von vorneherein ein *vermindertes Längenwachstum*. Besonders die Metakarpalia bleiben deutlich kürzer *(Abb. 3.2)*. Bei anhaltender schwerer Polyarthritis bleiben alle Finger kleiner.

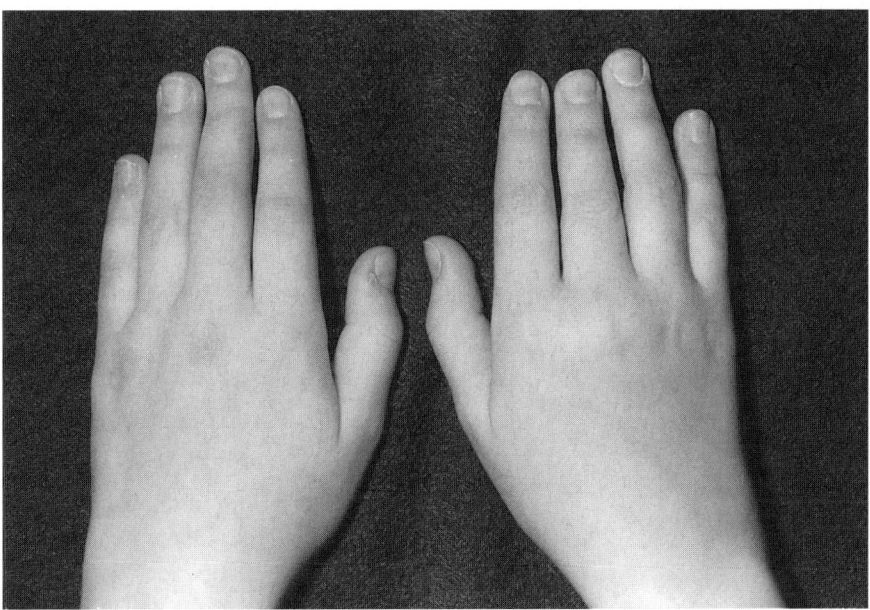

Abb. 3.2 *Verkürzung des rechten Mittelfingers, vor allem durch Minderwachstum des Metacarpale in Folge Arthritis des Mittelfingergrundgelenkes.*

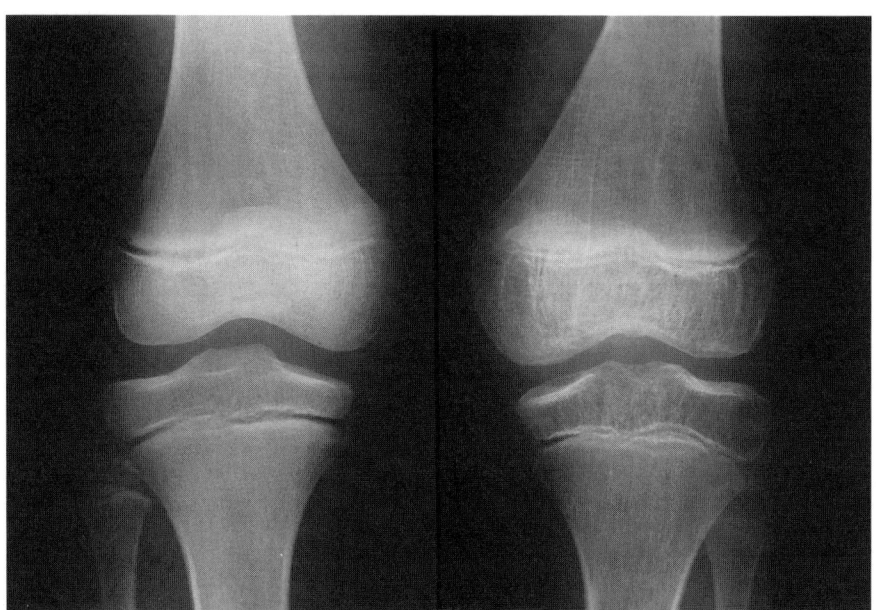

Abb. 3.3 Linksseitige Gonarthritis im Vergleich zur gesunden Seite. Die Arthritis hat zu einem vermehrten Wachstum des distalen Oberschenkels und proximalen Unterschenkels geführt. Dadurch wird das Bein auf der kranken Seite länger. Gleichzeitig verifizierte und unregelmäßige Struktur mit vermindertem Kalksalzgehalt im Entzündungsbereich.

Dazu kommen *sekundäre Wachstumsstörungen*. Erkrankt ein Handgelenk über längere Zeit, so greift das Kind überwiegend mit der gesunden Seite. Dadurch bleibt die *gesamte Hand* kleiner, auch wenn die Fingergelenke von der Arthritis nicht betroffen sind. Das physiologische Wachstum der Hand setzt eine normale Funktion voraus.

- Die **chronische Coxitis** induziert beim **jüngeren Kind** ein Überwachstum des Femurkopfes. Dadurch kann die für die Coxitis typische Tendenz zur Lateralisation des Kopfes begünstigt werden. Der Femurkopf wird somit nicht mehr ausreichend überdacht. Es entwickelt sich eine Coxa valga. Bei **älteren Kindern** bleibt der Kopf eher kleiner. Nicht selten entsteht eine Protrusio acetabuli. Der Schenkelhals verkürzt und verbreitert sich, oft mit einer Coxa vara verbunden. Die schwere, destruierende Arthritis, wie sie bei Kindern mit SJCA im weiteren Verlauf droht, geht oft mit erheblichen Umbauvorgängen an Kopf und Pfanne einher. Bei diesem destruktiven und reparativen Prozess kann ein Teil des

3.2 Lokale Wachstumsstörungen

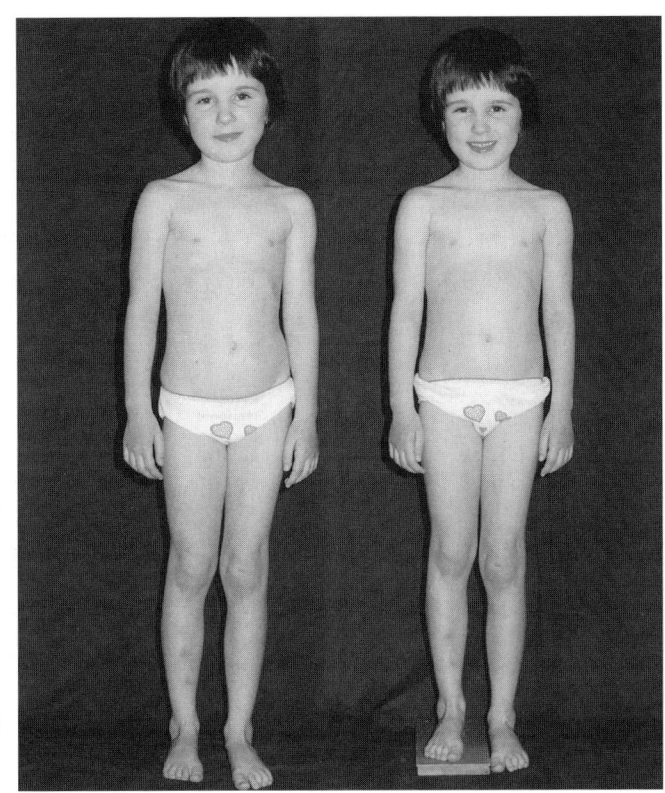

Abb. 3.4 Beinverlängerung li. durch Gonarthritis, dadurch Beckenhochstand li., Seitabweichung der Wirbelsäule und Schulterhochstand re. sowie Seitneigung des Kopfes nach re. Ausgleich durch Unterlage von 2 cm auf der gesunden rechten Seite.

Schenkelhalses mit einbezogen und »aufgebraucht« werden, wobei auch die Wachstumsfugen Schaden erleiden. Daraus resultiert eine weitere Verkürzung (4).

- Das **Kniegelenk** erkrankt bei allen Formen der chronischen Arthritis am häufigsten. Die Gonarthritis induziert oft schon nach einigen Monaten ein *Überwachstum der distalen Femur- sowie der proximalen Tibia- und Fibulaepiphyse (Abb. 3.3)*. Das beschleunigte Wachstum verursacht eine *Beinverlängerung* (8, 9). Bei einseitiger Gonarthritis resultiert ein gleichseitiger Beckenhochstand mit nachfolgender Seitabweichung und Skoliose der Wirbelsäule, die bei ausgeprägter Beinlängendifferenz bis hin zur Schiefhaltung des Kopfes reicht *(Abb. 3.4)*. Die Beinlänge muss daher sorgfältig im Liegen und Stehen untersucht und ggf. durch Erhöhung der Schuhsohle ausgeglichen werden, um die Wirbelsäule wieder »ins Lot« zu bringen. Auf *weite Sicht gleicht sich der Beinlängenunterschied in der Regel aus*.

3 Wachstumsstörungen aufgrund von JCA

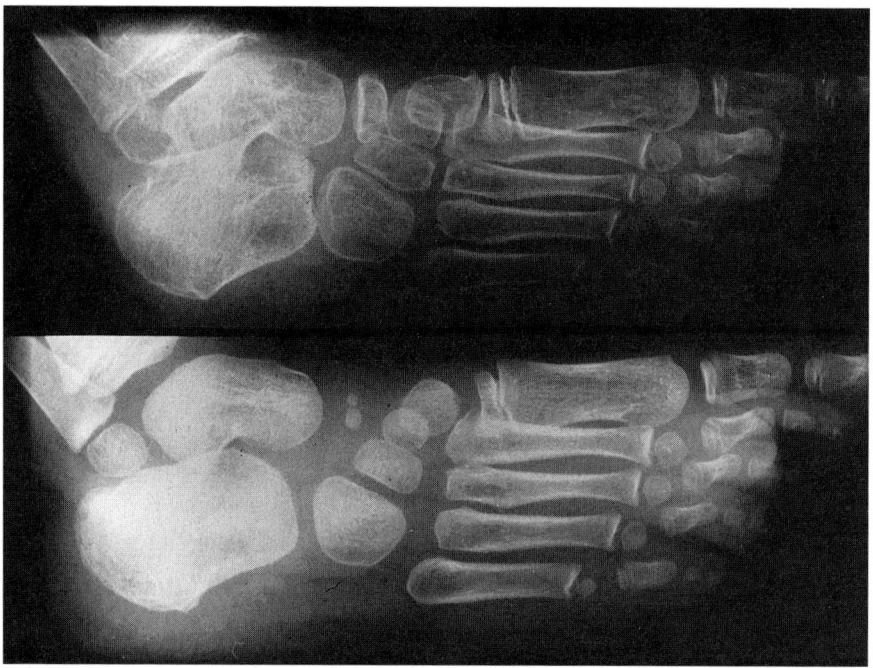

Abb. 3.5 *Arthritis des Rück- und Mittelfußes im Vergleich zur gesunden Seite. Die Entzündung hat eine beschleunigte Ossifikation bei gleichzeitiger Verkürzung hervorgerufen. Im Bereich der entzündeten Gelenke Rarifizierung der Spongiosastruktur mit unregelmäßiger und unscharfer Begrenzung der Fußwurzelknochen.*

- Die Gelenke des **Fußes** sind bei der Mehrzahl der Kinder mit Oligoarthritis sowie meist bei der Polyarthritis erkrankt. Das **obere Sprunggelenk** reagiert mit einem leichten, meist nicht ausgleichsbedürftigen Überwachstum der distalen Tibia- und Femurepiphyse. Bezüglich der Mittelfuß- und Zehengelenke bestehen Parallelen zur Hand. Die **Tarsalia** reagieren mit einer *beschleunigten Ossifikation,* bei gleichzeitigem Minderwachstum, so dass der Fuß kleiner bleibt *(Abb. 3.5).* Erkranken die **Zehengelenke** bereits beim *Kleinkind,* so wachsen sie schneller. Die Zehen können dadurch wesentlich größer werden. Auf weite Sicht bleiben die Zehen jedoch meist kleiner, ähnlich wie dies bei den Fingern der Fall ist. Beginnt die Arthritis erst im *Schulalter,* wachsen die betroffenen Zehen von vornherein weniger, wobei vor allem die Metatarsalia kleiner bleiben. Zusammen mit dem Minderwachstum der Phalangen können Mikrozehen resultieren.

3.2 Lokale Wachstumsstörungen

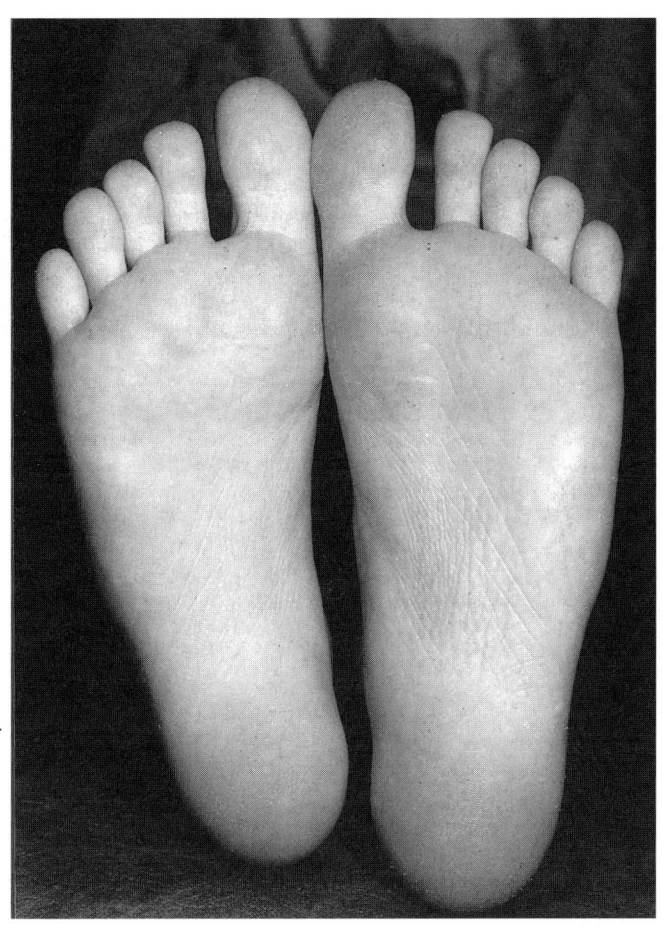

Abb. 3.6 Rechter Fuß deutlich kleiner in Folge Arthritis der Fußwurzel und Intertarsalgelenke sowie Schonung beim Gehen, Summation von primärer und sekundärer Wachstumshemmung.

Auch am Fuß muss mit *sekundären Wachstumsstörungen* gerechnet werden. Sowohl bei einer anhaltenden Arthritis von Fußgelenken wie auch bei einer isolierten Gonarthritis oder Coxitis, bleibt der gleichseitige Fuß oft kleiner und schmaler. Die Ursache kann allein in der *Schonung des Fußes mit verminderter, bzw. fehlerhafter Belastung* liegen. Besteht eine Arthritis der Fußgelenke, so summieren sich oft primäre und sekundäre Wachstumsminderung *(Abb. 3.6)*. Die frühzeitige Wiederherstellung der Funktion ermöglicht beim Kleinkind ein Aufholwachstum (8). Durch eine gezielte Krankengymnastik mit bettenden Einlagen zur Schmerzminderung und Wiederherstellung der Funktion kann wirkungsvoll vorgebeugt und behandelt werden.

Literatur

1. Ansell B.M., Bywaters E.G.L.: Growth in Still's disease, Ann. rheum. Dis.,15, 295–319, 1956
2. Ansell B.M., Kent P.A.: Radiological changes in juvenile chronic polyarthritis, Skeletal Radiol. 1, 129–144, 1977
3. Cassidy J.T., Hillman L.S.: Abnormities in skeletal growth in children with juvenile arthritis, Rheum. Dis. Clin. North Am. 23, 499–522, 1997
4. Häfner R.: Influence of inflammation and muscular imbalance on growth and form of the hip in juvenile arthritis, Rev. Rhum. (English Edition) 64 suppl.10, 169–172, 1997
5. Pedersen T.K., Gronhoj J., Melsen B., Herlin T.: Condylar condition and mandibular growth during early functional treatment of children with juvenile chronic arthritis, Eur. J. Orthod. 17, 385–394, 1995
6. Stabrun A.E.: Impaired mandibular growth and micrognathic development in children with juvenile rheumatoid arthritis. A longitudinal study of cephalographs. Eur. J. Orthod. 13, 423–434, 1991
7. Sänger L.: Klinische Verlaufsuntersuchungen der Wachstumsretardierung von Kindern mit rheumatoider Arthritis und Still-Syndrom, Monatschr. Kinderheilkd. 122, 331–336, 1974
8. Truckenbrodt H., Häfner R.: Allgemeine und lokale Wachstumsstörungen bei chronischer Arthritis im Kindesalter, Schweiz. med.Wschr. 121, 608–620, 1991
9. White P.H.: Growth abnormities in children with juvenile arthritis, Clin.Orthop., 259, 46–50, 1990
10. Zak M., Muller J., Karup-Pedersen F.: Final height, armspan, subischial length and body propotions in juvenile chronic arthritis. A long-term follow-up study. Horm. Res. 52, 80–85, 1999

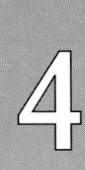

Richtlinien der Physiotherapie bei JCA

Gratwanderung zwischen Spiel und Therapie

ROSE-MARIE STEINBERG

Die Juvenile Chronische Arthritis (JCA) verursacht durch das Entzündungsgeschehen Schmerzen, welche schnell zu einer Verminderung der Beweglichkeit mit Fehlstellung der betroffenen Gelenke führen. Die Entwicklung der Gelenkfehlstellung ist bestimmten Gesetzmäßigkeiten unterworfen. So löst die Arthritis in allen Gelenken die gleichen Reaktionen aus. Auf Grund der verschiedenen Bio- und Pathomechanik, sowie der unterschiedlichen Belastung der Gelenke, entstehen jedoch verschiedene gelenkspezifische Fehlstellungen. Diese werden vom Alter des Kindes und der jeweiligen Subgruppe der JCA beeinflusst (10).

Eine gezielte und effektive Physiotherapie setzt demzufolge Kenntnis über die unterschiedlichen Verlaufsformen der JCA sowie Verständnis für den komplexen Entstehungsmechanismus der Gelenkfehlstellungen voraus.

Die Krankengymnastik ist ein wichtiger Baustein im Gesamtkonzept der Behandlung rheumakranker Kinder und Jugendlicher. Die enge Zusammenarbeit mit den anderen Berufsgruppen schafft die Basis für ein gutes Behandlungsergebnis.

Wichtig für die Effektivität der Physiotherapie ist eine ausreichende medikamentöse Therapie. Denn nur wenn medikamentös die Schmerzen gemindert werden, kann die Krankengymnastin gezielt behandeln. Außerdem wird langfristig die Entzündungsaktivität gesenkt, was erst den Behandlungserfolg ermöglicht (7). Ansonsten führen persistierende Schwellungen und Schmerzen immer wieder zu Schonhaltungen und Bewegungseinschränkungen (9).

4.1 ZIEL DER KRANKENGYMNASTISCHEN BEHANDLUNG

Eine physiologische Funktion schützt die Gelenke am besten vor Fehlstellungen und Langzeitschäden. Außerdem ist ein normaler Bewegungsablauf Voraussetzung für eine altersentsprechende motorische und soziale Entwicklung des Kindes.

Anders als beim Erwachsenen ist beim Kind deshalb die vollständige Gelenkfunktion das Behandlungsziel, es werden normalerweise keine Kompensationsbewegungen zugelassen oder geschult. Während in der Rheumabehandlung des Erwachsenen Gelenkstabilität vor Gelenkbeweglichkeit steht, ist im Kindesalter die Gelenkbeweglichkeit wichtiger. Bereits bestehende Kapsel-Band-Lockerungen oder Fehlstellungen können sich beim Kind wieder vollständig ausgleichen. Durch das Wachstum straffen sich lockere Strukturen und mit dem wieder erlernten physiologischen Einsatz der Gelenke gleichen sich Wachstumsstörungen aus. Somit sind bei Kindern und Jugendlichen sehr gute Voraussetzungen gegeben, durch eine gezielte und konsequente Therapie die volle Gelenkfunktion zu erreichen.

> **MERKE**
> Das Ziel der krankengymnastischen Behandlung beim Kind besteht im Erhalten bzw. Wiederherstellen der vollen Gelenkfunktion und des normalen Bewegungsmusters (8).

4.2 BEFUND

Voraussetzung für eine effektive Physiotherapie ist ein detaillierter Befund! Nach einer allgemeinen Untersuchung zur Orientierung folgt die spezielle Untersuchung der betroffenen Gelenke *(s. Tab. 4.1)*.

Tabelle 4.1 Physiotherapeutischer Befund

Orientierender Befund
• Beobachten von Alltagsbewegungen • Inspektion von Schwellungen und Atrophien • spezielle Gelenktests/Schnelltests *(Abb. 4.1a/b bis 4.9a/b)*
Genauer Befund
• Messen der Beweglichkeit der betroffenen Gelenke nach der Neutral-Null-Methode • Muskelbefund • Beschreiben der vorhandenen Achsenfehlstellungen und Wachstumsstörungen • Bewegungsanalyse • Information über Röntgen, Ultraschall und andere Untersuchungen

4.2.1 Orientierender Befund

Für das **Screening** wird zunächst beobachtet, wie sich das Kind in Alltagssituationen beim Hinsetzen, Gehen, Spielen etc. bewegt. Da sich kleine ängstliche Kinder zu Beginn oft kaum anfassen lassen, sind Beobachtung und Inspektion häufig die einzige Möglichkeit, einen vorläufigen Befund zu erheben.

> **MERKE**
> Schonhaltungen und Ausweichbewegungen geben Aufschluss über mögliche betroffene Gelenke.

Bei der **Inspektion** wird nach Gelenkschwellungen und Muskelatrophien gesucht, welche bei asymmetrischer Arthritis im Seitenvergleich deutlich hervortreten.

Schwieriger wird es bei kleinen Kindern mit »Babyspeck« oder bei symmetrischem Befall.

Tabelle 4.2 Schnelltests (Abb. 4.1a, b bis 4.9a, b)

Kiefer	Mundöffnung: drei Querfinger des Kindes
HWS	Extension: Gesichtsebene fast horizontal
Schulter	Flexion: Oberarme ohne Ausweichbewegung neben die Ohren, ca. 180° Außenrotation: 90° Innenrotation 70°
Ellbogen	Flexion: die Finger erreichen problemlos die Schulter, ca. 150° Extension: mindestens 0°, die meisten Kinder überstrecken 10°
Handgelenk	Dorsalextension: 90°, normaler Handstütz Volarflexion: 80–90° Supination: 90°
Finger	Flexion: kleine und große Faust Extension in Verbindung mit Handextension »Stern« (s. Hand/Abb. 5a,b)
Daumen	90° Abduktion/Reposition/Extension
Hüftgelenk	Flexion: Oberschenkel bis zum Bauch 150–160° Außenrotation: bei kleinen Kindern bis zu 90° Innenrotation: ca. 50–60°
Kniegelenk	Flexion: Ferse bis zum Gesäß, ca. 150–160° Extension: Ferse hebt im Langsitz bei aufliegender Kniekehle ab, 5–10° Überstreckung
Sprunggelenk	Plantarflexion: Fußrücken und Tibia bilden eine Linie, es erscheinen tiefe Falten dorsokranial des Kalkaneus, ca. 60–70° Vorfußpronation mit fixiertem Kalkaneus 30–40° Funktion in Belastung: Zehenstand seitengleich mit tiefer Faltenbildung dorsokranial des Kalkaneus gleichmäßige Zehenballenbelastung
Großzeh	Extension im MTP-Gelenk: ca. 60–70°
Wirbelsäule	LWS-Entfaltbarkeit 4–6 cm, je nach Größe des Kindes (Schober) BWS-Entfaltbarkeit 2–3 cm, je nach Größe des Kindes (Ott)

Mit Hilfe der **Palpation** können eine Überwärmung der Haut im Gelenkbereich oder tastbare Tonusveränderung der umgebenden Muskulatur erfasst werden.

Schnelltest

Danach werden alle Gelenke durch spezifische Tests, sogenannte Schnelltests geprüft *(s. Tab. 4.2)*. Diese wurden aus der Erfahrung entwickelt, dass die Bewegung, welche aus der Schmerzschonhaltung herausführt, sich als erste einschränkt. Dabei wird das Kind aufgefordert,

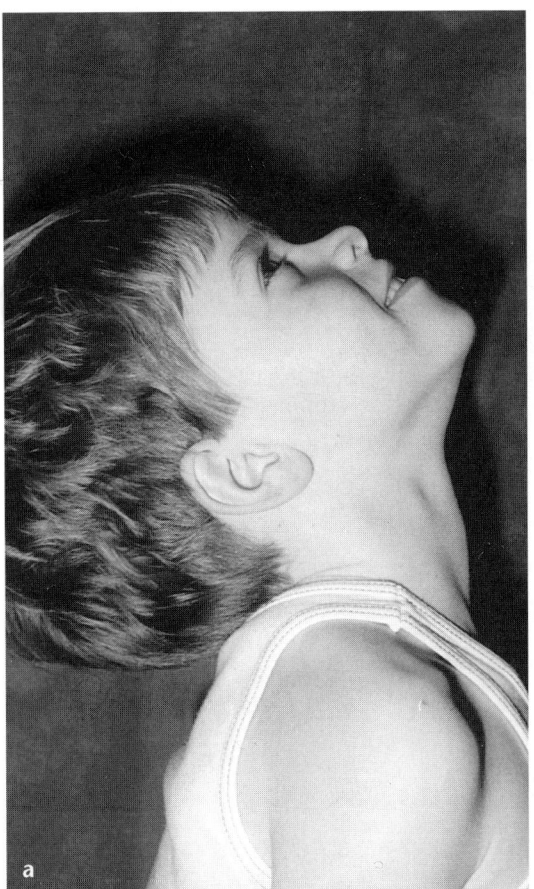 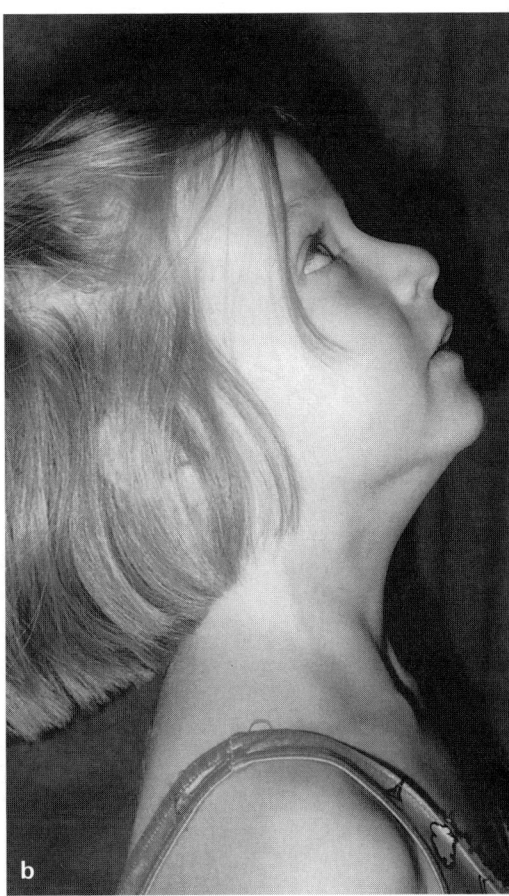

Abb. 4.1 *Untersuchung der HWS:*
a) freie Hyperextension, Gesichtsebene fast horizontal
b) eingeschränkte Hyperextension, »Kompensation« durch Augenbewegungen

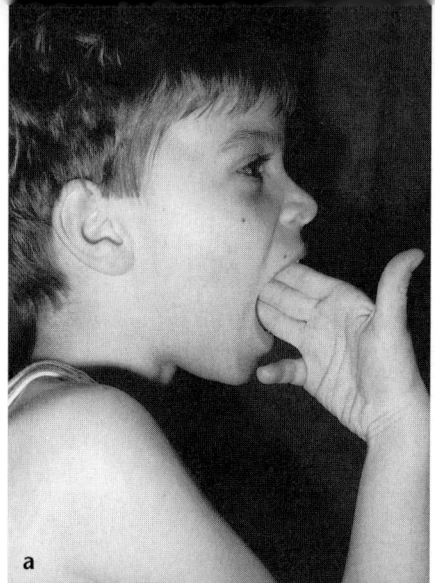 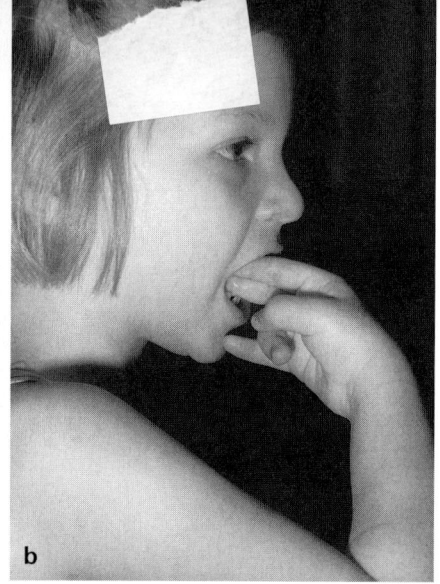

Abb. 4.2 Untersuchung der Kiefergelenke:
a) freie Mundöffnung im Dreifingertest
b) eingeschränkte Mundöffnung, Zahnreihenabstand nur zwei Querfinger breit

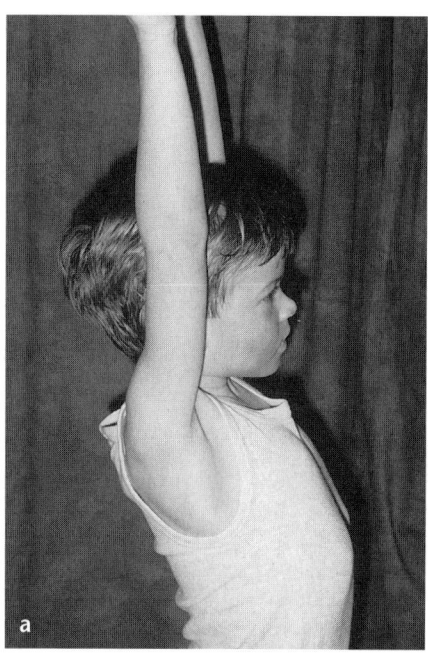 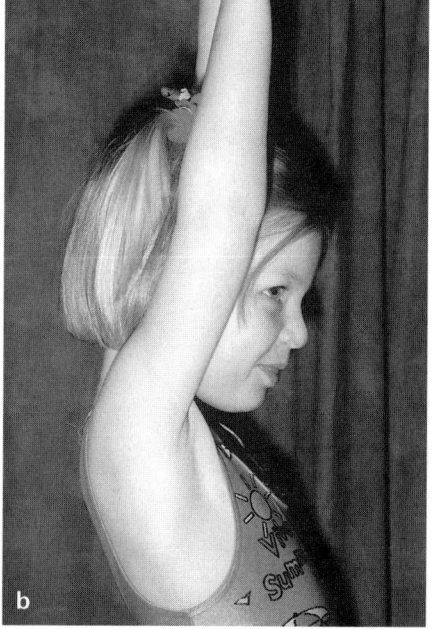

Abb. 4.3 Untersuchung der Schulter:
a) freie Schulterflexion, Oberarme vertikal neben den Ohren
b) eingeschränkte Schulterflexion, Kompensation durch HWS-Flexion

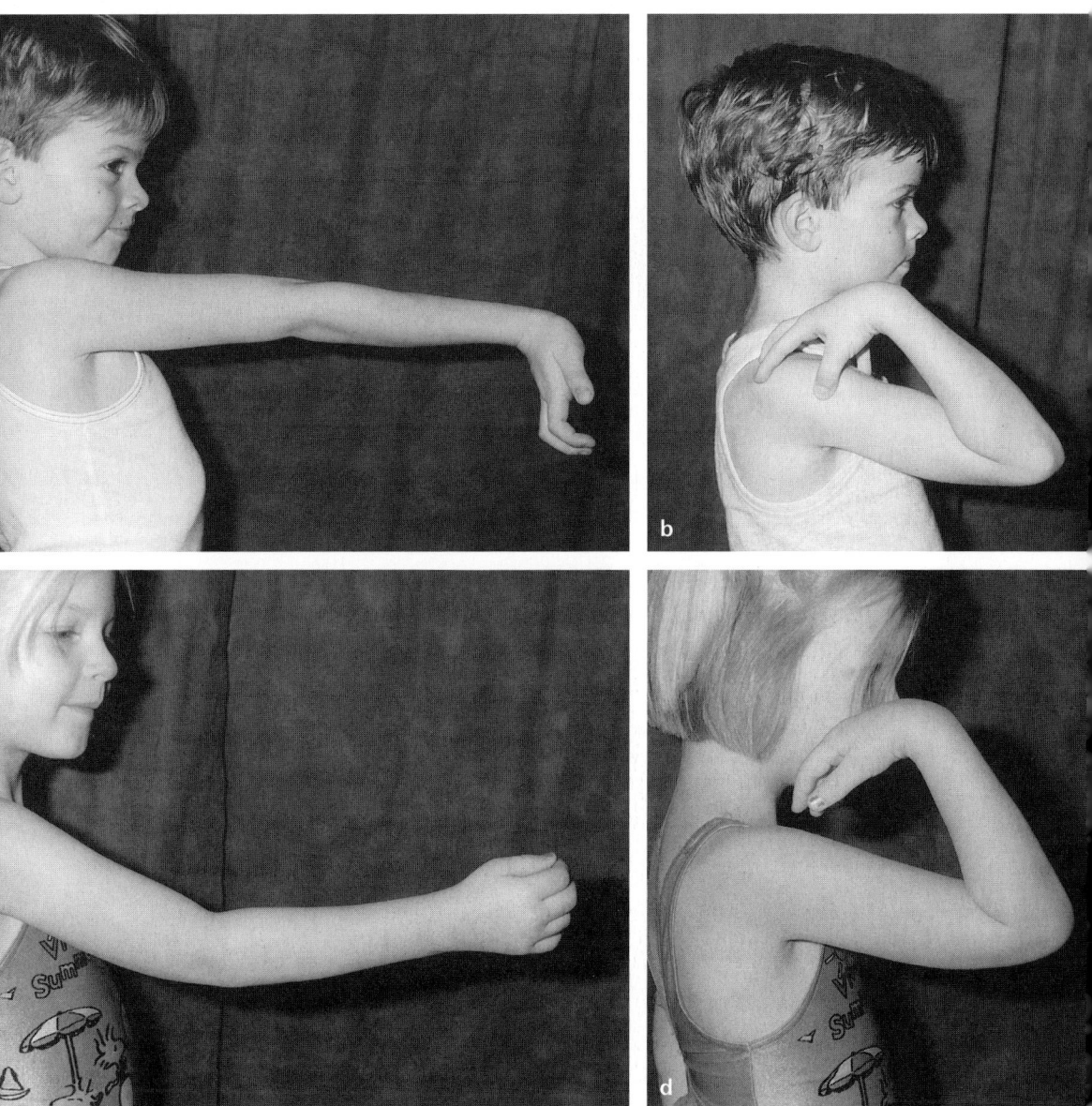

Abb. 4.4 Untersuchung des Ellenbogens
a) freie Extension
b) freie Flexion, die Finger berühren die Schulter
c) eingeschränkte Extension
d) eingeschränkte Flexion, die Finger erreichen nicht die Schulter

4 Richtlinien der Physiotherapie bei JCA

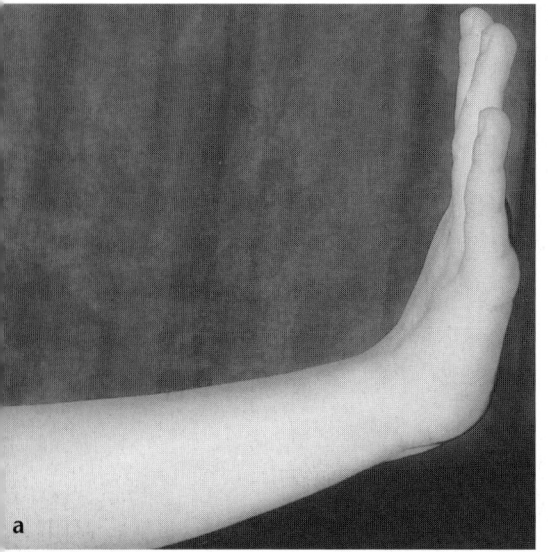
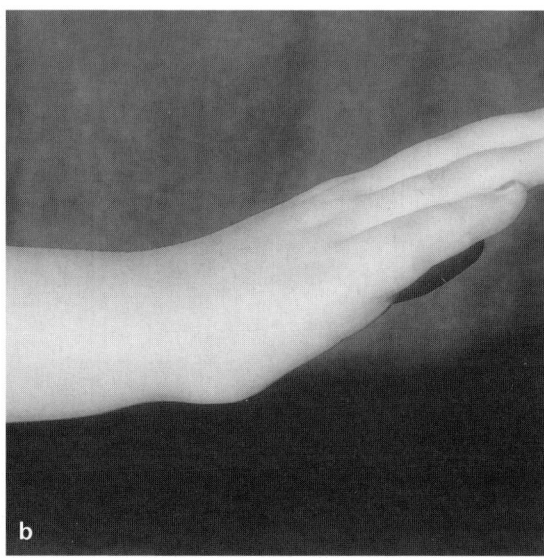

Abb. 4.5 Untersuchung des Handgelenkes
a) freie aktive Dorsalextension, annähernd 90°
b) eingeschränkte Dorsalextension

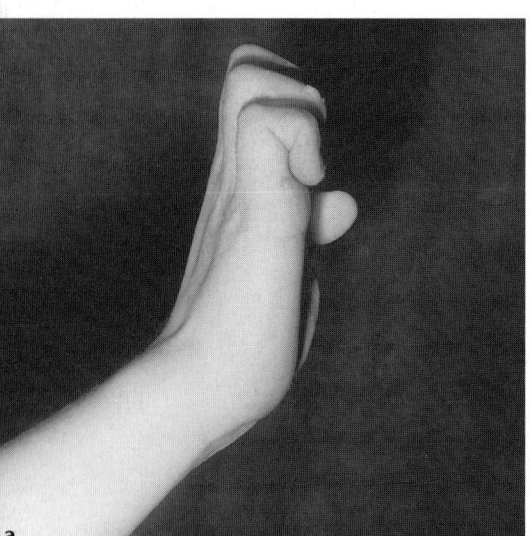
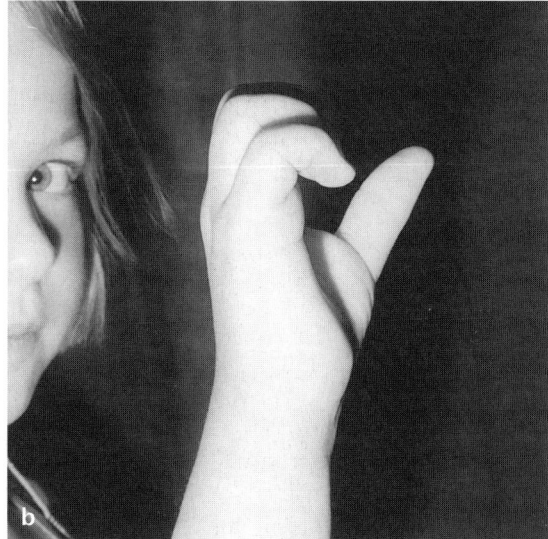

Abb. 4.6 Untersuchung der Finger
a) freie kleine Faust
b) unvollständige kleine Faust, Kompensation durch Flexion der MCP-Gelenke

4.2 Befund

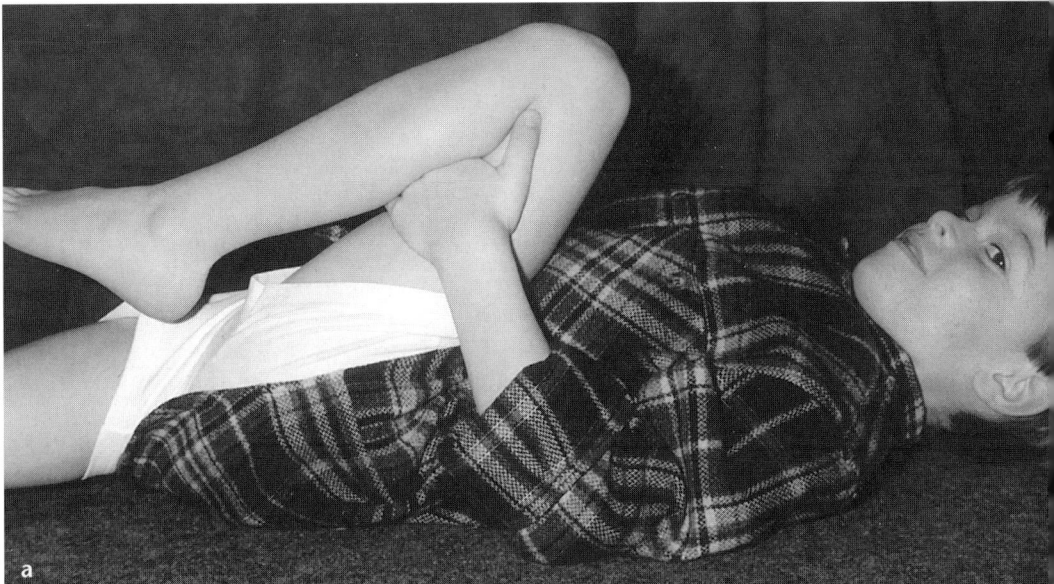

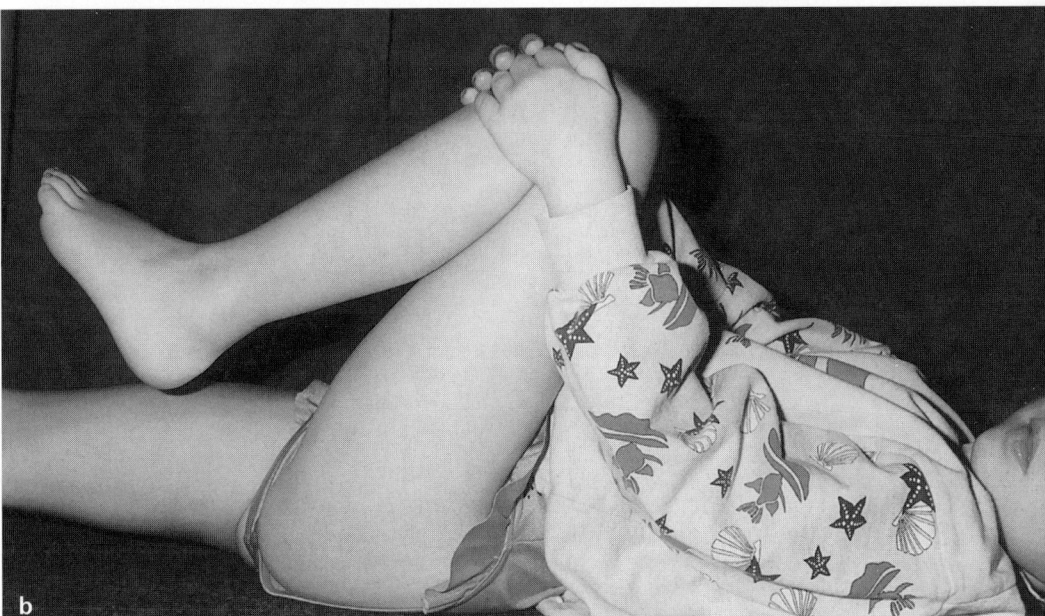

Abb. 4.7 Untersuchung des Hüftgelenkes
a) freie Flexion, Oberschenkel berührt den Bauch
b) eingeschränkte Flexion, Kompensation durch Flexion des kontralateralen Beines

4 Richtlinien der Physiotherapie bei JCA

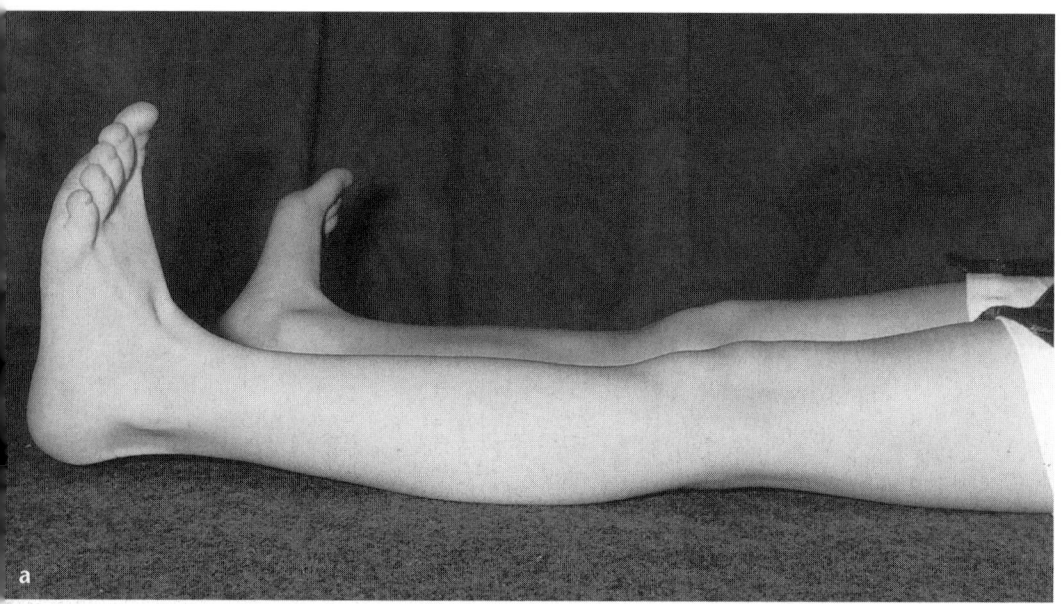

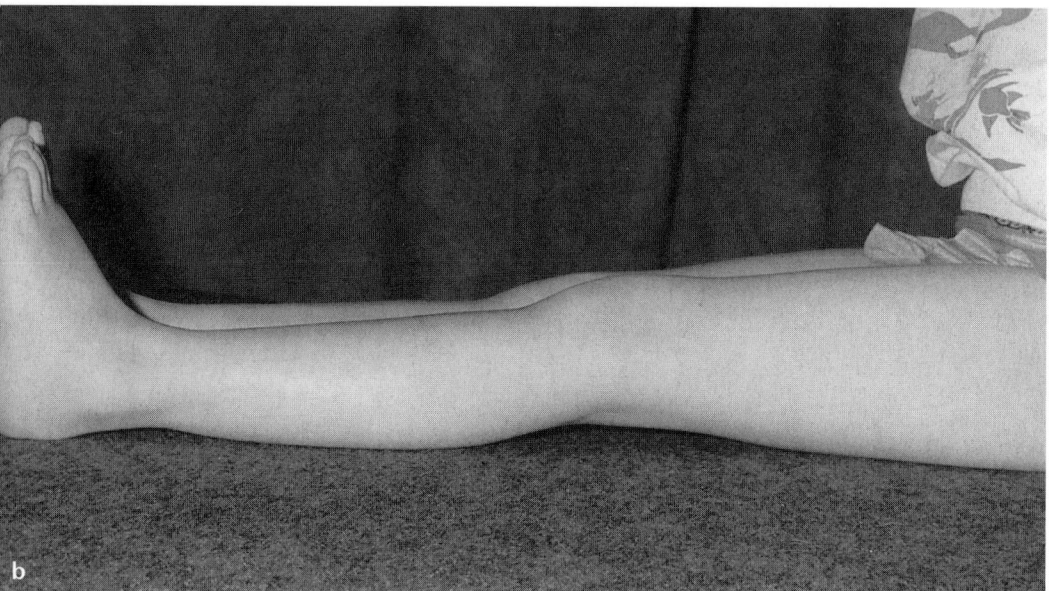

Abb. 4.8 Untersuchung des Kniegelenkes:
a) freie aktive Knieextension
b) eingeschränkte Knieextension, die Kniekehle berührt nicht die Unterlage, die Ferse hebt nicht ab

4.2 Befund

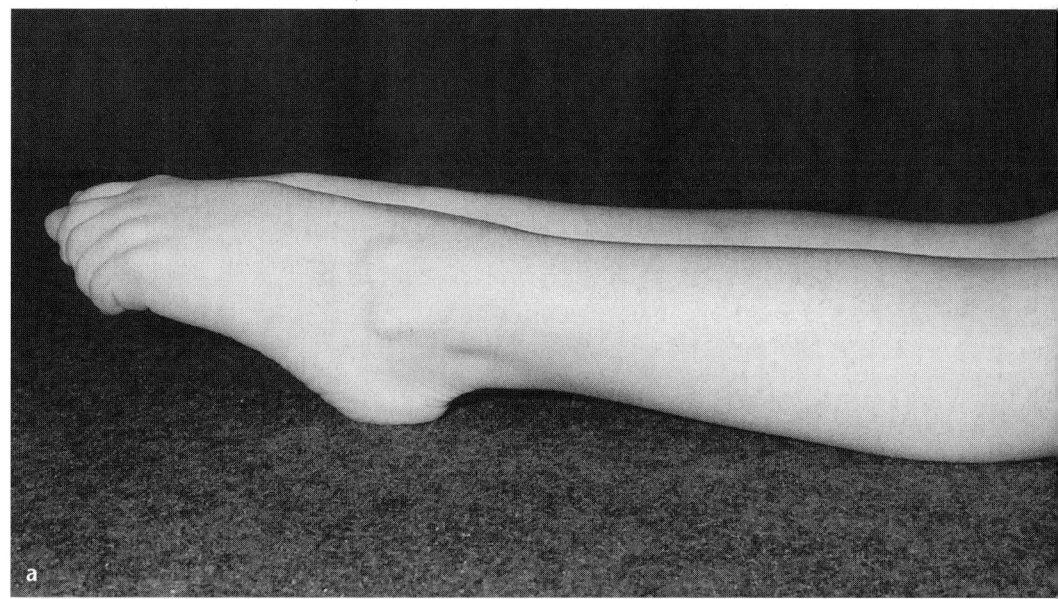

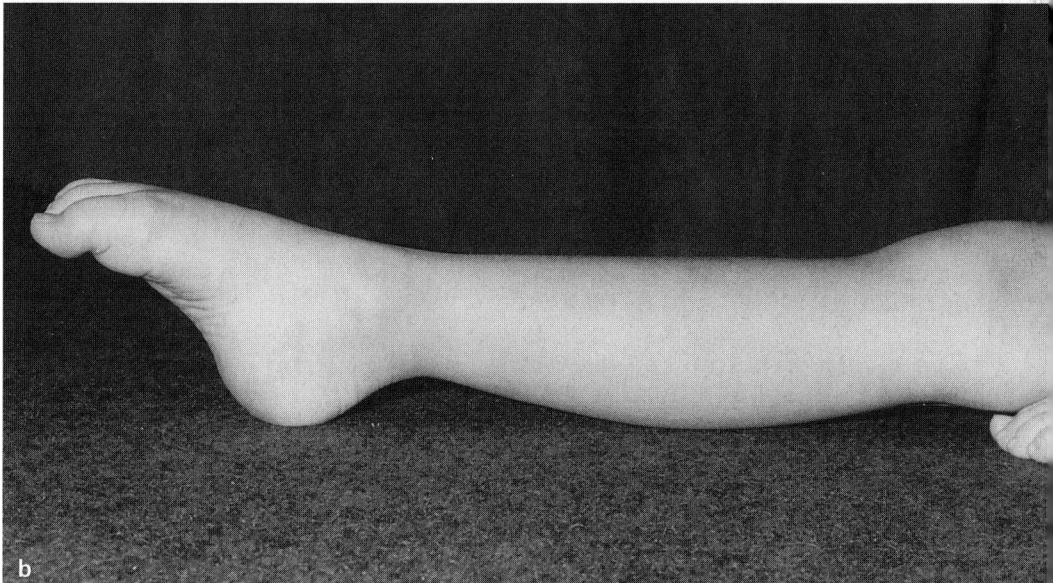

Abb. 4.9 Untersuchung des Sprunggelenkes
a) freie Plantarflexion, Fußrücken und Tibia bilden eine Linie
b) eingeschränkte Plantarflexion, sichtbar an den fehlenden Falten dorsokranial des Kalkaneus, Kompensation durch Flexion des Großzehengrundgelenkes

die einzelnen Gelenke aktiv in die entsprechende Richtung zu bewegen. Beim Handgelenk ist dies z. B. die Dorsalextension *(Abb. 4.5a, b)*.

Anschließend werden alle Gelenke passiv auf ihre Beweglichkeit geprüft und dabei Bewegungs- und Endgefühl erspürt.

> **MERKE**
> Kinder haben in einigen Gelenken ein größeres Bewegungsausmaß als Erwachsene.

Dies gilt z. B. für die Hüftgelenksbeweglichkeit. Kinder können passiv ihren Oberschenkel leicht zum Brustkorb führen. Gemessen nach der Neutral-Null-Methode entspricht dies einer Hüftflexion von ca 160°. Der Normalwert bei Erwachsenen liegt bei 140° maximale Beugung – dieser Wert würde beim Kind bis 14 Jahre eine klare Einschränkung im Hüftgelenk bedeuten.

4.2.2 Genauer Befund

Sind Gelenke beim orientierenden Befund auffällig, müssen sie genauer untersucht werden. Der genaue Befund beinhaltet die Untersuchung betroffener Gelenke, der gelenkumgebenden Muskulatur, sowie der Haltung und Bewegung.

Gelenkuntersuchung
Messbefund
Die Beweglichkeit betroffener Gelenke wird nach der Neutral- Null-Methode gemessen und dokumentiert. Dies ermöglicht einen Überblick über den Verlauf der Erkrankung und den Behandlungserfolg.

Sind bereits Fehlstellungen zu erkennen, werden diese in einzelne Stadien eingeteilt.

Stadieneinteilung der betroffenen Gelenke:
- aktiv korrigierbar
- passiv korrigierbar, kann aktiv in Korrekturstellung gehalten werden
- passiv korrigierbar, kann aktiv nicht in Korrekturstellung gehalten werden
- passiv nicht vollständig korrigierbar
- fixierte Fehlstellung.

Diese Einteilung gibt Auskunft über den momentanen Zustand des Gelenkes. **Beim Kind informieren die Stadien nicht wie beim Er-**

wachsenen über Knochen- und Knorpelläsionen. Da beim Kind der Schmerz entscheidend die Fehlhaltung bestimmt, klaffen Gelenkfunktionsstadien und Röntgenbefund häufig erheblich auseinander. Erst nach längerem Krankheitsverlauf können beide Befunde übereinstimmen (8).

Die Stadieneinteilung ist wichtig, um das Behandlungsziel zu erkennen und den Behandlungsplan zu erstellen. Wenn möglich, werden typische Fehlstellungen, z. B. Schwanenhalsfehlstellung der Fingergelenke, oder die Tendenz dazu benannt.

Die Gelenke der unteren Extremität werden in Entlastung, Belastung sowie in Bewegung geprüft, da sich Fehlstellungen durch die Belastung des Körpergewichts verstärken oder erst sichtbar werden.

Die nicht betroffenen Nachbargelenke können durch Überbelastung, Fehlbelastung und Kompensationsvorgänge ebenfalls mit einbezogen sein und sekundäre Fehlstellungen entwickeln.

Bewegungsanalyse

Hierzu gehört das **Beurteilen der einzelnen Gelenkfunktionen**
- bei Tätigkeiten des Alltags, z. B. Strümpfe anziehen, Reißverschluss öffnen, Treppen steigen
- beim Spielen
- beim Gehen, evtl. Rennen.

Analysiert wird die
- Schonhaltung
- Kompensationsbewegung
- Fehlbelastung
- Auswirkung auf die Gesamtkörperhaltung.

Die Untersuchung der Muskulatur

Der Muskelbefund konzentriert sich darauf, hypertone und hypotone Muskelgruppen zu unterscheiden.
- Im Seitenvergleich können Atrophien durch **Umfangmessungen** beurteilt werden.
- Die **Palpation** erfasst einen schlaffen, hypotonen Muskel oder auch den muskulären Hypertonus, der manchmal durch strangartiges Hervortreten der Sehne deutlich wird.

Das Messen der groben Kraft einzelner Muskeln hilft bei der JCA für das Festlegen der Therapieziele nicht weiter. Die Muskelkraft verändert sich häufig innerhalb kürzester Zeit durch eine veränderte Gelenksymptomatik.

Wichtiger ist es, die Funktion des Muskelzusammenspiels im Bewegungsablauf zu beurteilen; z. B. kann die Hand beim Greifen in Dorsalextension stabilisiert werden? Diese aktive Korrekturmöglichkeit aus der Schon-/Fehlhaltung heraus (wie zuvor bei der Stadieneinteilung beschrieben) vermittelt wesentliche Informationen über die Muskelfunktion und die weiteren Behandlungsansätze.

Wachstumsstörungen

Zum Befund gehört auch die Dokumentation lokaler Wachstumsstörungen (s. Kap. 3 Wachstumsstörungen S. 50 ff). Therapeutisch relevant ist vor allem die Beinlängendifferenz bei Gonarthritis, da sie meist einen Beckenschiefstand mit Asymmetrien der Wirbelsäule nach sich zieht.

Die Beinlänge wird bei jedem Kind zunächst unbelastet im Liegen gemessen, anschließend eine Differenz im Stehen durch Unterlegen verschieden hoher Brettchen beurteilt.

> **VORSICHT**
> Im Rahmen einer Coxarthritis kann es zu einer funktionellen Beinlängendifferenz durch eine Abduktions- oder Adduktionskontraktur kommen!

Größendifferenzen von Füßen oder Händen lassen sich durch Umfahren oder »Kopieren« dokumentieren.

4.2.3 Spezielle Untersuchungen

Die **Ultraschall-Untersuchung** stellt Gelenkergüsse, Synovialisveränderungen sowie Sehnenscheidenentzündungen und Bakerzysten dar.

Im **Röntgenbild** erkennt man Gelenkdestruktionen und Wachstumsstörungen.

> **MERKE**
> Alle Untersuchungsergebnisse zusammen bilden die Grundlage für den Behandlungsplan.

4.3 BEHANDLUNGSPLAN UND BEHANDLUNGSSCHWERPUNKTE

Zusammen mit den Patienten und Eltern wird ein Behandlungsplan erstellt. Sind nur wenige Gelenke betroffen, sind die Schwerpunkte einfacher zu definieren, als bei Kindern mit einer Polyarthritis. Gelenkeinschränkungen, welche das Kind am meisten im Alltag stören, werden bevorzugt behandelt. Ebenso die besonders gefährdeten Gelenke, wobei erfahrungsgemäß innerhalb der einzelnen Subgruppen etwas unterschiedliche Risiken bestehen (s. S. 15 f).

Allgemeine Hinweise zur Behandlung

- Auch **Kleinkinder** lassen sich behandeln, es gibt keine Altersgrenze nach unten!
  Kinder fordern eine altersentsprechende, kindgerechte Therapie. Durch Vorlesen und Singen lassen sie sich ablenken und durch Spiele zur Mitarbeit gewinnen. Dabei muss jedoch die krankengymnastische Behandlung effektiv bleiben und sich am Behandlungsplan orientieren. Da kleine Kinder nur über einen begrenzten kurzen Zeitraum für eine bestimmte Tätigkeit zu motivieren sind, sollten sie, wenn möglich kürzer, dafür häufiger behandelt werden. Dies ist erfahrungsgemäß nur unter stationären Bedingungen und durch Anleitung der Eltern möglich.
- Voraussetzung für die Behandlung ist das **Vertrauen** des Kindes.
  Die Kinder haben Angst, ihr schmerzhaftes Gelenk anfassen zu lassen. Besonders wenn sie schon schmerzliche Erfahrungen gemacht haben. Wichtig ist es, ihnen Zeit zu geben. Durch Spiele und das Beobachten der Behandlung anderer Kinder wird versucht, ihr Vertrauen zu gewinnen. Bis das Kind mit dem Therapeuten vertraut ist, sollte ein Elternteil als Vertrauensperson bei der Behandlung dabei sein *(Abb. 4.10 a, b, c, d)*.
- Auch kleine Kinder haben **Schmerzen,** nur klagen sie selten darüber. Ihre Schmerzäußerungen sind nonverbal. Man muss lernen, ihre Körpersprache, Gestik, Mimik zu beobachten und zu verstehen. Ein ängstlicher Gesichtsausdruck, ein abweisendes Verhalten und vor allem die gelenkspezifische Schonhaltung sind Ausdruck von Schmerzen, welche bei der Befundaufnahme und v. a. bei der Behandlung wahrgenommen und beachtet werden müssen (10).

4 Richtlinien der Physiotherapie bei JCA

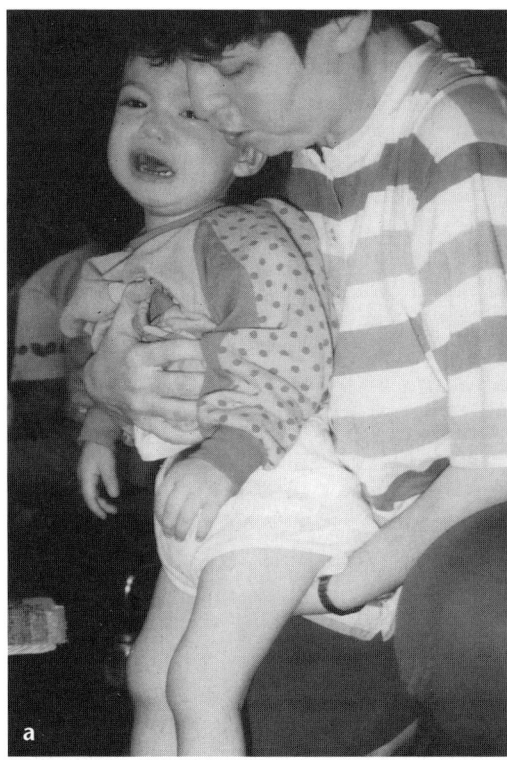

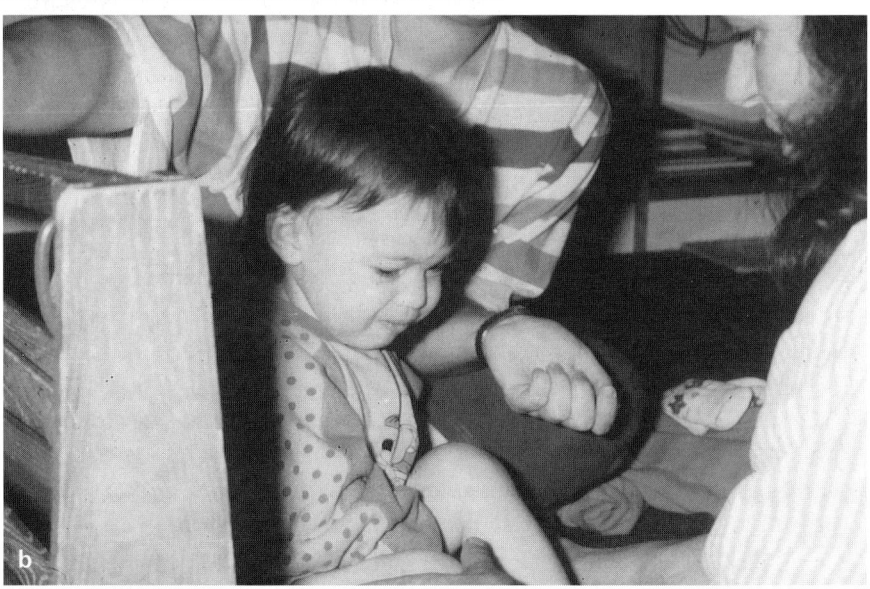

Abb. 4.10 Vertrauen gewinnen für die Therapie:
a) ängstliches, weinerliches Kind
b) ängstlicher Gesichtsausdruck, angespannte Muskulatur
c) langsames »Auftauen« mit Hilfe der Mutter durch Ablenken mit Murmeln
d) »das Eis ist gebrochen«, entspanntes Kind, die Therapeutin kann mit der Therapie beginnen

4.3 Behandlungsplan und Behandlungsschwerpunkte

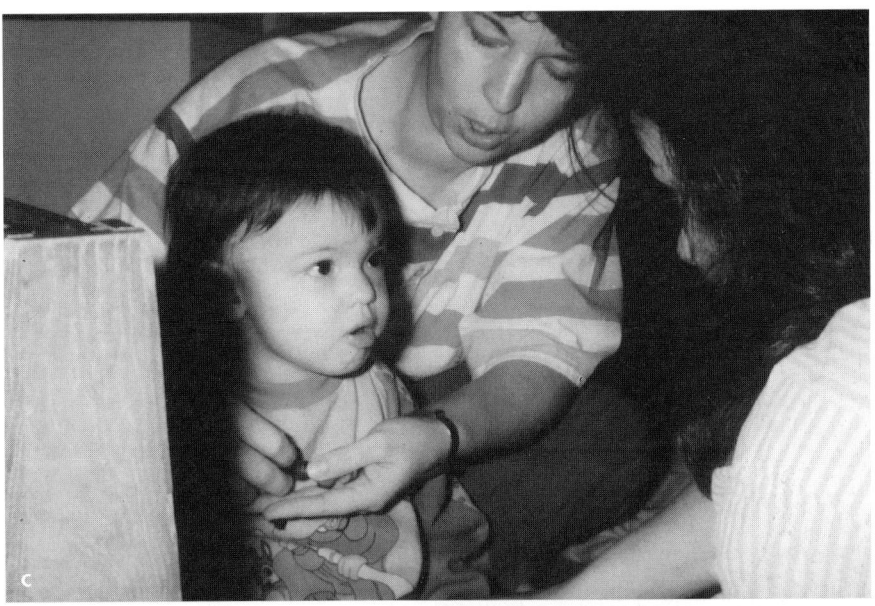

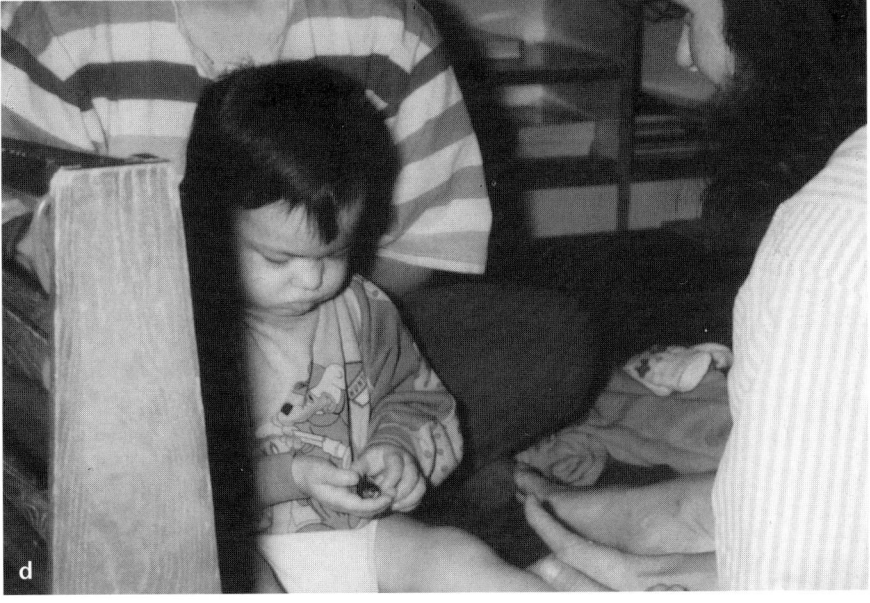

- **Gelenksituation** und Schmerzen können bei Kindern sehr schnell wechseln. Akute Schübe können sich innerhalb von Stunden entwickeln. Kinder mit Morgensteifigkeit und Anlaufbeschwerden benötigen in der Frühe oft Hilfe beim Waschen und Anziehen, wohingegen sie Stunden später fast beschwerdefrei toben und rennen können. Gegen Abend treten dann wieder verstärkt Schmerzen durch Belastung auf. Dieser häufig wechselnde Gelenkzustand ist bei der Befundaufnahme sowie für den Therapiezeitpunkt zu beachten.
- **Für Jugendliche** ist es wichtig, dass ihre Ängste und Probleme ernst genommen und sie selbst in die Behandlung mit einbezogen werden. Gemeinsam wird der Behandlungsplan erstellt, die krankengymnastische Vorgehensweise erklärt und besprochen. Eigenverantwortlich werden ihnen bestimmte Übungen oder physikalische Anwendungen übertragen, denn über Vertrauen und Selbstverantwortung lassen sie sich leichter zur Mitarbeit gewinnen.

Behandlungstechniken

Von den verschiedenen krankengymnastischen Techniken lassen sich einige auch bei der kindlichen Arthritis anwenden. Grundlage für die Auswahl der Behandlungstechniken ist das Wissen über
- die pathologischen Vorgänge in dem entzündeten kindlichen Gelenk,
- die Entwicklung von Schonhaltung und Fehlstellung (Schmerzkreis s. S. 34 f),
- das Behandlungskonzept.

Die Techniken müssen häufig abgewandelt werden, um sich dem aktuellen Gelenkbefund anzupassen. Blinde Techniktreue ist nicht sinnvoll und manchmal sogar schädlich. Häufig können nur bestimmte Sequenzen einer Technik zur Anwendung kommen, oft müssen die Grifftechnik und/oder Ausgangsstellung verändert werden.

Manuelle Therapie

Nur Therapeuten sowohl mit Erfahrung in der Kinderrheumatologie als auch in der Manual-Therapie sollten rheumatologisch entzündete Gelenke manuell behandeln.

> **VORSICHT**
> Folgende Punkte sind dabei zu beachten
> - Die Gelenkflächen des Kindes unterscheiden sich in Gestalt und Ebenen von denen des Erwachsenen.
> - Das kindliche Skelett ist teilweise noch knorpelig angelegt.
> - Epiphysenfugen können mitbetroffen sein und sind eventuell weniger stabil.
> - Knochen und Gelenke sind altersentsprechend sehr klein und erfordern Fingerspitzengefühl.
> - Die Arthritis kann Gelenke in Form und Struktur verändern.
> - Besonders an den kapsel-bandgeführten Gelenken besteht die Gefahr der Subluxation.
>
> **MERKE**
> Nie in die Subluxationsrichtung mobilisieren!

Neurophysiologische Therapien
Die chronische Arthritis führt bei den Kindern oft zu einem **motorischen Entwicklungsrückstand.** Ursache dafür ist die Dysfunktion der betroffenen Gelenke. So wird ein Kind, welches schon im Vierfüßler krabbelte, sich bei entzündeten Handgelenken wieder auf den Unterarmen abstützen. Die Behandlung setzt deshalb am Gelenk an! Geht die Entzündung zurück und wird die physiologische Bewegung schrittweise geschult, holen die Kindern den Entwicklungsrückstand in der Regel vollständig auf.

Zum Bahnen des physiologischen Bewegungsmusters kann eine **Neurophysiologische Therapie** unterstützend eingesetzt werden.

> **VORSICHT**
> Ausgangsstellung und Behandlung dürfen nicht die entzündeten Gelenke belasten, dies sind insbesondere: Vierfüßlerstand, Handstütz, Hocke, Fersensitz, Einbeinstand, Sprung- und Stützübungen.

PNF
Übungen aus dem PNF haben sich besonders an Schulter und Becken bewährt. Arm- und Bein-Pattern sollten nur nach vollständigem Rückgang der Entzündung durchgeführt werden.

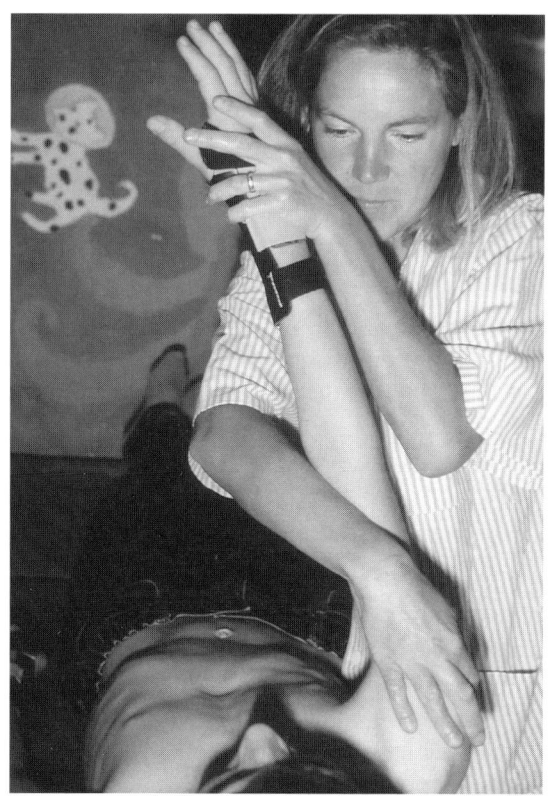

Abb. 4.11 PNF-Armpattern mit korrigiertem und stabilisiertem Handgelenk durch die Handschiene

VORSICHT
Zum Schutz für Knie- und Ellbogengelenke werden Pattern ohne mittleren Drehpunkt gewählt. Ebenso wird auf die vollständige Vordehnung in der Ausgangstellung und den Quick-Stretch verzichtet, da dieses bandinstabile Gelenke schädigen könnte. Sind die Handgelenke betroffen, tragen die Kinder zum Schutz ihre Funktionsschienen, selbst wenn dadurch taktile Information verloren geht *(Abb. 4.11)*.

4.4 THERAPEUTISCHES VORGEHEN *(Tab. 4.3)*

Abhängig vom Aktivitäts- und Funktionsstadium der betroffenen Gelenke stehen bestimmte Behandlungspunkte im Vordergrund.

Tabelle 4.3 Behandlungskonzept

Entspannung und Schmerzlinderung
- langsames passives, aktiv-assistives Bewegen
- Traktion
- physikalische Maßnahmen
- Bewegungsbad
- Massage
- entlastende Hilfen
- Lagerung

Verbesserung der Gelenkbeweglichkeit
- Gelenkmobilisation
- Dehnen der verkürzten Strukturen
- Aktivieren der hypertonen Muskulatur

Bahnen physiologischer Bewegungsmuster

Elternanleitung, Schulung der Jugendlichen, Heimprogramm

Hilfsmittelversorgung

4.4.1 Schmerzlinderung und Entspannung

Unterbrechen der reflektorischen Schonhaltung durch Linderung der Schmerzen

Da der Schmerz in direktem Bezug zum Muskeltonus steht, d. h. bei verstärkten Schmerzen nimmt die Schonhaltung zu, steht die Schmerzlinderung am Anfang der Behandlung.

In kindgerechter Atmosphäre zusammen mit einem Elternteil und dem vertrauten Therapeuten kann das Kind am besten das betroffene Gelenk locker lassen und die hypertonen Muskeln entspannen.

Lagerung

Im akuten Schub oder bei stark schmerzhaften Gelenken hilft die richtige Lagerung Schmerzen zu reduzieren. Die meist in Beugung gehaltenen Gelenke werden soweit unterpolstert, dass sie locker aufliegen. Erst dann können die Kinder »los lassen« und entspannen. Eine Lagerung in Streckstellung ist im schmerzhaft-akuten Zustand wenig sinnvoll. Sie verstärkt die Schmerzen und vermehrt die Muskelspannungen, begünstigt somit die Entwicklung von Fehlstellungen. Zur Kontrakturprophylaxe müssen die Gelenke mehrmals täglich vorsichtig passiv oder aktiv-assistiv bewegt werden.

Langsames passives Bewegen der Gelenke

Das passive, bzw. aktiv-assistive Bewegen des erkrankten Gelenkes unter Abnahme der Schwere ist für alle Gelenke eine wirksame Maßnahme, um Schmerzen zu reduzieren und die daraus resultierenden Schonhaltungen zu durchbrechen. Dabei wird das Gelenk vorsichtig, langsam und gleichmäßig innerhalb des schmerzfreien Bewegungsausmaßes und der bestmöglich korrigierten Achse bewegt. Der Griff muss gelenknah, großflächig und ohne punktuellen Druck ausgeführt werden. Auf diese Weise kann der Therapeut jede Abwehrspannung sofort erfassen und die Gelenkfehlstellung bestmöglich korrigieren (1).

Traktion

An Schulter, Ellbogen und Hüftgelenken kann leichte evtl. intermittierende Traktion schmerzreduzierend wirken. Keinesfalls dürfen durch die Traktion Schmerzen ausgelöst werden. An den bandgeführten Gelenken von Hand und Fuß sowie am Kniegelenk führen Erguss und Schwellung häufig zu einer Bandinstabilität, die durch Traktion noch verstärkt werden kann. An diesen Gelenken sollte Traktion daher besonders zurückhaltend eingesetzt werden.

Aufhängung im Schlingentisch

Durch Abnahme des Extremitätengewichts können die Kinder schmerzlos und ohne Gewicht die betroffenen Gelenke im schmerzfreien Bereich bewegen. Damit wird der Stoffwechsel des Gelenkes verbessert, und die Schmerzgrenze verschiebt sich. Bei Jugendlichen mit einer Oligoarthritis Typ II und Beteiligung des Achsenskelettes wird häufig eine Ganzkörperaufhängung angewandt (3).

Entlastende Maßnahmen *(s. auch Kap. 6–15)*

Hilfsmittel, welche die Gelenke vor Be- und Fehlbelastung schützen, sind ein wichtiger Teil der Therapie rheumakranker Kinder. Da entzündliche Schmerzen unter Belastung durch das Körpergewicht zunehmen, verstärken sich auch Schonhaltung und Muskelungleichgewicht beim Stehen und Gehen. Entlastende Hilfsmittel vermindern die Gelenkschmerzen und beugen somit der Entstehung von Fehlstellungen und Deformitäten vor. Sie liefern einen wichtigen Beitrag zur Schmerzlinderung.

Kleinkinder entlasten die untere Extremität durch **Therapiepferdchen** oder **Dreirad**. Für die 6–10Jährigen eignet sich ein spezieller **Therapieroller mit Sattel** *(Abb. 4.12)*. Falls notwendig können an den

4.4 Therapeutisches Vorgehen

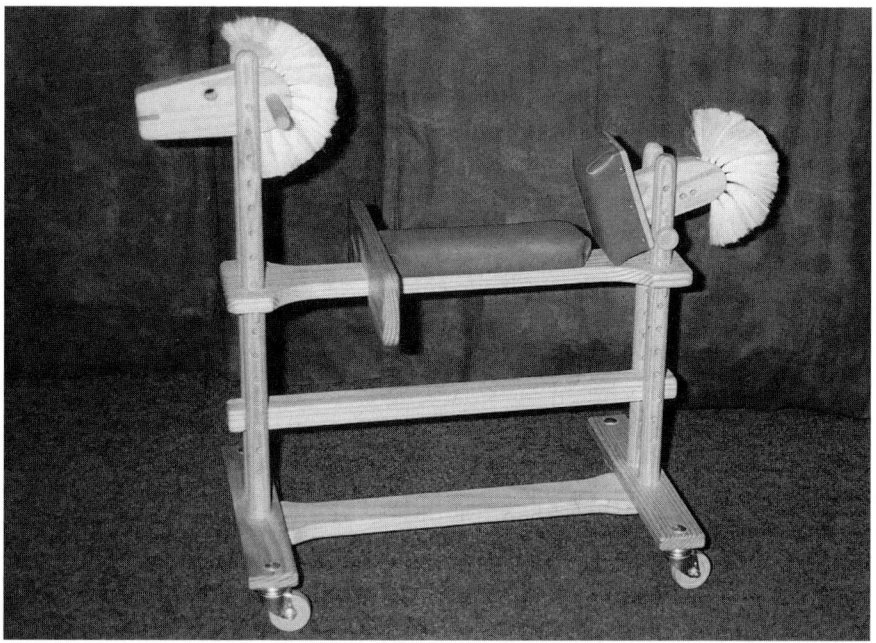

Abb. 4.12 Pferdchen für kleine Kinder zur Teilentlastung der unteren Extremität, Hüft- und Kniegelenke in günstiger Streckstellung

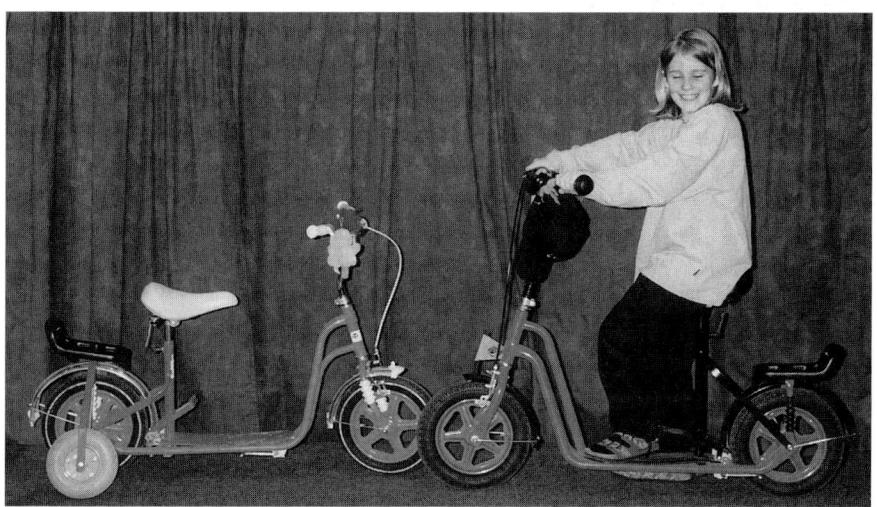

Abb. 4.13 Therapieroller mit Sattel, mit und ohne Stützräder, für größere Kinder zur Teilentlastung der unteren Extremität

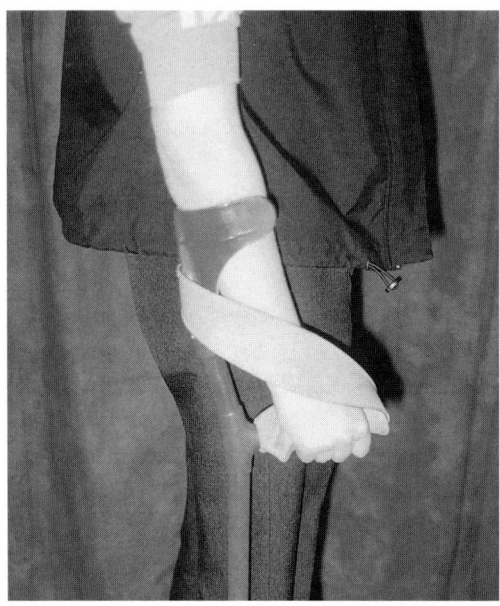

Abb. 4.14 Individuell gestaltete Unterarmgehstützen mit Lederband zur Entlastung des betroffenen Handgelenkes

Roller zusätzlich Stützräder angebracht werden *(Abb. 4.13)*. Jugendliche bevorzugen das Fahrrad oder **Unterarmgehstützen.** Letztere müssen individuell auf die jeweilige Körpergröße und Unterarmlänge eingestellt werden. Bei Arthritis der Handgelenke können anatomische Griffe und Lederbänder, die den Unterarm abstützen, notwendig werden *(Abb. 4.14)*.

An der oberen Extremität werden die Handgelenke durch speziell gefertigte **Handschienen** entlastet.

Ist die HWS betroffen, tragen die Kinder und Jugendlichen eine **weiche Halskrause.**

Bei Entzündung der Kiefergelenke wirken individuell gefertigte **Aufbissschienen** Schmerz reduzierend und Tonus senkend.

Die entlastenden Hilfsmittel sind in den Kapiteln über die einzelnen Gelenke eingehend beschrieben.

Physikalische Maßnahmen

Folgende physikalische Maßnahmen wirken gleichzeitig schmerzlindernd und Muskel relaxierend und können zusätzlich zur Krankengymnastik angewendet werden.

Im Kapitel Physikalische Therapie werden diese noch ausführlich erklärt (s. S. 316 ff).

Kryotherapie
Keine extremen Minusgrade sondern milde Kälte! Geeignet sind Eischips, Alkoholwickel oder kaltes Moor. Bei empfindlichen Kindern ist es sinnvoll, die Gelenke durch ein Tuch zu schützen. Die Kälteapplikation sollte 10–15 min. andauern, um schmerzlindernd und auch entzündungshemmend zu wirken. Klagen die Kinder über die Kälteanwendung, sollte die Indikation überprüft werden!

Wärme
In der Klinik wird Fango appliziert, zu Hause sind Gelpackungen leichter zu handhaben. Im Vordergrund steht die entspannende Wirkung. Besonders bei Arthritis der Wirbelsäule und der Hüftgelenke hilft Wärme den Tonus zu senken. Akut entzündete Gelenke sollten nicht mit lokaler Wärme behandelt werden.

Hitze
Mit der heißen Rolle können hypertone und kontrakte Muskeln detonisiert und für das Dehnen vorbereitet werden.

Elektrotherapie
Vor allem Interferenz- und Hochvolttherapie werden angewandt. Beides lässt sich bei Kindern durch Saugelektroden gut handhaben und wirkt schmerzlindernd, ohne ein brennendes Gefühl hervorzurufen. TENS-Geräte werden bei akuten Schmerzen eingesetzt. Das Gerät ist weitgehend gefahrlos anzuwenden und kann auch zur Heimtherapie verordnet werden.

Ultraschall
Darf bei Kindern nur durchgeführt werden, wenn der thermische Effekt eliminiert wird. Dies wird durch die Anwendung von gepulstem Ultraschall erreicht. Andernfalls ist eine Schädigung der offenen Epiphysenfugen nicht auszuschließen. Insbesondere schmerzhafte Flexotenosynovitiden der Finger und Enthesopathien lassen sich erfolgreich behandeln.

Massage
Eine weiche Massage wirkt muskelentspannend. Mit speziellen Griffen lassen sich Faszienverklebungen lösen.

Bewegungsbad
Hier wird der tonussenkende Effekt des 30–31° warmen Wassers ausgenutzt. Durch den Auftrieb im Wasser können die Kinder sich beschwerdefreier und schwerelos bewegen.

Spezielle Übungen werden selten und nur bei größeren Kindern durchgeführt. In erster Linie sollte das Bewegungsbad den Kindern Spaß machen. Deshalb dürfen sie frei toben und spielen.

4.4.2 Verbessern der Gelenkbeweglichkeit

Gelenkmobilisation
Passives bzw. aktiv-assistives Bewegen wirkt nicht nur schmerzlindernd, sondern auch bewegungserweiternd. Hierzu wird unter Abnahme des Extremitätengewichts langsam innerhalb des schmerzfreien Bewegungsausmaßes bewegt. Kurz vor der Schmerzgrenze wird die Bewegung zurückgenommen, um anschließend vorsichtig in die eingeschränkte Bewegungsrichtung zu mobilisieren. Dabei ist es wichtig, die Reaktionen des Kindes zu beobachten und zu spüren. Bei behutsamem Vorgehen verschiebt sich langsam die Schmerzgrenze, und das Bewegungsausmaß vergrößert sich.

Mit Hilfe der **Widerlagernden Mobilisation aus der FBL** lässt sich vor allem an Schultergelenk, Schulterblatt und im Hüft-Beckenbereich schonend die Beweglichkeit verbessern. Diese Technik erfordert jedoch die Mitarbeit des Patienten und ist hauptsächlich bei Jugendlichen angebracht.

Die translatorische Gleitmobilisation aus der Manualtherapie eignet sich für Kiefer-, Schulter- und Ellbogengelenke. Beim Ellbogen ist durch Entzündungsgewebe die Gelenkgrube häufig verlegt und anguläre Bewegungen würden einen zusätzlichen Entzündungsreiz hervorrufen (4).

> **VORSICHT**
> An kapsel-bandgeführten Gelenken sollten translatorische Gleitbewegungen nur mit äußerster Vorsicht und strenger Indikation durchgeführt werden, keinesfalls bei Instabilität und niemals in die Subluxationsrichtung.

Dehnen der verkürzten Muskulatur
Als **Ausgangsposition** wird die *bestmöglich korrigierte Achsenstellung* des Gelenkes gewählt.

Die Dehnung sollte immer unter *Berücksichtigung des Gelenkschutzes* durchgeführt werden. Dabei müssen Hebelwirkungen mit Druckerhöhung im Gelenk so gering wie möglich gehalten werden.

Zweigelenkige Muskeln werden immer über das weniger betroffene Gelenk gedehnt. Beispielsweise wird bei betroffenem Hüftgelenk der M. rectus femoris über das Kniegelenk gedehnt. Das Hüftgelenk sollte dabei in maximaler Hüftextension gelagert sein.

Bei **kleineren Kindern** erfolgt die Muskeldehnung vorwiegend passiv. Da dies jedoch mehr Zeit erfordert, müssen die Kinder durch Singen, Vorlesen, etc. abgelenkt werden.

Bei **größeren Kindern** wird zunehmend aktiv über die »*reziproke Hemmung*« oder »*postisometrische Relaxation*« gedehnt (4).

In Verbindung mit der **Atmung** lässt sich der Effekt vergrößern. Die Dehnung erfolgt in *gelenkentlastender Ausgangsstellung*, z. B. Sitz, Rückenlage, Seitlage, Bauchlage.

Im Anschluss an das Dehnen werden speziell an Knie-, Sprung- und Ellbogengelenken selbst hergestellte **Gipslagerungsschienen** angewickelt. In der maximalen Endstellung angefertigt helfen sie, die erzielte Dehnung über einen längeren Zeitraum zu halten und somit die Intensität zu verbessern.

Im Anschluss an die Dehnung spannen die Kinder in die erweiterte Bewegungsrichtung isometrisch an und leiten zum nächsten Therapieschritt, dem Aktivieren der hypotonen Muskulatur über.

Aktivieren der hypotonen Muskulatur

Ziel ist es, diejenigen Muskeln zu aktivieren, die der Fehlstellung entgegenwirken.

Im Anschluss an Mobilisation und Dehnung spannen die Kinder in der bestmöglich erreichten und achsenkorrigierten Stellung statisch an. Somit bekommen sie wieder ein Gefühl für das Anspannen der hypotonen Muskulatur und das neue Bewegungsausmaß. Durch taktile Reize wie Streichen, sanftes Klopfen können »schlafende Muskeln« geweckt werden. Kann das Kind die Korrektur halten, beginnt es, zunächst aktiv unterstützt, dann zunehmend aktiv aus der Fehlhaltung heraus in das wiedergewonnene Bewegungsausmaß zu bewegen.

> **VORSICHT**
> Kompensations- und Ausweichbewegungen müssen sofort korrigiert oder durch Fixation verhindert werden.

4.4.3 Bahnen physiologischer Bewegungsabläufe

Falsche Bewegungsabläufe vergessen
Zuerst ist es wichtig, die falsch eingeschliffenen Bewegungsmuster zu vergessen. Dazu ist das konsequente Entlasten der Gelenke mit den schon erwähnten *entlastenden Hilfsmitteln* notwendig.

Der Bewegungsablauf auf einem Dreirad oder Therapieroller unterscheidet sich grundlegend vom freien Gehen. Der pathologische Gang wird unterbrochen und verschwindet langsam aus dem Bewusstsein. Der Weg wird frei, physiologische Bewegungsabläufe neu zu bahnen.

Schulen der Bewegung
Das erforderliche Zusammenspiel der Muskeln wird zunächst durch *langsame, über das Bewusstsein kontrollierte Bewegungen* geschult.

Erst wenn das Kind dies kann, ohne in die Fehlhaltung auszuweichen, steigert man zu schnelleren und komplexeren Übungen. Zu Beginn muss die Bewegung noch von der Krankengymnastin geführt werden. Verbale Informationen sind dem Kleinkind nicht verständlich und auch für größere Kinder schwierig unmittelbar umzusetzen (8).

> **VORSICHT**
> Weichen die Kinder beim Üben aus der Gelenkachse ab oder fallen in ihre alten unphysiologischen Bewegungsmuster zurück, zeigt dies, dass die Anforderungen noch zu groß sind. Die Behandlung muss einen Schritt zurück neu ansetzen.

Neu erarbeitete Bewegungsabläufe in Alltagsbewegungen umsetzen
Das Kind soll lernen, die wieder gewonnenen Bewegungsabläufe in seinen Alltag mit einzubeziehen. Durch häufiges *Wiederholen einfacher Bewegungen* oder *Bewegungssequenzen* übernehmen Kinder das physiologische Muster bewusst und später unbewusst in ihren Alltag. Erst dann kann sich ein normales Muskelgleichgewicht entwickeln.

> **MERKE**
> Ist das physiologische Muskelzusammenspiel wieder erlernt und in den Alltag integriert, baut sich die hypotone Muskulatur von alleine wieder auf. Je länger die Fehlstellung besteht, desto langwieriger ist dieser Schritt.

Ein **Krafttraining** ist nicht notwendig, bei akuter Entzündung sogar kontraindiziert. Nur wenn die Entzündung abgeklungen ist, die Gelenkachsen aktiv gehalten und die Gelenke röntgenologisch in gutem Zustand sind, können *leichte Bewegungswiderstände* gesetzt werden. Dies kann manuell, im Schlingenkäfig durch Gewichte/Expander oder durch Theraband erfolgen.

> **VORSICHT**
> Sobald Schmerzen auftreten oder das Kind in die Fehlhaltung ausweicht, sollte die Sequenz abgebrochen werden.

Übungen auf dem Pezziball oder auf dem Schaukelbrett können erst bei freier Funktion und bei gutem Muskelzusammenspiel eingesetzt werden. Jedoch sollte auch in diesem Stadium auf gelenkbelastende Ausgangsstellungen, wie z. B. Handstütz, Kniestand etc. verzichtet werden.

Besonders für jugendliche Patienten mit einer Oligoarthritis Typ II mit Sakroiliitis eignet sich eine Therapie nach dem Konzept der **Spiraldynamik®**. Über ein gezieltes Aktivieren der rotatorisch wirksamen Rumpfmuskulatur wird die physiologisch aufrechte Haltung nicht nur statisch, sondern auch dynamisch gebahnt.

4.4.4 Elternanleitung, Schulung der Jugendlichen, Heimprogramm

Langfristige Erfolge erfordern neben der Behandlung durch den/die Physiotherapeuten/in tägliches Üben zu Hause. Daher sollte man die *Eltern* immer in die Behandlung mit einbeziehen. Die einzelnen Behandlungsschritte werden ihnen erklärt, Griffe und Bewegungen immer wieder geübt *(Abb. 4.15)*.

Für die Jugendlichen wird ein *Heimprogramm* aus wenigen gezielten Übungen zusammengestellt, welches sie zunächst unter Kontrolle des Therapeuten durchführen.

Spezielle Eltern- und Patientenschulung vermittelt Informationen über Anatomie, Biomechanik, Pathomechanik und die daraus resultierenden Behandlungsprinzipien. Dazu gehören auch ausführliche Erklärungen über Sinn und Zweck der notwendigen Hilfsmittel.

Dennoch haben v. a. ältere Kinder und Jugendliche Probleme, die sichtbaren Hilfsmittel wie Handschienen und Gehstützen in der Öffentlichkeit zu benutzen. Gemeinsam lassen sich meist akzeptable Ein-

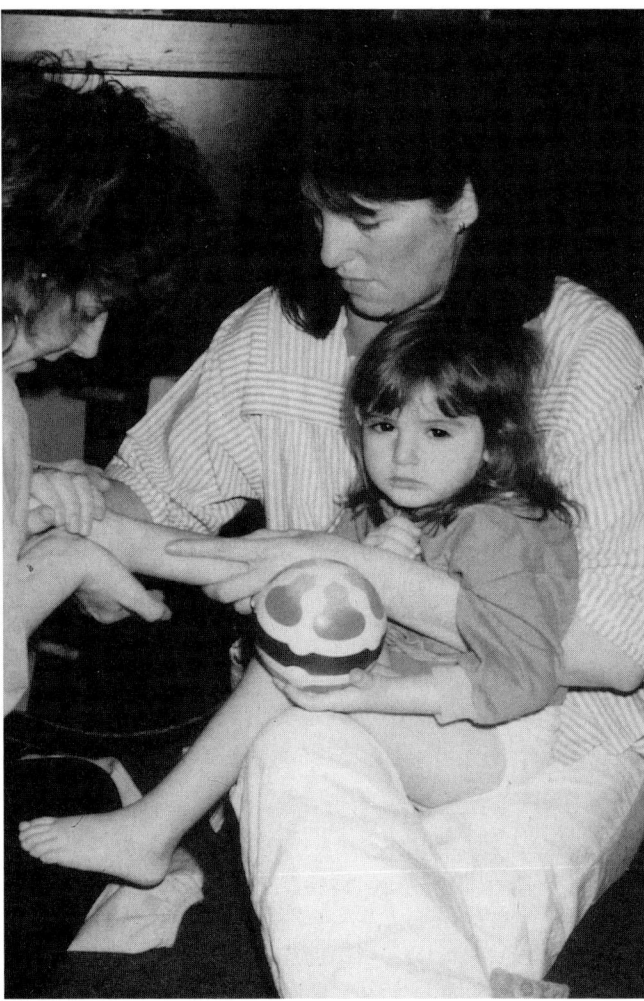

Abb. 4.15 Elternanleitung zur Behandlung des Sprunggelenkes; Korrektur des Griffes durch die Therapeutin

satzbereiche finden. Zusammen mit den Eltern und Patienten wird ein *Tagesplan* erarbeitet um die einzelnen Maßnahmen sinnvoll zu kombinieren und in den Alltag zu integrieren.

4.4.5 Hilfsmittelversorgung *(Tab. 4.4)*

Hilfsmittel ergänzen die Physiotherapie. Richtig angepasst und eingesetzt verbessern sie langfristig das Behandlungsergebnis. Die einzelnen Hilfsmittel werden in den jeweiligen Kapiteln detailliert beschrieben.

4.4 Therapeutisches Vorgehen

Tabelle 4.4 Hilfsmittel

Ergänzende Maßnahmen zur krankengymnastischen Behandlung
• Entlastende Hilfen zur Fortbewegung
• Individuelle Einlagen
• Sohlenerhöhungen, Abrollhilfen, Orthopädische Schuhe
• Funktions- und Lagerungsschienen der Hand
• Ledermanschetten, Daumenschienen etc.
• Gips-Lagerungsschienen für Knie-, Fuß- und Ellbogengelenke
• Schlingenaufhängung
• Halskrause
• Aufbissschienen

Entlastende Hilfsmittel wurden schon mehrfach erwähnt. Sie dienen der Muskelentspannung und Schmerzlinderung, helfen aber auch falsch eingeschliffene Bewegungsmuster zu durchbrechen.

Kinder mit einer Arthritis der unteren Extremität benötigen **individuell angefertigte Einlagen**, insbesondere wenn Zehen- und Sprunggelenke entzündet sind. Die Art der Einlage hängt vom jeweiligen Fußbefund ab. Generell sollten diese den Fuß weich betten. Ihre Passform muss regelmäßig kontrolliert werden (11).

Eine Entzündung der Knie- und Hüftgelenke kann zu sekundären Fehlhaltungen der Füße führen, welche durch Schuheinlagen ausgeglichen werden.

Zu den Einlagen gehören die richtigen Schuhe. Am besten geeignet sind Schuhe mit Schaft und weichen Sohlen. Nach WMS-Norm angefertigte Schuhe garantieren genormte Größen, angepasste Fuß-Schuhproportionen und einen optimalen Ballenabrollpunkt (2).

Abrollhilfen werden in die Sohle eingearbeitet und helfen Kindern mit deutlich eingeschränkter Plantarflexion zu einer harmonischen Abrollbewegung, besonders, wenn wie bei der Polyarthritis viele Gelenke betroffen sind.

Lassen sich Fehlstellungen nicht mehr korrigieren und sind Konfektionsschuhe nicht mehr ausreichend an den Fuß anzupassen, müssen Kinder und Jugendliche mit individuell angefertigten **orthopädischen Schuhen** versorgt werden. Orthopädische Schuhe sind inzwischen leicht und modisch (s. Kap. Fuß S. 266 ff).

Eine Beinlängendifferenz durch beschleunigtes Wachstum bei einer Gonarthritis muss durch **einseitige Sohlenerhöhung** der nicht betroffenen Seite soweit ausgeglichen werden, dass die Wirbelsäule optimal korrigiert ist. Bei Kindern wird unter Umständen auch eine Differenz unter 0,5 cm ausgeglichen (8).

Orthesen und Lagerungsschienen spielen in der Behandlung bandgeführter Gelenke, insbesondere des Handgelenks eine wichtige Rolle. Ist es dem Kind oder Jugendlichen nicht möglich, die Schonhaltung bzw. Fehlstellung der Hand aktiv zu korrigieren, wird diese durch die üblichen Alltagsbewegungen, wie z. B. Schreiben verstärkt. Es ist daher erforderlich, das Handgelenk durch **kurze Schienen** zu stabilisieren. Diese werden individuell hergestellt und tagsüber getragen. Bessert sich der Befund können die Schienen durch Ledermanschetten ersetzt werden.

Bei Fehlstellungen von Hand und Fingergelenken sind **Lagerungsschienen** notwendig. Diese werden stundenweise zur Korrektur der Fehlstellungen angelegt (s. Kap. Hand S. 165 ff und Ergotherapie S. 297 ff).

Gipslagerungsschienen

Bei Entzündung im Knie-, Sprung- und Ellbogengelenk unterstützen individuell angefertigte Gipsschienen die Dehnung der verkürzten Muskelgruppen. In der bestmöglich erreichten Extension bei Knie und Ellbogen und in Plantarflexion bei betroffenem Sprunggelenk werden die Schienen gegipst. Sie werden nach der Behandlung für 15 min beim Ellbogen und 20–30 min bei Knie- und Sprunggelenk angewickelt. Die spezielle Wickeltechnik ist bei den jeweiligen Gelenken noch genau beschrieben. Keinesfalls sollten die Schienen quengeln oder Schmerzen auslösen (s. Kap. Ellbogen S. 147 ff, Knie S. 243 ff, Fuß S. 266 ff).

Schlingenaufhängung

Auch diese Behandlungsart wurde schon erwähnt. Besonders bei Arthritis des Hüftgelenkes verbessert regelmäßiges hubfreies Bewegen in der Schlinge den Gelenkstoffwechsel und wirkt gelenkzerstörenden Prozessen entgegen. Die Schlingentherapie lässt sich zu Hause mit einer einfachen Aufhängung an einem Deckenhaken durchführen. Jede betroffene Hüfte sollte täglich 10–15 min. in Flexion/Extension bewegt werden (s. Kap. Hüfte S. 223 ff, Schulter S. 130 ff).

Halskrause als entlastende Hilfe bei betroffener Halswirbelsäule
Sind Zwischenwirbelgelenke der Halswirbelsäule entzündet, führt dies zu einer verringerten HWS-Lordose, zu Einschränkung der Kopfbewegungen, bis hin zum völligen »Steifhalten« des gesamten Schulter-Nacken-Kopf-Bereiches. Speziell angepasste weiche Schaumstoffkrawatten entlasten die HWS vom Kopfgewicht. Im akuten Stadium sollten sie soweit verträglich Tag und Nacht getragen werden. Bei Besserung der Beschwerden ist das Tragen in Belastungssituationen, z. B. bei langen Fahrstrecken in Auto, Bahn, Bus oder bei langem Sitzen in Schule oder Hörsaal ratsam (s. Kap. HWS S. 104 ff).

Aufbissschienen bei Arthritis des Kiefergelenkes
Diese Schienen werden von Zahnärzten oder Kieferorthopäden gefertigt, welche Erfahrungen mit kindlichem Rheuma haben. Sie werden tagsüber getragen und meist zu den Mahlzeiten aus hygienischen Gründen heraus genommen. Durch die Schienen wird der Druck im Kiefergelenk vermindert. Als Folge nimmt der Schmerz und somit die Spannung der Wangenmuskulatur ab. Sie unterstützen die krankengymnastische Behandlung (s. Kap. Kiefer S. 115 ff).

Literatur

1. Altenbockum C.v., Hibler M., Spamer M., Truckenbrodt H.: Juvenile chronische Arthritis. München Hans Marseille Verlag GmbH, 1993
2. Das Schuhinstitut GmbH (DSI), Informationsbroschüre für Kinderschuhe
3. Donhauser-Gruber U., Mathies H., Gruber H.: Rheumatologie, Lehrbuch für Physiotherapeuten. Pflaum Verlag München, 1996
4. Eder M., Tilscher H.: Chirotherapie vom Befund zur Behandlung, Hippokrates Verlag, Stuttgart 1987
5. Häfner R., Truckenbrodt H., Michels H., Altenbockum C.v.: Therapie der juvenilen chronischen Arthritis. Dt. Ärzteblatt, 3622–3632, 1991
6. Häfner R., Spamer M.: Nonsurgical rehabilitation of children with rheumatic disorders in Maddison P. J. Isenberg D. A., Woo P. (Hrsg.), Oxford Textbook of Rheumatology, 2nd edition, 1997
7. Häfner R.: Die juvenile chron. Arthritis – Krankheitsbild, Verlauf und Besonderheiten, Krankengymnastik, Zeitschrift für Physiotherapeuten, 609–620, Pflaum Verlag München, 1998

8. Spamer M., Häfner R.: Physiotherapie bei Kindern mit chronischer Arthritis, Krankengymnastik, Zeitschrift für Physiotherapeuten, 622–640, Pflaum Verlag München, 1998
9. Truckenbrodt H., Häfner R.: Allgemeine und lokale Wachstumsstörungen bei chronischer Arthritis im Kindesalter. Schw. Med. Wschr. 121, 608–620, 1991
10. Truckenbrodt H., Häfner R., Spamer M.: Gelenkfehlstellungen bei juveniler chronischer Arthritis, Deutsches Ärzteblatt, 2356–2361, 1996
11. Wellinger D.: Beschwerden mildern, Mobilität gewährleisten, Orthopädieschuhtechnik 11/96

5

Die Körpersprache

eine wichtige Hilfe für die Physiotherapeuten

CAROLA VON HAHN

In der Körpersprache drücken sich Kinder oft genauer und eindeutiger aus als in Worten. Je jünger das Kind ist, desto weniger wird es seine Gefühle und Wünsche verbal artikulieren.

Die nonverbale Kommunikation zwischen Kind und Therapeut nimmt daher einen wichtigen Stellenwert in der krankengymnastischen Behandlung ein. Das Erkennen und Interpretieren der Signale, die uns das Kind unbewusst oder bewusst gibt, sind unerlässliche Hilfen, die der Therapeut für die Behandlung nutzen muss.

5.1 DIE KÖRPERSPRACHE ALS KOMMUNIKATIONSMITTEL

5.1.1 Wie kommuniziert das Kind?

Körperausdruck, Bewegung und Mimik spiegeln Gefühle, Emotionen und Wünsche wider: Das Kind hält die Arme hoch, wenn es hochgenommen und getragen werden möchte, es deutet auf Gegenstände, die es haben will. Es dreht den Kopf weg, wenn es nicht mehr essen möchte;

es steckt seinen Finger in den Mund, wenn es verlegen ist. Jedes Kind hat seine individuelle Körpersprache, aber immer erwartet es eine Reaktion seiner Umwelt auf Signale, die es gibt. Werden seine Signale nicht beantwortet oder fehlinterpretiert, kann keine befriedigende Kommunikation stattfinden. Dies führt zu Konflikten und Vertrauensverlust. Die Körpersprache des Kindes hat daher Signalcharakter für Eltern, Lehrer, Freunde und besonders für Therapeuten.

5.1.2 Wie verändert sich die Körpersprache des Kindes durch chronische Arthritis?

Beim Kind, das an Rheuma erkrankt ist, verursachen Gelenkentzündungen und Schmerzen Schonhaltungen sowie bei längerem Verlauf Bewegungseinschränkungen und Fehlstellungen. Die chronische Arthritis führt zu einem krankheitsspezifischen Erscheinungs- und Bewegungsbild. Sie verändert die Körpersprache und die Möglichkeit des Kindes, sich durch seinen Körper auszudrücken.

Emotionen wie z. B. Freude und Ärger denen das gesunde Kind durch schnelle Körperbewegungen Ausdruck verleihen kann, sind dem Rheumakind nicht mehr möglich. So wird ein Kind mit einem schmerzhaften Sprunggelenk nicht vor Freude in die Luft springen oder ein Kleinkind mit betroffenem Handgelenk in seiner Trotzphase sich nicht auf den Boden werfen. Abhängig von Anzahl und Schwere der betroffenen Gelenke sind dem natürlichen Bewegungsdrang des Kindes plötzlich Schranken gesetzt.

5.1.3 Welche Auswirkungen hat eine veränderte Körpersprache auf die Umwelt?

Besonders polyarthritische Verlaufsformen verursachen Bewegungseinschränkungen und zwingen das Kind zu langsameren, kleineren, oft roboterhaft wirkenden Bewegungsabläufen. Die Flexions- und Innenrotationsstellung betroffener Gelenke vermittelt das Bild einer inaktiven, geschwächten Körperhaltung. Die nicht geschulte Umwelt deutet diese gebeugte Haltung unbewusst als Ausdruck von Unlust, Verschlossenheit oder Traurigkeit. Diese Reaktion ist umso verständlicher, da bei Kindern lebhafte Bewegungen wie Springen und Hüpfen sowie eine aufrechte Körperhaltung als Zeichen von Aufgeschlossenheit und Lebensfreude gelten.

Schmerzen bewirken, dass das Kind bestimmte Belastungen und Bewegungen vermeidet. Es will plötzlich nicht mehr laufen, es kann sich nicht mehr alleine an- oder ausziehen. Seine Umgebung reagiert mit Unverständnis auf die »Launen« des Kindes. Es wird als ungezogen, trotzig oder faul angesehen. Dieser Eindruck wird verstärkt durch das oft wechselnde Verhalten des Kindes im Tagesablauf. Tatsächlich kann sich darin der wechselnde Gelenkbefund ausdrücken.

Vor allem jüngere Kinder klagen selten über chronische Schmerzen. Vielmehr weisen ihre Schonhaltungen und ein verändertes Bewegungsmuster darauf hin. Diese »wortlosen« Schmerzen werden von der Umwelt oft nicht erkannt oder ernst genommen.

Da Rheuma hauptsächlich als Erkrankung älterer Menschen bekannt ist, wird bei Kindern und Jugendlichen das veränderte Bewegungsbild nicht mit Schmerzen in Verbindung gebracht.

Aus Unkenntnis werden dem Kind im Alltag oft Schmerzen zugefügt, z. B. durch schnelle Bewegungen beim Anziehen und Hochheben. Schon der normale Händedruck kann dem Kind erhebliche Schmerzen zufügen. Auch zahlreiche Untersuchungen führen zu nachhaltigen Schmerzerfahrungen. Dies trifft für krankengymnastische wie ärztliche Maßnahmen zu, besonders die Blutentnahme im Bereich entzündeter Hand oder Ellenbogengelenke. Als Reaktion auf diese Schmerzen zieht sich das Kind von direktem Körperkontakt mit Personen, die es nicht kennt, mehr und mehr zurück. Es versteckt die Hände, es lässt sich nicht mehr gerne anfassen, versucht sogar den Untersucher abzulenken. Seiner Umwelt signalisiert es durch seine Körpersprache oft Ablehnung und Verschlossenheit. Seine Kommunikationsbereitschaft verändert sich, da es nicht die adäquaten Rückmeldungen auf seine Signale erhält. Diese negativen Erfahrungen bringt das Kind mit in die krankengymnastische Behandlung.

5.2 DIE KÖRPERSPRACHE IN DER KRANKENGYMNASTISCHEN THERAPIE

Die Kommunikation zwischen Kind und Therapeut durch Körpersprache stellt die Basis dar auf der die Behandlung des Kindes aufbaut. Erst wenn die nonverbale Verständigung erprobt ist und funktioniert, wird das Kind ein Vertrauensverhältnis zu seinem Therapeuten entwickeln. Das Einbeziehen aller Signale der Körpersprache des Kindes ist

5 Die Körpersprache

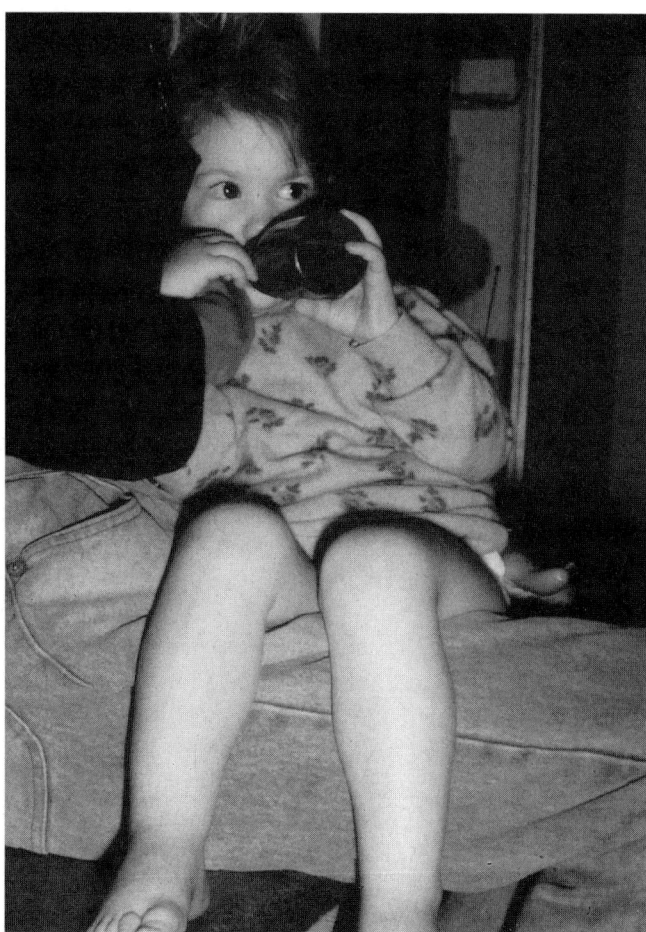

Abb. 5.1 Zurückgezogenes, ängstliches Mädchen

somit ein wichtiger Behandlungsgesichtspunkt. Es erleichtert und erweitert die therapeutischen Möglichkeiten.

5.2.1 Wie signalisiert das Kind Unsicherheit und Angst?

Die Haltung des Kindes, seine Bewegung und Mimik geben dem Therapeuten Informationen über das allgemeine Befinden und die emotionale Stimmung, aber auch über die Bereitschaft zur Mitarbeit. Angst und Unsicherheit spiegeln sich dabei immer im Gesichtsausdruck und in der Körperhaltung des Kindes *(Abb. 5.1)*.

Die reflektorische Schonhaltung nimmt zu, wenn das Kind verunsichert ist und Angst vor Schmerzen hat. Das Kind schützt so unbewusst betroffene Gelenke vor Bewegungen, die Schmerzen auslösen könnten: So werden beispielsweise die Hände und Arme nah am Körper gehalten, die Schultern erscheinen protrahiert, der Kopf wird wenig bewegt, das Kind wirkt angespannt *(Abb. 5.2)*.

Ein Kleinkind versteckt sich hinter der Mutter, ein älteres Kind verbirgt seine betroffenen Fingergelenke unter der Kleidung. Beide Kinder zeigen durch ihr Verhalten, dass die Bereitschaft zur Behandlung noch fehlt.

Eine Reihe von Signalen, die das Kind durch seine Körpersprache vermittelt, drücken seine Angst aus: »Vorsicht, ich möchte nicht angefasst werden« oder »das Handgelenk tut heute besonders weh!«

Da es zur Befundaufnahme und Therapie unbedingt notwendig ist, betroffene Gelenke direkt anzufassen, ist ein Konflikt vorprogrammiert, wenn der Therapeut die wortlose Botschaft des Kindes nicht erkennt, nicht ernst nimmt oder sie ignoriert.

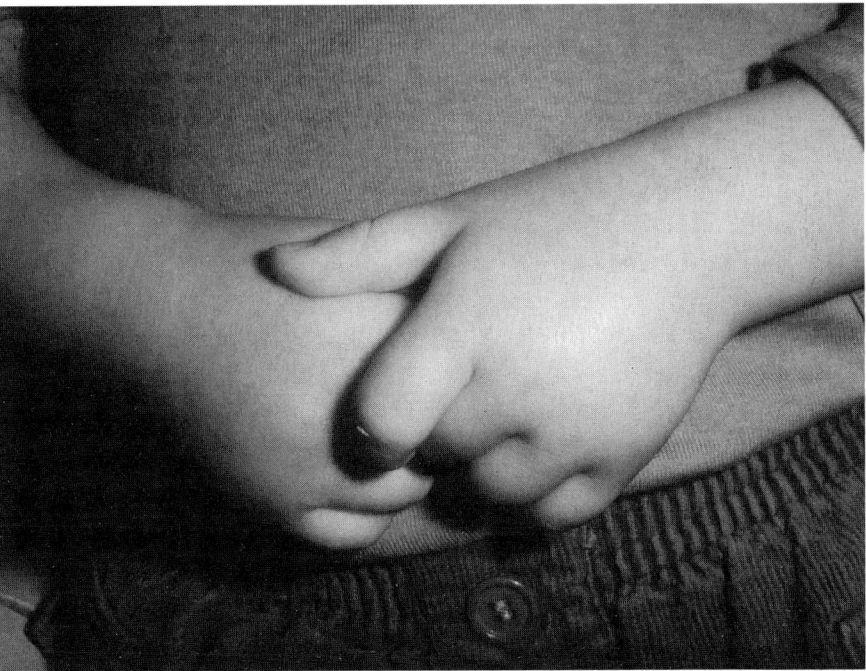

Abb. 5.2 Eng am Körper gehaltene Hände bei Arthritis beider Handgelenke

5.2.2 Wie kann das Vertrauen zum Therapeuten gefördert werden?

Das Vertrautwerden mit dem Physiotherapeuten und seiner Umgebung steht am Anfang der Behandlung. Für den Verlauf der krankengymnastischen Therapie ist es notwendig, dass das Kind den Kontakt zu seinem Therapeuten als angenehm und sicher empfindet. Das Erkennen schmerzhafter Gelenke und das Vermeiden von Bewegungsabläufen, die beim Kind Schmerzen auslösen könnten, bilden den Schlüssel des Vertrauens.

Alltägliche Handlungen wie An- oder Ausziehen des Kindes müssen behutsam erfolgen. Die Untersuchung kann oft nur stufenweise vorgenommen werden. Eine ruhige kindgemäße Umgebung, am besten zusammen mit anderen Kindern, erleichtert die Vertrauensbildung.

Je mehr Entzündungszeichen das betroffene Gelenk aufweist, desto stärker ist beim Kind das Bedürfnis nach Sicherheit und Unterstützung des betroffenen Gelenkes. Jede Bewegung am schmerzhaften Gelenk sollte besonders am Anfang der Behandlung vom Therapeuten so ausgeführt werden, als ob er ein »rohes Ei« in der Hand hält.

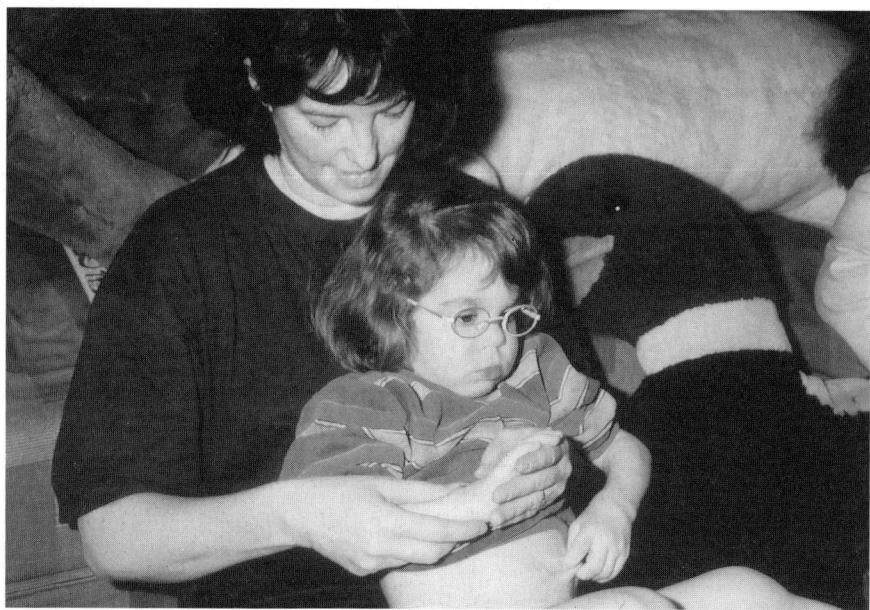

Abb. 5.3 Sichtliches Vertrauen

5.2 Die Körpersprache in der krankengymnastischen Therapie

Wie eine Eierschale, ist das Vertrauen des Kindes zum Therapeuten besonders zu Beginn zerbrechlich. Erst durch wiederholte positive Erfahrungen während der Behandlung lernt das Kind, sich dem Therapeuten anzuvertrauen und zu entspannen *(Abb. 5.3)*.

5.2.3 Wie zeigt das Kind dem Therapeuten seine Empfindungen?

Das Kind kann die Behandlung als angenehm oder unangenehm empfinden. Seine Signale oder Reaktionen auf den Kontakt mit dem Therapeuten spiegeln sich immer unmittelbar in seiner Körpersprache wider.

Im positiven Fall entspannt sich das Kind und sucht die Nähe des Krankengymnasten. Es lehnt sich vertrauensvoll an ihn und überlässt ihm das erkrankte Gelenk. Es toleriert den direkten Kontakt *(Abb. 5.4)*.

Bei einer negativen Reaktion spannt das Kind unbewusst aber auch bewusst gegen den Bewegungsablauf. Oft geht das Kind körperlich auf Distanz und entzieht damit das Gelenk der Behandlung. Für den Thera-

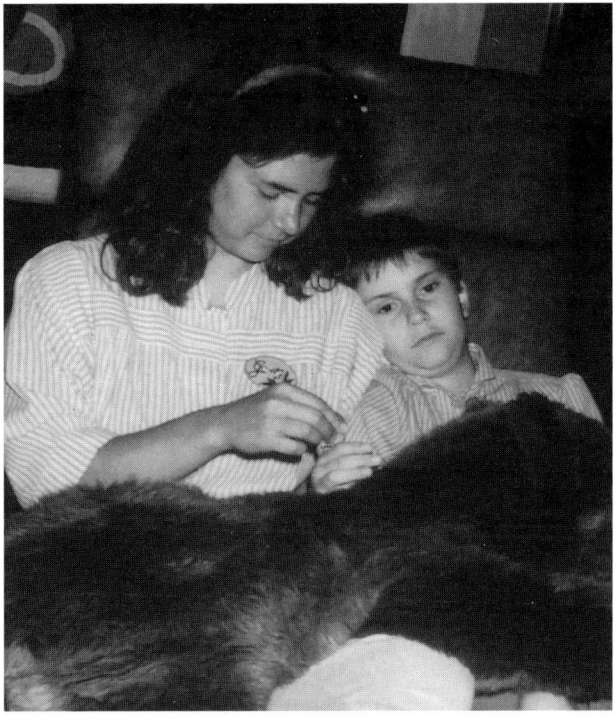

Abb. 5.4 Entspanntes Anlehnen an die Therapeutin während der Behandlung

peuten heißt dies, sein krankengymnastisches Behandlungsziel zunächst einmal zurückzustellen.

Das Kind wird immer wieder testen, wie der Therapeut mit seinem Gelenk umgeht, wie und ob Reaktionen auf seine Wünsche und Bedürfnisse erfolgen. Auf diese Weise erprobt es, ob seine Körpersprache verstanden wird.

5.2.4 Wie sieht die nonverbale Kommunikation von Seiten des Therapeuten aus?

Kommunikation durch Körpersprache geht immer von beiden Seiten aus. Der Therapeut übermittelt durch sein Verhalten dem Kind Signale. Dabei müssen verbale Anweisungen und nonverbale Körpersprache im Einklang stehen.

Immer bilden die Hände des Therapeuten eine wichtige Möglichkeit zur nonverbalen Kommunikation. Sicher platzierte Griffe, die gelenknah und großflächig die Schonhaltung unterstützen, vermitteln dem Kind Sicherheit. Sie helfen dem Kind Vertrauen zu fassen, sich zu entspannen und locker zu lassen. Der Griff sollte dabei nie festhaltend sein. So fühlt sich das Kind frei, und der Therapeut spürt rechtzeitig eine Änderung des Muskeltonus bei beginnender Entspannung oder bei einsetzender Abwehr.

Die Bewegungen des Therapeuten sollten für das Kind berechenbar sein und sich wiederholen. Dies hilft dem Kind sich zu entspannen. Ruhige, langsame und sparsam ausgeführte Bewegungen am Gelenk vermitteln dem Kind ein Gefühl von Sicherheit. Es bekommt Zeit, sich auf den Bewegungsablauf einzustellen, ihn kennenzulernen. Dabei gibt ihm der Therapeut die Möglichkeit, rechtzeitig durch Signale bestimmte Bewegungen, die ihm unangenehm sind, aufzuhalten. Sichere Ausgangsstellungen kommen dem Bedürfnis nach Schutz des betroffenen Gelenkes entgegen und vermindern den Schmerz.

5.2.5 Auf welche Zeichen muss der Therapeut bei der Behandlung achten?

Findet die Behandlung im Bereich der Schmerzgrenze statt, oder hat das Kind Angst, dass die Schmerzgrenze überschritten wird, gibt es durch seine nonverbale Körpersprache frühzeitige Warnzeichen. Die gleichen Zeichen signalisieren auch ein Nachlassen der Konzentration, die das

5.2 Die Körpersprache in der krankengymnastischen Therapie

Kind zur Mitarbeit bei der Behandlung aufbringen muss. Diese Warnzeichen können sehr diskret sein. Sie gehen besonders bei jüngeren Kindern der verbalen Ablehnung voraus.

Diskrete Zeichen der Abwehr
- Vermehrtes Anspannen der Muskulatur angrenzender Gelenke; z. B. beim Dehnen der Knieflexoren zunehmende Dorsalextension des gleichseitigen Fußes
- Zunahme der Muskelspannung am behandelten Gelenk
- Drucksignale über Hände oder Füße *(Abb. 5.5)*.

Deutlichere Zeichen der Abwehr
- Abwehrende Handbewegungen
- Anspannen gegen die Bewegungsrichtung
- Ausweichbewegungen
- Entziehen des Gelenkes

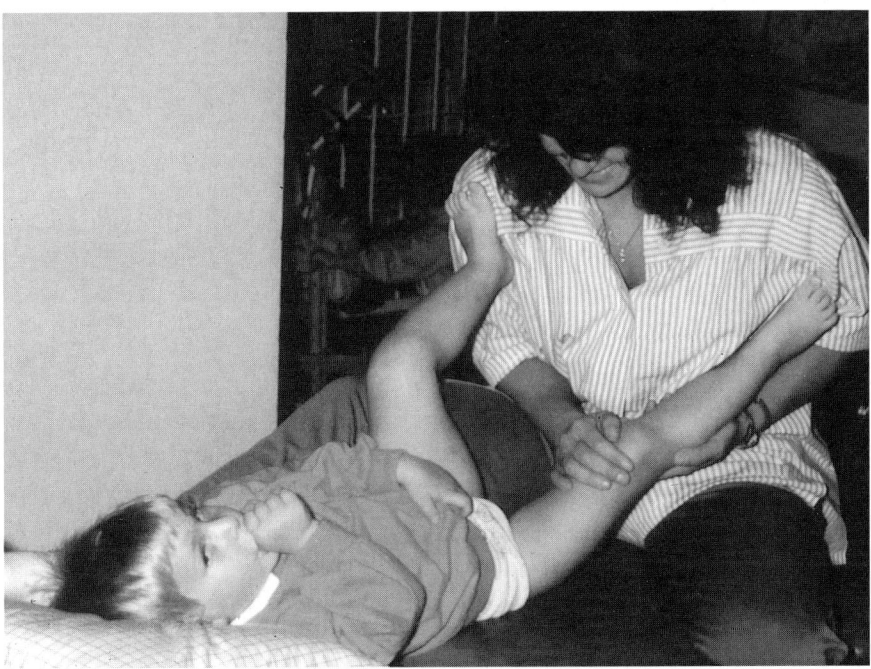

Abb. 5.5 Der linke Fuß des Mädchens an der Schulter der Therapeutin ist bereit durch Druck zu signalisieren, »Stopp, jetzt tut es weh«.

5 Die Körpersprache

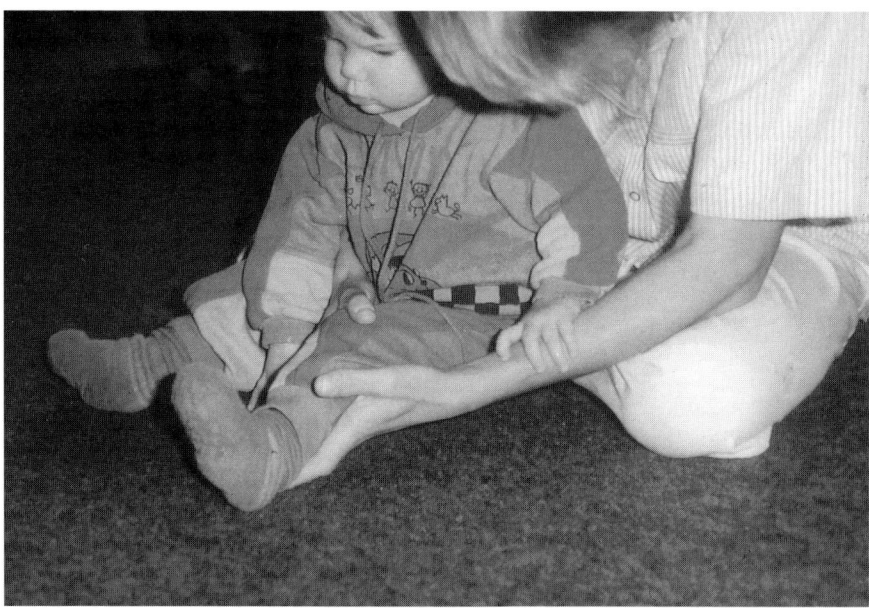

Abb. 5.6 Mit seiner linken Hand schiebt das Mädchen den Arm der Therapeutin weg, sobald ihm die Behandlung unangenehm ist.

- Wegdrehen des Kopfes, wegstrebende Bewegungen
- Wegschieben der behandelnden Hand *(Abb. 5.6)*.

5.2.6 Wie sollte der Therapeut auf die Warnsignale des Kindes reagieren?

Der Krankengymnast sollte immer sofort auf die Abwehrzeichen des Kindes reagieren. Die Art der Reaktion wird von der individuellen Situation abhängig sein, aber dem Kind immer vermitteln, dass der Therapeut die Signale verstanden hat und bereit ist, darauf einzugehen.

Möglichkeiten nonverbaler Reaktionen des Therapeuten
- Verlangsamen oder Unterbrechen des Bewegungsablaufes
- Vermindern der Intensität
- Ändern der Grifftechnik
- Leichter Positionswechsel
- Bessere Unterlagerung des behandelten oder benachbarten Gelenkes.

Je schneller und differenzierter das Kind ein Feedback auf seine Körper- bzw. Zeichensprache bekommt, umso mehr Vertrauen kann es zum Therapeuten aufbauen und desto zielsicherer können beide Seiten miteinander kommunizieren. Vertraut das Kind dem Therapeuten, kann es sich entspannen und ermöglicht so eine effektive Behandlung.

Kurz und Bündig

Eine gut funktionierende nonverbale Kommunikation zwischen Kind und Therapeut ist ein permanenter und wechselseitiger Austausch von Informationen. Das Hin und Her von Signalen und Reaktionen während der Behandlung spielt sich oft auf einer kaum wahrnehmbaren Ebene ab und beginnt meist noch vor der verbalen Kommunikation. Das Wechselspiel der nonverbalen Verständigung bildet die Grundlage für die Vertrauensbildung.

Das gesetzte Behandlungsziel darf den Therapeuten nicht dazu verleiten, die nonverbale Kommunikation des Kindes während der Behandlung zu ignorieren. Das Einbeziehen der individuellen Körpersprache, Einfühlungsvermögen, Geduld und Beherrschen der rheumaspezifischen Techniken sind Voraussetzung für eine erfolgreiche krankengymnastische Behandlung.

Literatur

Molcho S.: Körpersprache der Kinder, Mosaik Verlag München, 1996

6

Die Halswirbelsäule

der flexibelste Teil der Körperachse

STEPHANIE LARDSCHNEIDER

Bei einem Großteil der Kinder mit juveniler chronischer Polyarthritis ist die Halswirbelsäule mitbetroffen. Es lassen sich von Beginn an schmerzhafte Funktionseinschränkungen erkennen, die anfangs vor allem die Extension betreffen.

6.1 ANATOMIE UND BIOMECHANIK

Die Halswirbelsäule lässt sich in zwei Abschnitte unterteilen. Die obere HWS wird gebildet von Atlas und Axis, dem 1. und 2. Halswirbel. Die untere HWS erstreckt sich vom 3. bis zum 7. Halswirbel, der auch als Vertebra prominens bezeichnet wird.

Atlas und Axis unterscheiden sich im Aufbau grundsätzlich von den übrigen Wirbeln.

Der Atlas besitzt keinen Wirbelkörper, sondern setzt sich aus zwei unterschiedlich großen Bögen zusammen (dem Arcus anterior und dem Arcus posterior). Diese bilden das Wirbelloch (Foramen vertebrale).

Der Axis besitzt den sogenannten Dens axis, einen zahnartigen Fortsatz, der die Verbindung zum Atlas herstellt.

Die restlichen Halswirbel setzen sich aus dem Wirbelkörper (Corpus vertebrae) und dem Wirbelbogen (Arcus vertebrae) zusammen. Der Wirbelbogen endet in einem nach dorsal gerichteten Dornfortsatz (Processus spinosus). Zwischen Wirbelbogen und Wirbelkörper befindet sich das relativ große Foramen vertebrale.

Seitlich erstrecken sich die Querfortsätze (Processus transversi). Sie tragen die Gelenkflächen.

Der 7. Halswirbel fällt durch seinen großen Processus spinosus auf, der als erster Dornfortsatz durch die Haut sicht- und tastbar wird (3).

Die Halswirbelsäule ist für die Bewegungen des Kopfes verantwortlich. Die beiden Abschnitte ergänzen sich hierbei funktionell.

Das Atlantookzipitalgelenk arbeitet als Kugelgelenk und kann sich in drei Freiheitsgraden, Flexion/Extension, Rotation und Lateralflexion bewegen. Die Bewegungen im Atlantoaxialgelenk sind kombinierte Roll-Gleitbewegungen.

Sämtliche Gelenke der oberen HWS werden durch ein komplexes Bandsystem stabilisiert (1).

Die Gelenke der unteren HWS erlauben Bewegungen in zwei Achsen: Flexion/Extension, sowie Seitneigung kombiniert mit Rotation.

6.2 PATHOMECHANIK

Eine Arthritis in der HWS beginnt meist an den Wirbelbogengelenken C2/C3 und setzt sich im Krankheitsverlauf nach kaudal fort.

Die entzündlichen Veränderungen schränken primär die Extension schmerzhaft ein. Sekundär folgt durch die muskuläre Schmerzschonhaltung eine Einschränkung der Rotation und Lateralflexion.

Bei der kindlichen Arthritis kommt es im HWS-Bereich frühzeitig zu Ankylosierungen. Die Verknöcherung beginnt im Bereich der Bogenwurzelgelenke C2/C3 und kann im weiteren Verlauf zu einer kompletten Verblockung der Gelenke sowie auch der Wirbelkörper führen. Manchmal sind auch nur Teile der HWS knöchern durchbaut. Die dazwischen liegenden Segmente werden in der Folge instabil. Die Wirbelkörper im Bereich der ankylosierten Segmente bleiben im Wachstum zurück. Bei frühem Krankheitsbeginn entstehen sogenannte Mikrowirbel.

Die Verblockung der oberen HWS hat zur Folge, dass beim Kind im Gegensatz zum Erwachsenen eine atlanto-axiale Dislokation eher selten vorkommt. Auch sind Einengungen des Spinalkanals weniger zu befürchten.

6.3 BEFUND

6.3.1 Anamnese

- Schmerzen beim Überziehen von T-Shirt oder Pullover sowie beim raschen Umwenden
- Schmerzen in der Nacht oder morgens bei ungünstiger Schlafposition
- Beschwerden im HWS-Nacken-Bereich bei konzentriertem Spielen oder Arbeiten v. a. im Sitzen.

6.3.2 Orientierender Befund

- Im Sitzen oder Stehen muss der Kopf soweit in den Nacken gelegt werden können, dass das Gesicht annähernd parallel zur Decke zeigt. Der Oberkörper darf dabei nicht aus der Senkrechten bewegt werden (s. S. 64).
- Bei der Rotation muss das Kind den Kopf locker nach links und rechts drehen können, ohne mit dem Schultergürtel, bzw. Rumpf mitzudrehen.
- Bei der Lateralflexion wird darauf geachtet, wie weit das Kind mit seinem Ohr zur seitengleichen Schulter kommt, ohne diese nach oben zu ziehen.

Die Rotation und Lateralflexion werden im Seitenvergleich beurteilt.

6.3.3 Genauer Befund

Inspektion
- Ist die physiologische Lordose der HWS aufgehoben, der Kopf sogar leicht flektiert?
- Steht der Kopf in der Mitte, oder ist eine Schiefhalsstellung zu erkennen?
- Muskelrelief: Ist im Seitenvergleich ein Hypertonus der Schulter- und Nackenmuskulatur zu erkennen? *Vor allem des M. trapezius pars descendens und des M. levator scapulae.*
- Ist der Schultergürtel ein- oder beidseitig protrahiert?

Palpation
- Besteht ein Druckschmerz entlang der HWS?
- Ist ein erhöhter Muskeltonus der Nacken- bzw. der Schultermuskulatur zu tasten?
- Stehen die Wirbel in einer Linie, oder weicht ein Dornfortsatz zur Seite ab?

Messen der passiven Gelenkbeweglichkeit
Die HWS bietet bei Kindern ein größeres Bewegungsausmaß als beim Erwachsenen:

Extension/Flexion	45°/0/50°
Rotation	80°–90°
Lateralflexion	45°.

Bewegungsanalyse
Es wird bei der Bewegungsanalyse auf folgende unphysiologische Bewegungsmuster geachtet:
- Bewegt das Kind bei **Extension** oder **Rotation** der HWS den Oberkörper mit?
- Zieht es bei **Lateralflexion** der HWS den Schultergürtel kompensatorisch nach oben?
- Kompensiert es die eingeschränkten Bewegungen der HWS durch Augenbewegungen in die entsprechende Richtung (nach oben bei Extension, nach lateral bei Rotation)?

6.3.4 Spezielle Untersuchungen

Das **Röntgenbild** der HWS gibt Aufschluss über Ankylosierungen bzw. instabile Segmente. Wichtig für die Diagnose einer atlanto-axialen Dislokation ist der Abstand zwischen vorderem Atlasbogen und Dens axis. Er sollte beim Kind in Flexionsstellung 4,5 mm nicht überschreiten.

Besteht der Verdacht auf eine Einengung des Spinalkanals durch z. B. Entzündungsgewebe oder Dislokationen, sollte eine **Kernspintomographie** angefertigt werden.

6.4 THERAPEUTISCHES VORGEHEN (Tab. 6.1)

6.4.1 Schmerzlinderung und Muskelentspannung

Wärmetherapie

An der HWS werden meist **Fango oder warme Gelpackungen** angewandt, welche die Kinder in der Regel gut vertragen und als angenehm entspannend und schmerzlindernd empfinden.

Eine **heiße Rolle** auf der hypertonen Schulter-Nackenmuskulatur senkt die Muskelspannung.

Elektrotherapie und Massage (s. S. 316 ff)

Kraniosakrale Therapie

Die Kraniosakrale Therapie ist im Bereich der HWS gut einsetzbar, da sie sehr schonend zur Entspannung und Schmerzlinderung beiträgt. Die Kraniosakrale Therapie ist eine ganzheitliche Therapie, die immer den ganzen Körper in die Befundaufnahme und Behandlung mit einbezieht (2). Bei sehr schmerz- und berührungsempfindlicher HWS gelingt es mit dieser Therapie, von einer anderen Stelle des Körpers aus Einfluss auf die HWS zu nehmen.

Tabelle 6.1 Physiotherapie der HWS

Schmerzlinderung und Muskelentspannung
- Physikalische Maßnahmen
- Kraniosakrale Therapie
- Stabilisation

Mobilisation
- Mobilisation des Schultergürtels
- Mobilisation der HWS
  – im Bewegungsbad
  – auf der Behandlungsbank im Liegen
- Dehnen des oberen Trapeziusrandes

Bahnen physiologischer Bewegungsabläufe

Gelenkschutz im Alltag
- Günstige Sitzposition
- HWS-entlastendes Liegen

Stabilisation

Bei der Behandlung der Halswirbelsäule steht die Stabilisation im Vordergrund.

Innere Stabilisation

Durch isometrisches Halten des Kopfes und der Schultergürtelmuskulatur gegen leichten dosierten Widerstand bildet sich eine muskuläre Stabilität.

Äußere Stabilisation

Durch eine Halskrause kann die HWS von außen stabilisiert werden.

6.4 Therapeutisches Vorgehen

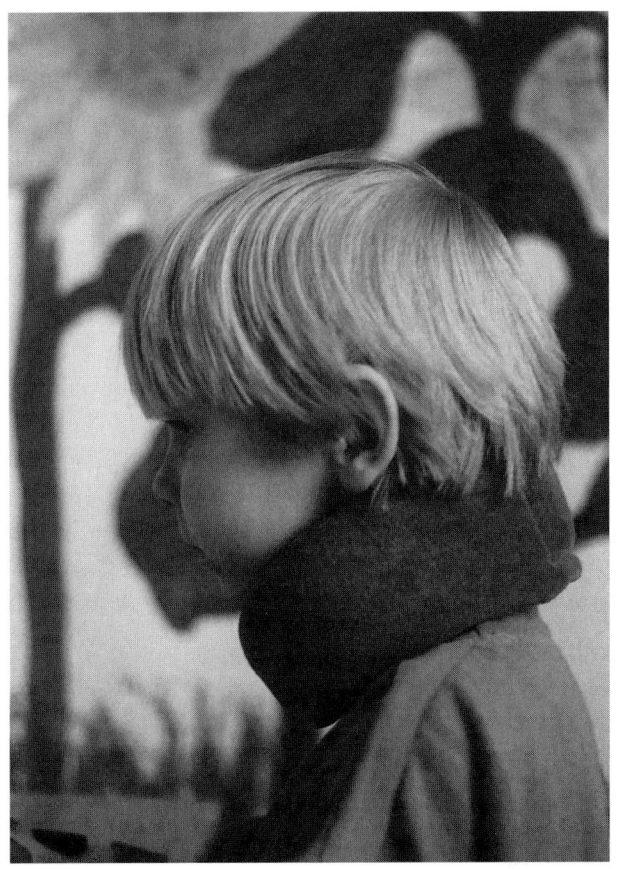

Abb. 6.1 Weiche Halskrause zur Schmerzentlastung

Auf diese Weise wird ein Teil der Schwere des Kopfes abgenommen, was zur Entspannung der hypertonen Muskulatur beiträgt *(Abb. 6.1)*.

Die Halskrause muss individuell angepasst werden. Sie ist hinten etwas höher geschnitten als vorne, schließt mit dem Kiefergelenkswinkel ab und lässt eine Aussparung für das Kinn frei. Empfindet das Kind einen unangenehmen Druck auf den Kehlkopf, kann in die Halskrause eine Vertiefung eingearbeitet werden.

Abhängig von der Stabilität der HWS wird entschieden, wie lange und zu welchen Aktivitäten die Halskrause getragen werden muss (z. B. in der Schule, beim Autofahren, nachts).

6.4.2 Mobilisation

> **VORSICHT**
> Die HWS darf nur mobilisiert werden, wenn röntgenologisch keine Verblockungen oder Instabilitäten vorliegen.

Im Bewegungsbad
Im Bewegungsbad lässt sich eine schonende indirekte Mobilisation der HWS durchführen.

Das Kind liegt in Rückenlage auf dem Wasser (evtl. mit Hilfe von Auftriebskörpern unter dem Becken). Der Kopf wird von einem Therapeuten oder Auftriebskörper an der Oberfläche gehalten. Es muss vermieden werden, dass das Kind die ventrale Halsmuskulatur anspannt, um den Kopf selbst zu halten.

Wenn das Kind so auf dem Wasser »schwebt«, kann es versuchen, die Beine langsam abwechselnd nach links und rechts zu bewegen. Diese »Schlängelbewegung« setzt sich nach einiger Zeit in den Oberkörper fort und erreicht schließlich die HWS, die dadurch sanft mitbewegt wird.

Mobilisation des Schultergürtels
Da der Schultergürtel in Folge der Schmerzschonhaltung der HWS häufig protrahiert ist, wird mit der Mobilisation in die Depression begonnen. Zur Mobilisation eignen sich verschiedene Techniken, wie PNF-Schulterblattpattern, widerlagernde Mobilisation aus FBL oder die »Schulterblattacht« aus Spiraldynamik (s. Kap. Schulter S. 130 ff).

Abnahme der Schwere
Als entlastende Ausgangsstellung bietet sich die Rückenlage an. Der Therapeut nimmt mit einem weichen, großflächigen Griff am Hinterhaupt die Schwere des Kopfes ab. Manche Kinder empfinden eine leichte Traktion als angenehm *(Abb. 6.2)*.

Mobilisation der HWS
Erst wenn die Spannung der Halsmuskulatur nachlässt, kann die Halswirbelsäule vorsichtig mobilisiert werden. Der Therapeut führt den Kopf langsam passiv zuerst in die Seitneige, später in die Rotation. Die Finger erspüren hierbei die Spannung der Nackenmuskulatur. Spannt die Muskulatur an, ist dies meist ein Zeichen von Schmerzen. Der Bewegungsausschlag muss etwas zurückgenommen werden. Gerade beim Bewegen der HWS muss die Mimik des Kindes genau beobachtet werden, um einsetzende Schmerzen rechtzeitig zu erkennen.

6.4 Therapeutisches Vorgehen

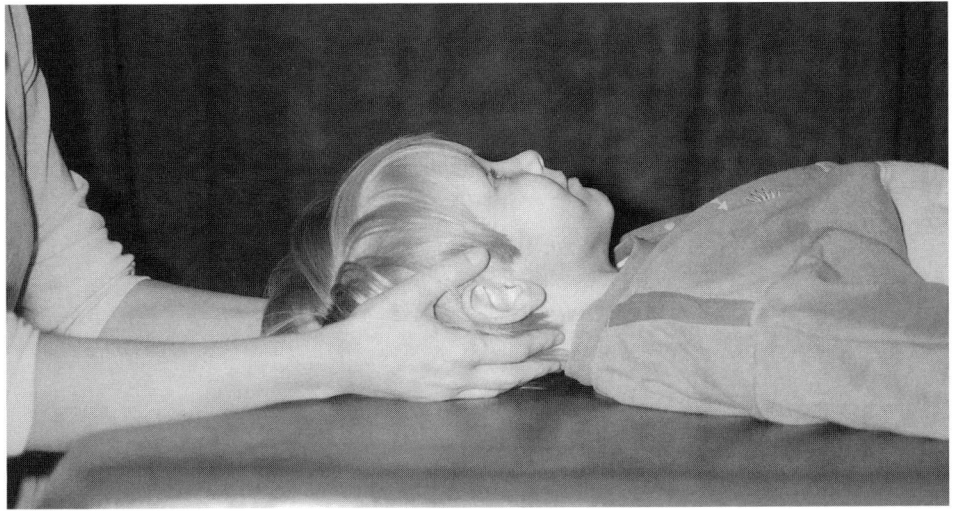

Abb. 6.2 Abnahme der Schwere des Kopfes zur Vorbereitung der Mobilisation

Dehnen des oberen Trapeziusrandes
In gleicher Ausgangsstellung wird der Kopf in die bestmögliche Lateralflexion gebracht. Eine Griffhand unterstützt den Kopf in dieser Position. Mit der anderen Hand führt der Therapeut eine passive Depression des Schultergürtels durch *(Abb. 6.3)*.

Größere Kinder können mit taktiler Unterstützung auch aktiv in die Depression anspannen. Auf diese Weise lässt sich der M. trapezius descendens reziprok hemmen, um dann im entspannten Zustand über die Schultergürtelbewegung weiter gedehnt zu werden.

> **VORSICHT**
> - Zum Schutz der HWS sollten Muskeldehnungen nur bei fixierter HWS über den Schultergürtel erfolgen und nicht durch Bewegen des Kopfes.
> - Die Mobilisation in die Extension muss äußerst vorsichtig erfolgen und sollte sich auf den unteren Abschnitt der HWS beschränken.

Verbessert sich mit Rückgang der Schmerzen die Beweglichkeit, kann das Kind die Bewegungen des Kopfes zunehmend aktiv ausführen. Begonnen wird in Rückenlage, später kann unter Belastung im Sitzen geübt werden.

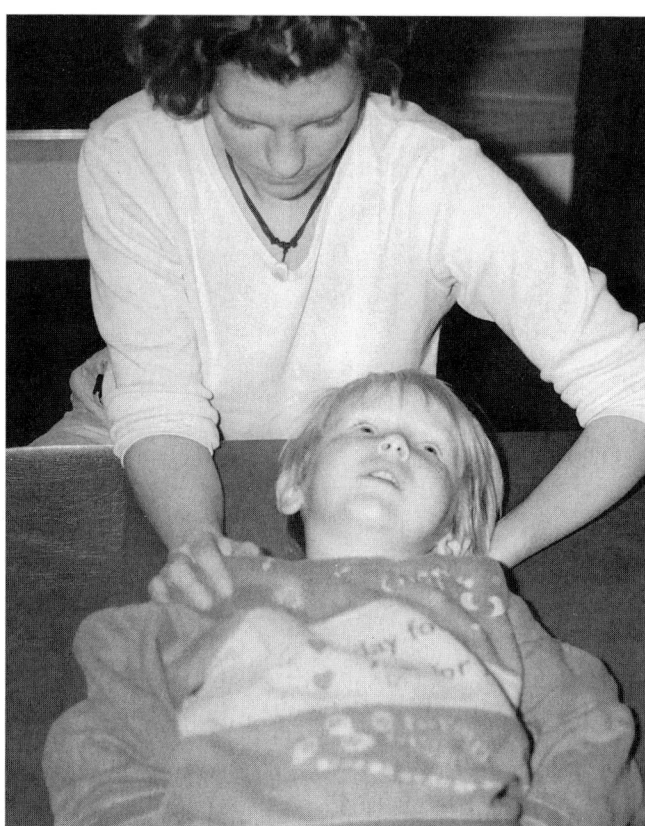

Abb. 6.3 Dehnung des M. trapecius descendens bei fixiertem Kopf über die Depression des Schultergürtels

6.4.3 Bahnen physiologischer Bewegungsabläufe

Die Kinder sollen lernen, statt der gewohnten Kompensationsbewegungen, wie Drehen des Rumpfes en bloc, ihre Halswirbelsäule physiologisch einzusetzen.

- Im Sitzen bei fixiertem Rumpf soll das Kind die verschiedenen Kopfbewegungen durchführen.

Kleine Kinder lassen sich durch Suchspiele, wie »Ich sehe was, was du nicht siehst« oder Ähnlichem zum Bewegen des Kopfes motivieren.

- Eine andere Möglichkeit bietet sich im Sitzen auf dem Pezziball vor dem Spiegel. Die Kinder werden angehalten, ihren Kopf (ihr Gesicht, ihre Nase) im Spiegel an der gleichen Stelle zu halten. Währenddessen bewegt der Therapeut den Ball und somit den Rest des Körpers. Punctum fixum und Punctum mobile sind in diesem Fall vertauscht.

6.4.4 Gelenkschutz im Alltag

Eine große Belastung für die HWS stellt das Sitzen und Arbeiten am Schreibtisch dar. Sei es in der Schule oder zu Hause, die Kinder sitzen oft stundenlang mit flektiertem Kopf, angespannt durch das Schreiben, vor ihren Aufgaben. Um diese Scherbelastung auf die HWS so gering wie möglich zu halten, ist eine *günstige Sitzposition* erforderlich *(Abb. 6.4)*.

Es ist darauf zu achten, dass die Höhe des Stuhles der Größe des Kindes angepasst ist und das Höhenverhältnis zwischen Tisch und Stuhl stimmt. Eine korrekte Sitzhaltung kann durch Benutzen eines Keilkissens erreicht werden. Für eine günstige HWS-Stellung ist eine in Höhe und Neigungswinkel verstellbare Tischplatte ideal. Die HWS steht bei schräger Tischplatte in einer aufrechten und somit entlastenden Position.

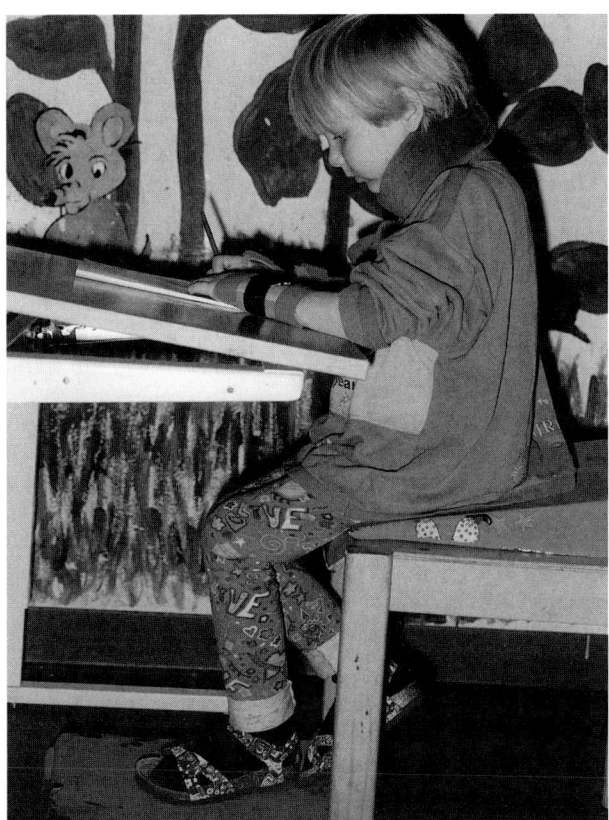

Abb. 6.4 Günstige Sitzposition mit aufgestellten Füßen, Keilkissen und schräger Arbeitsplatte

Das Tragen der Halskrause während des Schreibens kann diese Stellung der HWS zusätzlich optimieren. Die verschiedenen Möglichkeiten werden in der Ergotherapie ausprobiert und eingeübt. So lässt sich für jedes Kind individuell die beste Lösung finden.

> **VORSICHT**
> Langes Sitzen mit nach vorne gebeugtem Kopf, wie z. B. beim »Gameboy spielen« sollte vermieden werden.

Neben dem Sitzen kann auch das *Liegen*, z. B. im Schlaf, Schmerzen der HWS verursachen.

Liegt der Kopf in Seitlage im Verhältnis zur oberen Schulter zu tief, wird die oben liegende, seitliche Halsmuskulatur gedehnt, und es entsteht eine einseitige Kompression auf die Halswirbel. Um dem entgegenzuwirken, hat sich die **Benutzung von speziellen Nackenkissen** bewährt. Das Nackenkissen unterstützt in Seitlage die HWS und den Kopf so, dass diese nicht in Lateralflexion abweichen können, sondern in einer Ebene bleiben. Auch das Tragen der **Halskrause** kann die HWS im Liegen entlasten.

KURZ UND BÜNDIG

Die Halswirbelsäule ist ein sehr sensibler Bereich. Vor Behandlung der HWS ist eine genaue Diagnostik mittels Röntgen und gegebenenfalls MRT notwendig. Nur so kann verhindert werden, dass durch die Physiotherapie Schäden gesetzt werden.

Je nach Befund beinhaltet die Therapie verschiedene Maßnahmen, von der vorsichtigen passiven Entspannung bis hin zur aktiven Mobilisation. Dabei muss stets genau auf das Empfinden des Patienten geachtet werden.

Das richtige Verhalten im Alltag sowie die Versorgung mit Hilfsmitteln ist auch bei der Halswirbelsäule ein wichtiger Bestandteil der Therapie.

Literatur

1. Donhauser-Gruber U., Mathies H., Gruber A.: Rheumatologie, Lehrbuch für Physiotherapeuten, Pflaum Verlag München, 1996
2. Liem Th.: Kraniosakrale Osteopathie, Hippokrates Verlag Stuttgart, 1999
3. Rauber A. /Kopsch F.: Anatomie des Menschen, Bewegungsapparat Band I, Georg Thieme Verlag Stuttgart, 1987

7

Das Kiefergelenk
der kleine Kraftprotz

MARIANNE SPAMER

Das Kiefergelenk (Temporomandibulargelenk = TMG) ist häufig betroffen. Die Entzündung der TMG wird gerade bei Kleinkindern oft übersehen oder erst durch ihre Spätfolgen erkannt. Erst eine deutlich beeinträchtigte Aufnahme harter Nahrungsmittel oder ein vermindertes Wachstum des Unterkiefers, eine Mikrogenie, gelten als Hinweis auf eine Kieferbeteiligung. Dies sind jedoch die Spätfolgen und können bei rechtzeitiger Behandlung wesentlich begrenzt oder ganz verhindert werden.

7.1 ANATOMIE UND BIOMECHANIK

Der Unterkiefer (Os mandibulare) bildet mit dem Schläfenbein (Os temporale) auf beiden Schädelseiten eine bewegliche Verbindung. Als Gelenkköpfchen fungiert das Caput mandibulae, die Fossa mandibularis formt die Gelenkpfanne. Dieses Scharniergelenk geht nach vorne in ein »Schiebe- oder Gleitgelenk« über (5). Hierzu gehört das Tuberculum articulare am Schläfenbein sowie der verschiebliche Discus articularis, der dem Caput mandibulae wie eine Kappe aufsitzt.

Die Bewegung in den beiden Gelenkteilen ist miteinander gekoppelt. Im Scharniergelenk rotiert das Kieferköpfchen beim Öffnen und Schließen des Mundes um die Transversalachse. Zahnärzte und Kieferorthopäden sprechen daher von einer Rotationsbewegung.

Folgende Bewegungen sind im Kiefergelenk möglich:

Elevation = Mundschluss
Depression = Mundöffnung
Protrusion = Gleiten des Unterkiefers nach ventral
Retraktion = Gleiten des Unterkiefers nach dorsal
Mahlbewegung = Seitwärtsbewegung des Unterkiefers
Der Zahnschluss wird als Okklusion bezeichnet.

Das Öffnen des Mundes ist immer eine kombinierte Drehgleitbewegung. Sie besteht aus einer Rotation des caput mandibulae nach vorne sowie einem Gleiten nach vorne und unten. Das Kieferköpfchen schiebt sich hierbei zusammen mit dem Discus articularis auf das Tuberculum articulare.

Eine physiologische Mundöffnung verlangt das Zusammenspiel der oberen Zungenbeinmuskulatur (suprahyale Muskulatur) und des M. pterygoideus lateralis. Letzterer zieht das Kieferköpfchen aus der Pfanne heraus nach vorne unten und leitet die Mundöffnung ein. Bei festgestelltem Zungenbein setzt die suprahyale Muskulatur die Mundöffnung fort, indem sie den Unterkiefer nach unten zieht.

Den Mundschluss bewirken 4 Kaumuskeln. Diese können eine erhebliche Kraft von mehr als 100 kp entwickeln (5). Der fächerförmige M. temporalis in der Schläfengrube und der viereckige M. masseter am hinteren Kieferwinkel beteiligen sich besonders kräftig an der Elevation. Die hinteren Anteile des M. temporalis ziehen den vorgeschobenen Unterkiefer zurück. Damit sind sie Gegenspieler des M. pterygoideus lateralis.

Der M. pterygoideus lateralis führt zusammen mit dem M. pterygoideus medialis bei abwechselndem Anspannen die Mahlbewegung aus.

7.2 PATHOMECHANIK

Eine Arthritis des Kiefergelenkes verursacht Schmerzen beim Kauen. Verantwortlich hierfür sind die hohen Kräfte, die beim Kauen entstehen und sich durch Schwellung und Erguss verstärken. Insbesondere das Kauen harter Nahrung, wie Brotrinde oder Fleisch, erhöht den Gelenk-

innendruck und ruft Schmerzen hervor. Folglich meiden die Kinder harte Nahrungsmittel.
Frühzeitig erkennbar ist eine verminderte Mundöffnung. Das Ventralgleiten (Protrusion) des Kieferköpfchens zusammen mit dem Discus ist schon nach kurzem Verlauf schmerzhaft eingeschränkt.

Zur Schmerzentlastung entwickelt sich reflektorisch ein gestörtes Muskelgleichgewicht. Der in die Gelenkkapsel einmündende M. pterygoideus lateralis wird hypoton. Er zieht das Kieferköpfchen nicht mehr vollständig nach vorne auf das Tuberculum articulare. Der M. masseter und Teile des M. temporalis fixieren den Unterkiefer gegen die Schwerkraft in einer schmerzentlastenden Elevation und werden zunehmend hyperton. Bei längerem Verlauf verkürzen die Fasern von M. masseter und M. temporalis. Es entwickelt sich eine Gelenkkontraktur mit eingeschränkter Mundöffnung, Protrusion und Seitwärtsbewegung von der betroffenen Seite weg.

Dauert die Arthritis über längere Zeit an, wächst der Unterkiefer nicht adäquat. Sind beide Kiefergelenke betroffen, führt dies zur Mikrogenie *(Abb. 7.1)*.

Bei einseitiger Kieferarthritis droht eine Gesichtsskoliose *(Abb. 7.2)*. Sie resultiert aus dem verminderten Unterkieferwachstum und der asymmetrischen Funktion. Häufig kauen die Kinder überwiegend oder ausschließlich auf der gesunden Seite.

Das Minderwachstum des Unterkiefers ist nicht nur direkte Folge der Entzündung. Auch die reduzierte Gelenkfunktion beeinträchtigt das Wachstum. Form und Funktion beeinflussen sich gegenseitig.

Beispielhaft lässt sich dies an den Kiefergelenken von Säuglingen und alten Leuten ohne Zahnersatz zeigen. In beiden Gruppen fehlt das intensive Kauen zur Nahrungsaufnahme. Bei alten Leuten bildet sich das Kieferköpfchen (caput mandibulae) als Folge des Nichtgebrauches zurück. Bei Kleinkindern wächst das nur im Ansatz angelegte Kieferköpfchen erst mit zunehmender Kaufunktion.

> **MERKE**
> **Schonhaltung:** Elevation
> **Hypertone Muskulatur:** M. masseter, dorsale Anteile des M. temporalis
> **Hypotone Muskulatur:** M. pterygoideus lateralis

7 Das Kiefergelenk

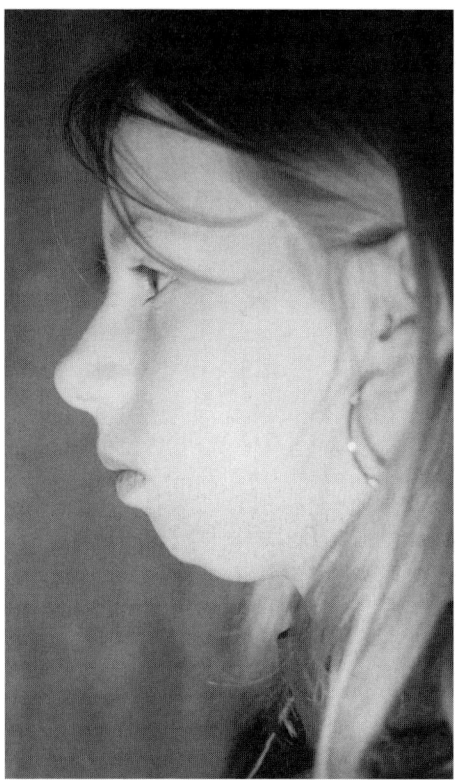
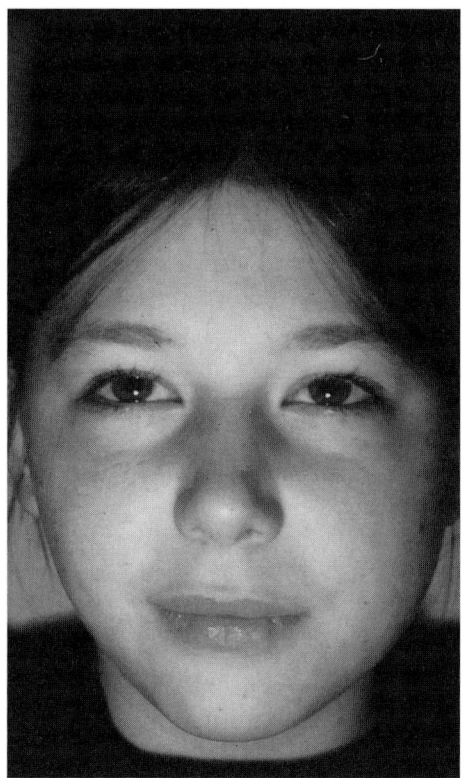

Abb. 7.1 Mikrogenie; vermindertes Wachstum des Unterkiefers als Folge von Entzündung und Mangelfunktion

Abb. 7.2 Gesichtsskoliose bei betroffenem rechten TMG

7.3 BEFUND

Bei jedem Kind mit einer chronischen Arthritis müssen die Kiefergelenke sorgfältig untersucht werden. Nur mit Hilfe eines genauen Befundes lassen sich auch geringgradige Einschränkungen und Symptome finden.

7.3.1 Anamnese

– Schmerzen beim Kauen vor allem harter Nahrung, wie Brotrinde oder Fleisch. Das Meiden dieser Nahrungsmittel wird häufig als Kaufaulheit oder Appetitlosigkeit interpretiert. Die Kinder bevorzugen statt dessen Joghurt, Quark, Brei u. a.

- Schmerzen beim Gähnen oder beim Abbeißen von einem großen Apfel
- Schmerzen vor, im oder hinter dem Ohr
- unklare »Zahnschmerzen«.

7.3.2 Orientierender Befund

Dreifingertest
Passen bei maximal geöffnetem Mund drei Finger des Kindes hochkant zwischen die obere und untere Zahnreihe? *(Abb. 7.3)*.

Druckschmerz
Reagiert das Kiefergelenk auf palpatorischen Druck mit Schmerzen?

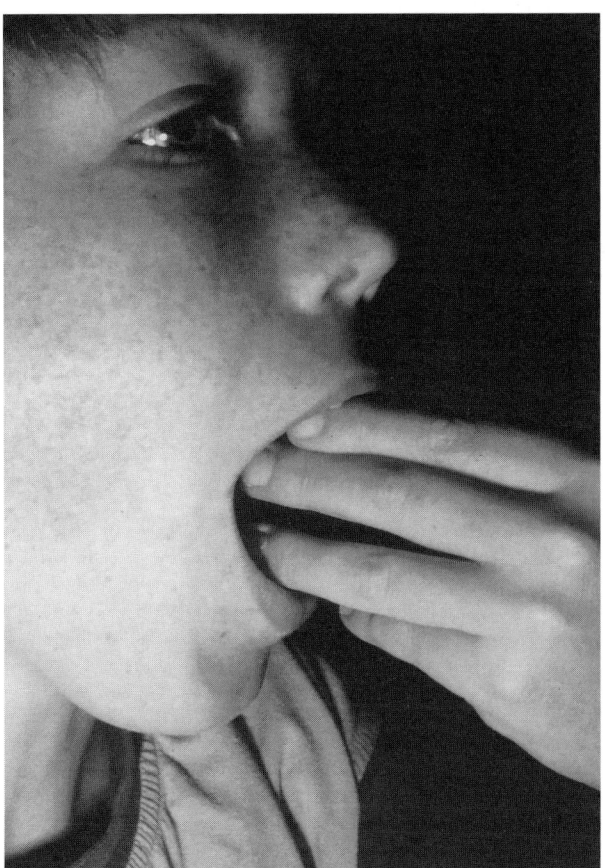

Abb. 7.3 Dreifingertest zur orientierenden Untersuchung der Mundöffnung

7.3.3 Genauer Befund

Inspektion
- Muskelrelief: Tritt der Muskelbauch des M. masseter ein- oder beidseitig auffällig hervor?
- Gesichtsasymmetrien, wie z. B. eine Gesichtsskoliose (Abb. 7.2)
- Rückverlagerter Unterkiefer: erkennbar daran, dass die unteren Schneidezähne deutlich hinter den oberen Schneidezähnen stehen (2).
- Können die beiden Schneidezahnreihen geschlossen werden, oder ist die Okklusion unvollständig?
- Mikrogenie (Minderwachstum des Unterkiefers) (Abb. 7.1).

Messen der passiven Kiefergelenksbeweglichkeit (1)
- Mundöffnung in cm (Zahnreihenabstand mindestens 4 cm)
- Seitwärtsbewegung des Unterkiefers im Seitenvergleich: Gemessen wird der Abstand zwischen oberer und unterer Mittellinie der Schneidezähne. Er sollte in beiden Richtungen 1 cm betragen.
- Protrusion in cm: Gemessen wird der Abstand der Schneidezähne in Ruhestellung und bei protrahiertem Unterkiefer. Beide Werte addiert ergeben die Gesamtprotrusion (ca. 1 cm).

Palpation
- Kiefergelenk (vor dem Ohr oder über dem Gehörgang) in Ruhe sowie beim Öffnen und Schließen des Mundes; geachtet wird auf Druckschmerz, Knacken und Krepitation.
- M. masseter
- M. temporalis
- M. pterygoideus lateralis

> **MERKE**
> Die Halswirbelsäule sollte immer mit untersucht werden, da sich HWS und TMG funktionell gegenseitig beeinflussen! (s. S. 104 ff)

7.3.4 Spezielle Untersuchungen

Röntgen: Panoramaaufnahmen des Kiefers ermöglichen es, die Kiefergelenke im Seitenvergleich zu beurteilen. Zu achten ist auf Ausformung des TMG, destruktive Veränderungen und Größe der Mandibula.

7.4 THERAPEUTISCHES VORGEHEN (Tab. 7.1)

Wegen der engen Zusammenhänge von HWS und Kiefergelenk ist eine physiologische Stellung der Halswirbelsäule Grundvoraussetzung für eine erfolgreiche Behandlung des Kiefergelenkes. Eine Hyperlordose der Halswirbelsäule z. B. bedingt eine Kompression im Kiefergelenk und verstärkt somit die Schonhaltung.

> **MERKE**
> Die Behandlung des Kiefergelenkes sollte immer mit korrigierter und unterstützter Halswirbelsäule am besten in Rückenlage erfolgen.

Das Behandeln im Mundraum erfordert sehr viel Einfühlungsvermögen. Da Sprechen währenddessen kaum möglich ist, sollte vor der Behandlung ein Zeichen ausgemacht werden, das »Stopp« bedeutet. Dies könnte sein: einen Finger, die Hand oder den Arm heben, aber auch den Therapeuten zwicken, was natürlich viel mehr Spaß macht.

Kurze Pausen zum Schlucken sollten die Behandlung regelmäßig unterbrechen. Ansonsten verspannt sich die Muskulatur zunehmend und beeinträchtigt die Therapie.

Manche Kinder, vor allem kleinere, tolerieren eine Behandlung mit Griff im Mundraum nicht oder schlecht. Für diese Kinder muss sich der Therapeut Varianten zur Behandlung von außen überlegen, da die Kinder sonst nicht entspannen können.

Sind Behandlungsgriffe im Mundraum notwendig, sollte der Therapeut Plastik- oder Latexhandschuhe tragen. Plastikhandschuhe jedoch passen häufig schlecht und Latexhandschuhe schmecken unangenehm. Der Geschmack lässt sich bei Kindern gut durch Eintauchen der Finger in Fruchtjoghurt, Marmelade, Nutella o. Ä. verbessern.

7.4.1 Schmerzlinderung und Muskelentspannung

- Haltungskorrektur der WS, insbesondere der HWS
- Physikalische Maßnahmen (4) (s. S. 316 ff)
  - Eine warme Packung oder eine heiße Rolle auf den M. masseter wirken gleichermaßen entspannend und schmerzlindernd.
  - Kurzwelle
  - Rotlicht

Tabelle 7.1 Physiotherapie des Kiefergelenks

Lindern der Schmerzen im Bereich des Kiefergelenkes und Entspannen des M. masseter
- Thermotherapie
  - Wärme auf den Muskel, evtl. auf das Gelenk
  - Kurzwelle
  - Rotlicht
  - Kühle Umschläge oder Packungen auf das akut entzündliche Gelenk
- Elektrotherapie
  - TENS
- Weichteiltechniken
  - weiche Massage
  - Funktionsmassage
- Kraniosakrale Therapie
- Intermittierende Traktion
- Haltungskorrektur der HWS, evtl. Behandlung der HWS

Bewegungserweiterung
- Traktion bis Stufe 2, bei nicht florider Arthritis bis Stufe 3
- Ventralgleiten
- Traktion in Kombination mit Ventralgleiten
- Dehnen des M. masseter
  - Antagonistenhemmung (Zunge ist am Gaumen eingerollt)
  - Postisometrische Relaxation (Zunge ist am Gaumen eingerollt)
  - Querdehnung
- Traktion mit aktiver Protrusion

Bahnen der physiologischen Mundöffnung und Kaubewegung
- Haltungskorrektur von WS und HWS
- »Gähnübung«
- »Schubladenübung«

Anleiten zum selbstständigen Üben

Verhalten im Alltag

Hilfsmittelversorgung
- Aufbissschiene
- evtl. Aktivator

- Kühle, jedoch nicht eiskalte Packungen oder Umschläge empfinden Kinder mit einer floriden Kiefergelenksarthritis als angenehm schmerzlindernd.

- Elektrotherapie (s. S. 322 ff)
  Im Gesichtsbereich sollte Elektrotherapie nur mit äußerster Vorsicht durchgeführt werden. Folgende Punkte sind zu beachten:
  - Richtige Elektrodenlage
  - Intensität motorisch unterschwellig
  - Zur Schmerzlinderung bewährt sich die Behandlung mit dem TENS-Gerät, das die Möglichkeit bietet, mit kleinen, ca. 2 cm großen Klebeelektroden zu arbeiten. Eine Elektrode ist direkt über dem Kiefergelenk angebracht, die andere über dem Ansatz des M. pterygoideus lateralis.
  - Ultraschall kann gepulst auch im Gesichtsbereich detonisierend auf die Muskulatur wirken. Dafür wird der kleine 1 MHz-Schallkopf verwendet. Für die Intensität gelten folgende Werte: bei Kindern von 5 bis 10 Jahren nicht über 0,10 W/cm^2, bei Kindern über 10 Jahren bis 0,15 W/cm^2.

- Weichteiltechniken
  - Eine weiche Massage des M. masseter kann sowohl von außen, als auch kombiniert, mit dem Zeigefinger von innen und dem Daumen von außen, durchgeführt werden.
  - Eine Funktionsmassage quer zum Muskelverlauf des M. masseter bei gleichzeitig passivem Öffnen des Mundes detonisiert den Muskel.

- Kraniosakrale Therapie (3)
  Je nach Befund umfasst die Behandlung das Normalisieren betroffener Strukturen, z. B. Mandibula, Os temporale, Kaumuskulatur oder intraorale Muskulatur.

- Intermittierende Traktion *(Abb. 7.4)*
  Die intermittierende Traktion wirkt gelenkentlastend und durchblutungsfördernd. Als Ausgangsstellung dient die Rückenlage.
  Griff: Mit einer Hand wird die Halswirbelsäule von dorsal unterstützt. Der Daumen der anderen Hand liegt auf den hinteren Backenzähnen. Er führt die Traktion nach kaudal in pulsierendem Rhythmus mit Stufe 1–2 aus.

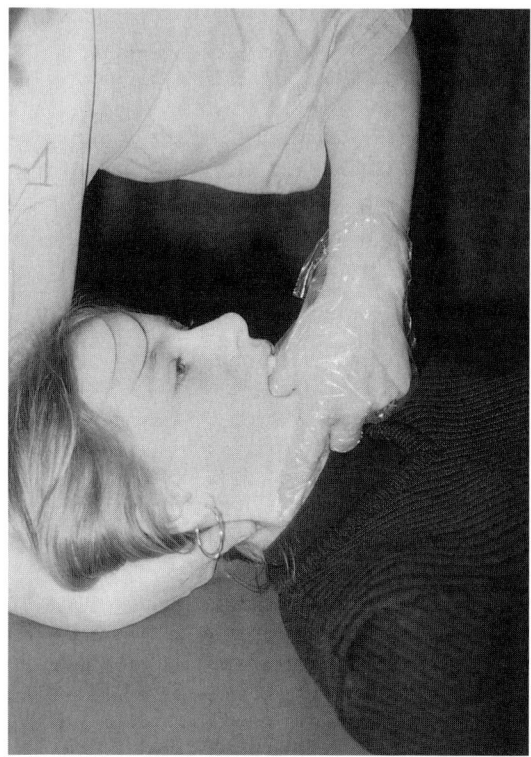

Abb. 7.4 Ausgangstellung und Griff für (intermittierende) Traktion und Ventralgleiten

7.4.2 Verbessern der Beweglichkeit

- Traktion

Zur Mobilisation wird je nach Befund eine Traktion nach kaudal bis Stufe 2 oder 3 durchgeführt, sofern dies schmerzfrei möglich ist. Ausgangsstellung und Griff sind bereits oben beschrieben.

Bei einer floriden Arthritis mit Schwellung und Erguss sollte die Traktion auf Grund der hohen Kapselspannung besonders vorsichtig durchgeführt werden. Die meisten Kinder empfinden die intermittierende Traktion angenehmer als eine gehaltene Traktion.

- Ventralgleiten
  - Mit dem gleichen Griff wird der Unterkiefer im Sinne einer Protrusion nach ventral gezogen.
  - Mit Griff von außen, dorsal am unteren Kieferwinkel (Angulus mandibulae) wird der Unterkiefer nach ventral geschoben oder gezo-

gen. Da dieser Bereich sehr schmerzempfindlich ist, sollte die Griffhand möglichst flächig aufliegen. Auf eine gute Fixation des Kopfes, am besten von ventral am Wangenbein (Os zygomaticum), ist zu achten.

- Kombination von Traktion und Ventralgleiten

Mit dem Griff im Mundraum auf den Backenzähnen wird zunächst eine Traktion Stufe 2 ausgeführt. Darauf folgt die Translation nach ventral. In der Praxis ergibt sich meist eine schräg nach unten verlaufende Bewegungsrichtung.

- Dehnen der Kaumuskulatur, insbesondere des M. masseter (4)
  - Antagonistenhemmung

Das Kind öffnet den Mund soweit, wie es ohne Schmerz und Anstrengung möglich ist. In dieser Position spannt das Kind einige Sekunden gegen statischen Widerstand in die Depression. Das darauf folgende reflektorische Hemmen der Kaumuskeln ermöglicht das weitere Öffnen des Mundes (Wiederholungen).

  - Postisometrische Relaxation

Begonnen wird in der noch entspannt erreichten Mundöffnung. Über statisches Anspannen des Unterkiefers in die Elevation entspannen die Kaumuskeln reflektorisch. Der Mund lässt sich anschließend weiter öffnen.

VORSICHT
Mit zunehmender Mundöffnung darf im Kiefergelenk keine Retraktion erfolgen. Die Protrusion des Unterkiefers sollte bis zuletzt erhalten bleiben.

  - Querdehnung

Zwischen den Anspannungsphasen der zuvor beschriebenen Dehntechniken kann die Kaumuskulatur, insbesondere der M. masseter, durch Quermassage zusätzlich gedehnt werden.

- Traktion mit aktiver Protrusion:

Während der Traktion bis Stufe 2 schiebt das Kind den Unterkiefer im Sinne einer Protrusion nach ventral.

VORSICHT
Der Kopf darf hierbei nicht rekliniert werden.

7.4.3 Bahnen der physiologischen Mundöffnung und Kaubewegung

Als Ausgangsstellung zum Erlernen der physiologischen Unterkieferbewegungen wird entsprechend der Alltagssituation das Sitzen gewählt.

Haltungskorrektur
Eine normale Kieferfunktion setzt die richtige Haltung der Wirbelsäule, insbesondere der Halswirbelsäule, voraus. Das Korrigieren der Haltung erfolgt zur Eigenkontrolle am besten vor dem Spiegel. Ist das Kind in der Lage auf dem Hocker sitzend die Wirbelsäule richtig auszurichten, wird die Schwierigkeit gesteigert. Dies erfolgt in Form einer labilen Unterlage, wie dem Ball oder Ballkissen. Durch rhythmische Stabilisation nach PNF verbessert sich das Gespür für die richtige Haltung.

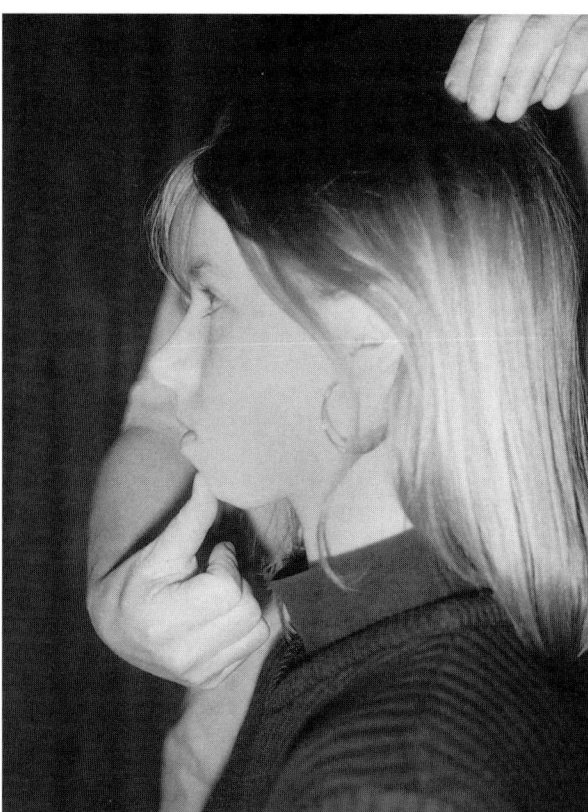

Abb. 7.5 »Schubladenübung« vor dem Spiegel sitzend

»Gähnübung«
Die Zunge wird am oberen Gaumen eingerollt, was zu einem leichten Absenken des Kieferköpfchens führt. Während das Kind den Mund nun öffnet, bleibt die Zunge so lange als möglich in Kontakt mit dem Oberkiefer und löst sich erst zum Ende der Bewegung.
  Zum Schließen des Mundes kehrt sich der Vorgang um.

»Schubladenübung«
Mit eingerollter Zunge wird der Unterkiefer vorgeschoben und dann erst der Mund geöffnet. Das Schließen erfolgt in umgekehrter Richtung *(Abb. 7.5)*.

7.4.4 Verhalten im Alltag

Die beiden letztgenannten Übungen eignen sich hervorragend als Hausaufgabe; jedoch erst, wenn die Kinder sie ohne Korrektur fehlerfrei ausführen können.
  Belastungen des Kiefergelenkes im Alltag sollen die Kinder lernen zu erkennen und zu vermeiden. Dazu gehören einseitiges Kauen, Kauen harter Nahrungsmittel oder das Öffnen des Mundes ohne Protrusion. Auch Gewohnheiten wie Abstützen auf dem Unterkiefer, Zusammenpressen der Zähne bei Anstrengung und den Kiefer belastende Schlafpositionen gilt es abzubauen.

7.4.5 Hilfsmittelversorgung

Aufbissschiene (Abb. 7.6)
Zur Entlastung des Kiefergelenkes sollte das Kind schon bei den ersten Entzündungszeichen mit einer Aufbissschiene versorgt werden. Nach bisherigen Erfahrungen können sich die Kieferköpfchen rasch verformen und auch destruieren.
  Die Aufbissschiene wird in der Regel für die untere Zahnreihe angepasst. Der Abstand, der durch die Schiene zwischen den Zahnreihen entsteht, führt zu einer leichten Traktion im Kiefergelenk. Der Druck im Gelenk und die Gefahr einer Destruktion sinkt. Die Kinder verspüren eine deutliche Schmerzlinderung. Der Tonus der hypertonen Kaumuskulatur nimmt ab.
  Wie das Anfertigen von Einlagen und Handschienen sollte auch die Hilfsmittelversorgung bei Kieferarthritis den mit kindlichem Rheuma erfahrenen Zahnärzten und Kieferorthopäden vorbehalten sein. Nicht

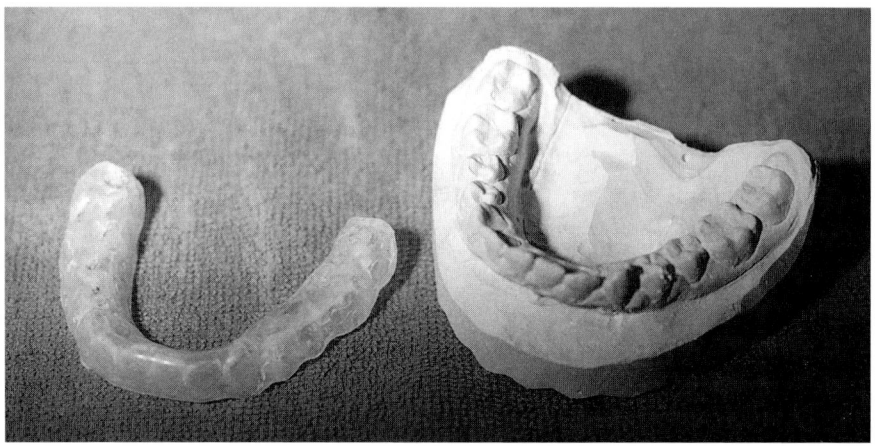

Abb. 7.6 Aufbissschiene

richtig angepasste Aufbissschienen schaden mehr, als dass sie nützen und verursachen unnötig hohe Kosten (Tab. 7.1).

KURZ UND BÜNDIG

Erstes Zeichen einer Arthritis des TMG ist die eingeschränkte Mundöffnung. Das durch Schmerzen reflektorisch gestörte Muskelgleichgewicht bedingt ein vermindertes Ventralgleiten des Caput mandibulae auf der betroffenen Seite. Nach längerem Krankheitsverlauf kann sich als Folge von Entzündung und Mangelfunktion eine Mikrogenie entwickeln.

Anfangs steht das Entspannen der Kaumuskulatur im Vordergrund der Therapie. Es folgt das passive Verbessern der Protrusion mit anschließendem Aktivieren des M. pterygoideus lateralis. Für den Alltag lernen die Kinder das physiologische Öffnen des Mundes sowie ein gelenkschonendes Verhalten.

Literatur

1. Feurer I.: Kraniomandibulär bedingte Dysfunktionen, Krankengymnastik Zeitschrift für Physiotherapeuten, 2060–2067, Pflaum Verlag München, 1999
2. Feurer N.: Kiefergelenkbeschwerden aus zahnärztlicher und physiotherapeutischer Sicht: Ursachen-Diagnose-Therapie, Krankengymnastik Zeitschrift für Physiotherapeuten, 2055–2058, Pflaum Verlag München, 1999

3. Liem Th.: Kraniosakrale Osteopathie, Hippokrates Verlag Stuttgart, 1998
4. Sander M., Jakstat H.A., Ahlers M.O.: Cranio-Mandibuläre Dysfunktion (CMD) – eine Aufgabe für den Physiotherapeuten, Krankengymnastik Zeitschrift für Physiotherapeuten, 2035–2040, Pflaum Verlag München, 1999
5. Voss H., Herrlinger R.: Taschenbuch der Anatomie, Gustav Fischer Verlag Stuttgart, 1975
6. Winkelmann C., Schreiber T.U., Weih C., Harrison P.R.: Ansätze zur Physiotherapie bei kraniomandibuären Dysfunktionen, Krankengymnastik Zeitschrift für Physiotherapeuten, 2042–2054, Pflaum Verlag München, 1999

8

Die Schulter

Riesenrad mit lockerer Verbindung zum Stamm

MARIANNE SPAMER

Die Schultern bilden die Aufhängung der oberen Extremität. Sie stellen über den Schultergürtel die Verbindung zwischen Armen und Händen mit dem Rumpf dar. Viele Tätigkeiten im Alltag hängen entscheidend von der Funktion der Schultern ab. Eine Arthritis im Schultergelenk entwickeln vor allem Kinder mit Polyarthritis oder der systemischen Form. Gelegentlich haben auch Jugendliche mit einer HLA B27 assoziierten Oligoarthritis eine Schulter betroffen. Knöcherne Destruktionen an der Schulter entstehen in der Regel erst nach längerem Krankheitsverlauf.

8.1 ANATOMIE UND BIOMECHANIK

Das Schultergelenk (Glenohumeralgelenk) bildet mit den Gelenken des Schultergürtels eine funktionelle Einheit. Der enorme Aktionsradius des Armes ergibt sich aus dem Zusammenspiel von vier Gelenken:
- Glenohumeralgelenk
- Akromioklavikulargelenk
- Sternoklavikulargelenk
- das funktionelle Gelenk zwischen Thorax und Skapula.

Das Schultergelenk, ein sehr bewegliches Kugelgelenk, bildet sich aus dem relativ großen Humeruskopf mit der flachen Gelenkpfanne der Skapula. Die lockere Kapsel gewährt große Mobilität, jedoch wenig Stabilität. Da die Pfanne nur nach oben hin knöchern durch das Akromion begrenzt wird, ist es Aufgabe der umgebenden Muskulatur, das Gelenk zu sichern.

Beim Schultergelenk handelt es sich um ein muskulär geführtes Gelenk mit sehr großer Beweglichkeit in allen drei Ebenen (2).

Das Sternoklavikulargelenk stellt die einzige knöcherne Verbindung zwischen Schultergürtel und Rumpf dar. Seine Beweglichkeit gleicht der eines Kugelgelenkes.

Das Akromioklavikulargelenk als planes Gelenk verbindet das Schlüsselbein mit dem Schulterblatt.

Thorax und Skapula bilden eine gelenkähnliche Verbindung. Direkt auf dem Thorax verläuft der M. serratus anterior und der M. subscapularis. Darüber hinweg bewegt sich die Skapula dreidimensional mit großer Bewegungsamplitude. Die Gleitbewegungen (Translationen) erreichen ein Ausmaß von bis zu 15 cm entlang der Horizontalen, die Rotationsbewegungen bis zu 60° um die Sagittalachse (4).

Das Schultergelenk und die Gelenke des Schultergürtels bilden funktionell eine Einheit. Eine endgradig freie Armbewegung ist nur bei voller Funktion aller vier Gelenke und der Brustwirbelsäule möglich.

Voraussetzung für eine koordinierte Armbewegung ist ein gutes Zusammenspiel der gesamten schulterumgreifenden Muskulatur. Sie hat zum einen die Aufgabe den Arm zu bewegen, zum anderen das ligamentär und kapsulär lockere Glenohumeralgelenk zu stabilisieren. Man spricht von einem humero-skapularen Rhythmus.

Die Inkongruenz des großen Oberarmkopfes mit der kleinen Gelenkpfanne sowie eine lockere Kapsel erklären die Luxationsgefahr des Humeruskopfes. Durch die Muskeln der Rotatorenmanschette wird einer Luxation vorgebeugt. Dazu gehören der M. supraspinatus, M. infraspinatus, M. teres minor und M. subscapularis. Ihre Sehnen liegen direkt der Gelenkkapsel auf oder verschmelzen mit ihr. Gemeinsam mit dem M. biceps brachii, dessen lange Sehne in der Gelenkkapsel verläuft, zentrieren sie den Oberarmkopf in der Pfanne.

Eine besonders wichtige Rolle spielt der M. supraspinatus. Er wirkt der luxierenden Kraft des M. deltoideus entgegen (4). Die physiologische Abduktion oder Flexion des Armes wird weitgehend durch das Wechselspiel von M. supraspinatus und M. deltoideus erreicht.

Die Innenrotatoren der Schulter überwiegen deutlich in Anzahl und Stärke gegenüber den Außenrotatoren. Dies erklärt die Ruhestellung mit dem einwärtsgedreht hängenden Arm von ca. 30° (4).

Die Schulterblattmuskulatur hat die Aufgabe die Skapula so einzustellen, dass die Schultergelenkspfanne ständig in bestmöglichem Kontakt zum Humeruskopf steht.

In Ruhe befindet sich das Schulterblatt in der Frontalebene, hinten, unten und leicht außen. Die Margo medialis verläuft parallel zur Wirbelsäule. Diese Position verlangt einen gleichmäßigen Tonus von Agonisten und Antagonisten. Es ergeben sich zwei Muskelsysteme:

– Der obere M. trapezius (pars descendens), der M. levator scapulae sowie die Mm. rhomboidei ziehen das Schulterblatt nach kranial und medial. Entgegengesetzt dazu arbeitet der M. serratus anterior. Er bewegt die Skapula nach lateral und kaudal.

– Der M. pectoralis minor zieht das Schulterblatt nach vorne unten, der untere Anteil des M. trapezius (pars ascendens) nach hinten unten.

8.2 PATHOMECHANIK

In Ruhestellung bereitet eine Arthritis des Schultergelenks bereits durch das Gewicht des hängenden Armes Schmerzen. Reflektorisch reagiert der Schultergürtel darauf mit einer Protraktion. Der vorher frei hängende Arm liegt nunmehr am Rumpf an und kann einen Teil seines Gewichtes an den Thorax abgeben. Das Schultergelenk wird entlastet.

Die Arthritis des Schultergelenks behindert vor allem das Heben des Armes (Abduktion und Flexion). Der kapselnahe Verlauf der Sehnen der Rotatorenmanschette und des M. biceps brachii vermindert schmerzbedingt die Funktion dieser Muskeln.

Bei längerem Verlauf kann zusätzlich Entzündungsgewebe in Gelenk oder Sehnenscheide mechanisch das flüssige Gleiten einzelner Sehnen behindern.

Besonders betroffen davon ist der M. supraspinatus. Als Folge seiner eingeschränkten Funktion ist sein Muskelzusammenspiel mit dem M. deltoideus gestört. Der Humeruskopf wird beim Heben des Armes nicht mehr ausreichend zentriert und stößt an das obere Pfannendach. Dies führt zu einer Kompression der Bursa subacromialis und der Rotatorenmanschette im Sinne eines Impingements. Die Schmerzsymptomatik nimmt zu (3).

Schmerzen bei Bewegungen im Glenohumeralgelenk werden durch frühzeitiges und verstärktes Bewegen der Skapula kompensiert.

Die bereits in Ruhe ständig angespannten Muskeln für die Elevation des Schultergürtels mit der Skapula müssen auch beim Bewegen des Armes vermehrt arbeiten. Es entwickelt sich zunehmend ein Muskelungleichgewicht (2).

> **MERKE**
> **Hypotone Muskulatur**
> – Rotatorenmanschette v. a. M. supraspinatus
> – M. biceps brachii, caput longum
> – M. deltoideus
> – unterer M. trapezius (pars ascendens).
>
> **Hypertone Muskulatur**
> – oberer M. trapezius (pars descendens)
> – M. levator scapulae
> – Mm. rhomboidei
> – M. pectoralis minor.

8.3 BEFUND

8.3.1 Anamnese

– Das Kind jammert beim Pullover an- oder ausziehen. Es lässt sich nicht helfen, sondern macht es lieber selber, jedoch umständlich.
– Gegenstände über Kopfhöhe können nicht mehr erreicht werden.
– Frisieren oder Halskette schließen bereitet Schwierigkeiten.
– Das Tragen oder Anheben schwerer Gegenstände verursacht Schmerzen in der Schulter.
– Schlafen auf der Seite ist durch eine schmerzhafte Schulter oft beeinträchtigt.

8.3.2 Orientierender Befund

Im Sitzen oder Stehen sollten die Arme bei maximaler Flexion locker neben die Ohren gelangen. Der Kopf darf dabei nicht nach vorne gebeugt werden. Die Beweglichkeit wird immer im Seitenvergleich beurteilt *(Abb. 8.1)*.

8 Die Schulter

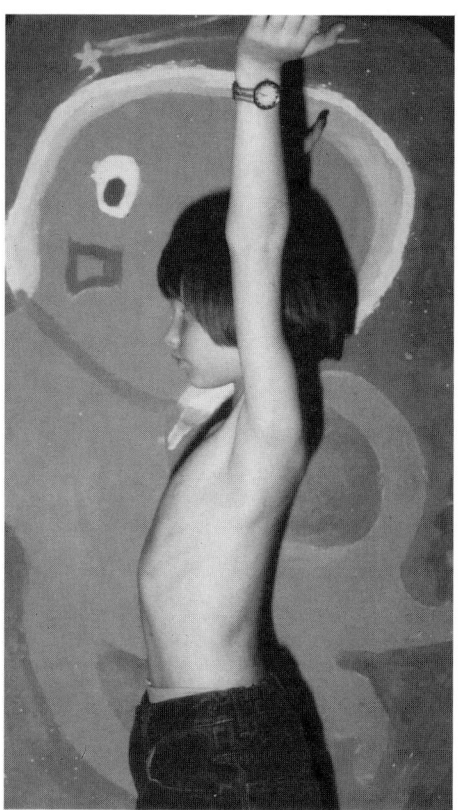

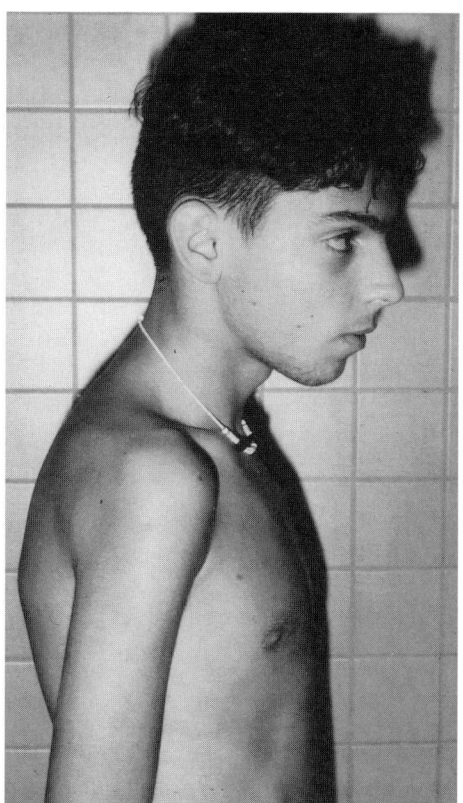

Abb. 8.1 Orientierender Befund Schulterflexion

Abb. 8.2 Protrahierter Schultergürtel

Eine floride Entzündung des Schultergelenkes lässt sich ausschließen, wenn beide Arme ohne Ausweichbewegung des Schultergürtels gleichmäßig und vollständig flektiert werden können und auch leichtes passives Nachdehnen am Bewegungsende keine Schmerzen bereitet.

Ist die Beweglichkeit eingeschränkt oder treten während des orientierenden Befundes Schmerzen auf, müssen die Schultergelenke und Schultergürtel genauer untersucht werden.

8.3.3 Genauer Befund

Messen der passiven Beweglichkeit

Gemessen wird am besten in Rückenlage auf einer Behandlungsliege.

Flex/Ext	180°/0/45°
IR/AR	70°/0/80°–90° in ca. 90° Abduktion
Abduktion	180°
horizontale Adduktion	30°–45°.

Während des Messens wird auf Ausweichbewegungen geachtet sowie das Endgefühl der Bewegung beurteilt. Schmerzen werden nach Lokalisation und Intensität erfasst.

Ist die Beweglichkeit auch nur in eine Richtung eingeschränkt, müssen die einzelnen Gelenke und Strukturen des gesamten Schultergürtels untersucht werden. Dies beginnt mit einer

Inspektion
- Ist eine Schwellung insbesondere über dem Sternoklavikulargelenk zu erkennen?
- Sind im Seitenvergleich oder beidseitig Muskelatrophien auffällig?
  Vor allem der M. deltoideus kann sehr schnell atrophieren. Die Ursache liegt fast immer in einem gestörten Muskelzusammenspiel der Rotatorenmanschette und des M. deltoideus.
- Ist der Schultergürtel ein- oder beidseitig protrahiert *(Abb. 8.2)*?
  Eine Protraktion des Schultergürtels entwickelt sich häufig als Schmerzschonhaltung bei Arthritis des Schultergelenkes.
- Besteht in Ruhe eine Seitendifferenz der Stellung beider Schulterblätter?
  Ist ein Schulterblatt stärker auswärts rotiert und steht weiter kranial als das andere, weist dies auf eine Schmerzschonhaltung des Glenohumeralgelenkes hin.
- Weist die Brustwirbelsäule eine verstärkte Kyphose auf?
  Eine eingeschränkte BWS-Extension wirkt sich nachteilig auf die Schulterflexion aus, da die BWS wesentlich an den letzten 10°–15°der Schulterflexion beteiligt ist.

Tastbefund
- Besteht ein Druckschmerz im Akromioklavikulargelenk oder Sternoklavikulargelenk als Hinweis auf eine Arthritis des jeweiligen Gelenks?

- Ist der Verlauf der langen Bizepssehne druckschmerzhaft, liegt meist eine Tendinitis vor.
- Welchen Tonus hat die schulterumgebende Muskulatur?
  Zumeist findet sich ein erhöhter Tonus des oberen M. trapezius, des M. levator scapulae, der Mm. rhomboidei, sowie des M. pectoralis minor. Hingegen ist der Tonus des M. deltoideus und der Muskeln der Rotatorenmanschette in der Regel vermindert.
- Wie steht der Humeruskopf in Ruhe in der Pfanne?
  Häufig sind eine Kranialisation und eine verstärkte Außenrotation zu tasten.

Funktioneller Befund

Während gleichzeitiger aktiver Abduktion beider Arme wird der »Humeroskapulare Rhythmus« im Seitenvergleich analysiert.
- Bewegen sich Skapula und Humerus im richtigen Verhältnis zueinander?
- Ist zu Beginn oder während der Abduktion eine, im Vergleich zum Humerus, vermehrte Skapulabewegung zu erkennen?
  Dies geschieht, wenn die Rotatorenmanschette den Humeruskopf nicht mehr richtig in der Pfanne zentrieren kann.
- Wird am Anfang der Bewegung der gesamte Schultergürtel nach oben gezogen?
  Dies spricht für eine mangelnde Aktivität des M. supraspinatus.
- Treten während der Armabduktion bis 90° Schmerzen im Schultergelenk auf, die im weiteren Verlauf der Bewegung wieder abnehmen?
  Daraus lässt sich auf ein Impingement schließen.

Im Anschluss daran werden Bewegungen getestet, die im Alltag benötigt werden. Dies sind vor allem der Nacken- und der Schürzengriff.

8.3.4 Spezielle Untersuchungen

Mit Hilfe der Ultraschalldiagnostik lassen sich neben Schwellung und Erguss im Schultergelenk gut eine Tendinitis der langen Bizepssehne und eine Bursitis der Bursa subacromialis darstellen.

Auf dem Röntgenbild ist zunächst ein Hochstand des Humeruskopfes erkennbar. Später lassen sich destruktive Veränderungen erfassen.

8.4 THERAPEUTISCHES VORGEHEN (Tab. 8.1)

8.4.1 Schmerzlinderung und Muskelentspannung

Thermotherapie (s. S. 329)
An der Schulter sollen die Patienten selbst mitentscheiden ob sie Wärme- oder Kälteanwendungen als angenehmer empfinden. Selbst kleine Kinder können dies oft schon gut beurteilen.

Massage und Elektrotherapie (s. S. 316 ff)

Traktion
Eine Traktion bis Stufe 2 entlastet das Schultergelenk und lindert somit die Schmerzen.

Zusätzlich können vorsichtig Gleitbewegungen des Humeruskopfes in die verschiedenen Richtungen ausgeführt werden. Schmerzhafte Bewegungsrichtungen werden dabei vermieden.

Tabelle 8.1 Physiotherapie der Schulter

Lindern der Schmerzen und Entspannen des M. trapezius pars descendens, des M. levator scapulae und des M. pectoralis min.:
• Physikalische Maßnahmen (s. S . 316 ff)
• Weiche Massage der hypertonen Muskulatur
• Haltungskorrektur insbesondere im Bereich der BWS
• Langsam intermittierende Traktion
• Leichte, evtl. langsam intermittierende Translation nach kaudal, dorsal und ventral
• langsames passives oder aktiv assistives Bewegen des Armes im schmerzfreien Bereich
– Über die Skapula
– Über den Arm
• Bewegen des Armes in der Schlinge
Mobilisation von Schulter und BWS
• Mobilisation der Skapula
• Translation des Humeruskopfes
• Translation im Sternoklavikular- und Akromioklavikulargelenk
• Mobilisation der Brustwirbelsäule

→

Tabelle 8.1 (Fortsetzung)

Wiederherstellen des muskulären Gleichgewichtes

Dehnen der verkürzten Schultergürtelmuskulatur
- Heiße Rolle
- Passive und aktive Dehntechniken
- Quermassage
- Wahrnehmungsschulung

Aktivieren der hypotonen Muskulatur
- Statisches Anspannen des M. serratus ant. und des unteren M. trapezius (pars ascendens) in der erreichten Endstellung nach dem Dehnen
- Aktives Bewegen der Skapula aus der Schonhaltung heraus
- Statisches Anspannen der einzelnen Muskeln der Rotatorenmanschette und des M. deltoideus

Bahnen physiologischer Bewegungsabläufe
- Widerlagernde Mobilisation
- Bahnen des humero-skapularen Rhythmus
- Umsetzen der physiologischen Schulterbewegung in den Alltag

VORSICHT
Bereitet selbst leichte Traktion Schmerzen, ist dies häufig ein Hinweis auf einen Gelenkerguss mit bereits überdehnter Gelenkkapsel. Von Traktionen sollte dann zunächst Abstand genommen werden.

Passives evtl. aktiv assistives Bewegen

– **Über das Schulterblatt**
Bei sehr schmerzhaften Schultergelenken lassen sich durch Bewegen des Schulterblattes in Seitlage bei gelagertem Arm die Schmerzen lindern.

– **Über den Arm**
Langsames Bewegen im schmerzfreien Bereich erfolgt in alle Bewegungsrichtungen, insbesondere jedoch in Flexion und in Außenrotation. Der Arm des Patienten liegt dabei gut unterstützt auf dem Unterarm des Therapeuten. Der Griff erfolgt sehr gelenknah.

Bewegt sich das Schulterblatt schon frühzeitig mit, sollte es fixiert werden.

Kleine Kinder lassen sich gut auf dem Schoß des Therapeuten mit speziellem Griff zur Fixation der Skapula behandeln *(Abb. 8.3)*.

8.4 Therapeutisches Vorgehen

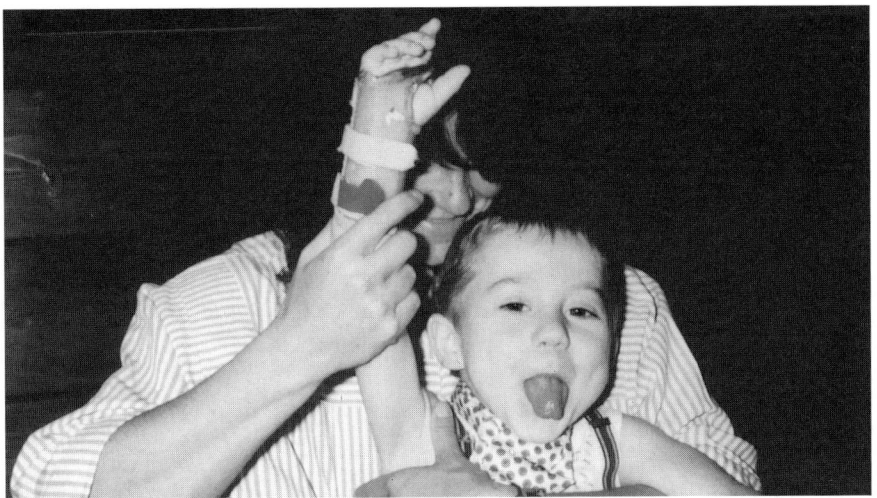

Abb. 8.3 Schulterflexion auf dem Schoß des Therapeuten

Schlinge

In Seitlage in der Schlinge kann das Schultergelenk hubfrei in Flexion und Extension bewegt werden *(Abb. 8.4)*. Lässt sich die Schulter bis 90° ohne Ausweichbewegung abduzieren, wird im Sitzen die horizontale Ab- und Adduktion geübt *(Abb. 8.5)*. Dies können die Kinder selbstständig, am besten kurz vor der Physiotherapie, durchführen.

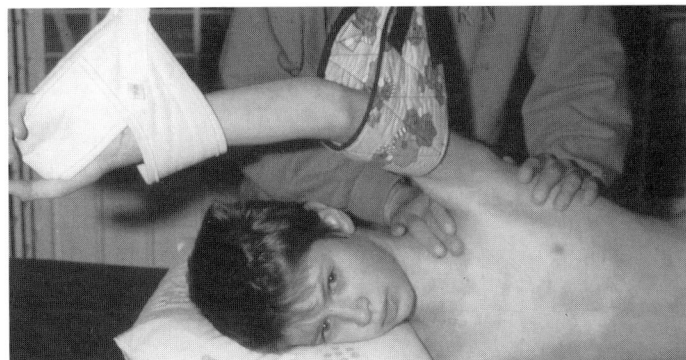

Abb. 8.4 Schlinge für Schulterflexion und -extension

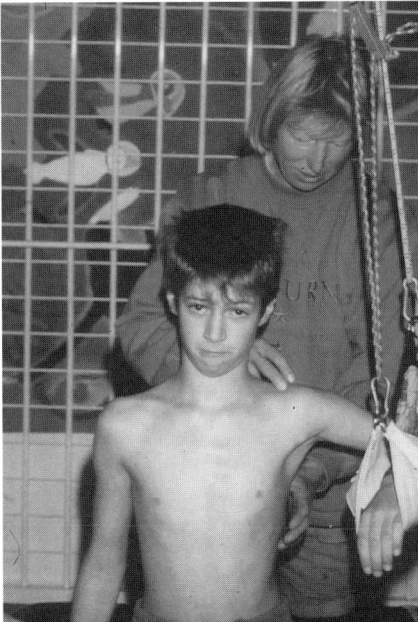

Abb. 8.5 Schlinge für horizontale Ab- und Adduktion im Sitz

Ausweichbewegungen der Skapula und der Wirbelsäule sollten jedoch regelmäßig korrigiert werden.

Zu Hause kann zum täglichen Üben eine einfache Schlingenaufhängung angebracht werden (s. S. 233).

Bewegungsbad

Für die Schulter lässt sich im Wasser die Auftriebskraft hervorragend nutzen. Auftriebskörper wie z. B. Schwimmflügel oder Handflossen halten den Arm an der Wasseroberfläche. Durch »Wischen« auf dem Wasser oder durch den höheren Wasserspiegel bei Kniebeugen wird die Schulter sehr schonend in verschiedene Richtungen bewegt.

8.4.2 Mobilisation

Die Schonhaltung des Schultergürtels in Protraktion verändert die Stellung der Schultergelenkspfanne (Fossa glenoidale). Somit verändern sich auch die Bewegungsachsen und Ebenen des Schultergelenkes. Eine effektive Schultermobilisation setzt daher eine physiologische Stellung der Skapula voraus.

Mobilisation der Skapula

Nach dem Konzept der Spiraldynamik® steht die Skapula physiologisch in der Frontalebene unten, außen. Diese Position lässt sich am günstigsten in Seitlage mit gelagertem Arm erarbeiten. Zu Beginn wird die Skapula passiv in diese Stellung gebracht. Je besser die Kinder diese Bewegungsrichtung wahrnehmen, desto mehr können sie anschließend die Bewegung aktiv ausführen.

Es ist das Ziel, dass die Kinder das Schulterblatt in der physiologischen Ruhestellung gegen leichten Widerstand stabilisieren können. Erst jetzt kann gezielt mit der Mobilisation des Humeruskopfes begonnen werden.

Translation des Humeruskopfes (1)

Das Kaudalgleiten ist die wichtigste Mobilisationsrichtung, um dem Impingement zu begegnen und um Flexion und Abduktion des Armes zu verbessern. Die Translation kann in Ruhestellung, aber auch während der Bewegung durchgeführt werden. Eine vorsichtige Translation nach dorsal bzw. nach ventral kann die Innen- bzw. Außenrotation verbessern.

Als Ausgangsstellung eignet sich zu Beginn die *Seit- oder Rückenlage*, später auch der Sitz.

Translation im Sternoklavikulargelenk, bzw. im Akromioklavikulargelenk
Ist die Beweglichkeit in einem der beiden Gelenke eingeschränkt oder treten Beschwerden auf, sollte dort eine Gleitmobilisation erfolgen.

Mobilisation der Brustwirbelsäule:
Die letzten 10–15° der Schulterflexion sind mit der Extension der BWS verbunden. Einschränkungen in diesem Bereich können je nach Befund mit verschiedenen Techniken oder Konzepten behandelt werden. Bewährt hat sich die hubfreie Mobilisation nach FBL (5.), Translationen nach dem Maitlandkonzept (7), Mobilisation nach dem Konzept der Spiraldynamik® (6) (s. S. 215 ff).

8.4.3 Wiederherstellen des muskulären Gleichgewichts

Die hypertonen bzw. verkürzten Muskeln werden gedehnt und anschließend die hypotonen bzw. inaktiven Muskeln aktiviert.

Dehnen der verkürzten Muskulatur
Ein gedehnter M. trapezius pars descendens, M. levator scapulae sowie M. pectoralis minor bilden die Voraussetzung für eine achsengerecht eingestellte Schultergelenkspfanne.

Gerade an der Schulter kann die Muskulatur sehr gut mit einer **heißen Rolle** vorbereitet werden. Die *Seitlage* als Ausgangsstellung bietet sich für die heiße Rolle ebenso wie für das anschließende Dehnen an.

Bei kleinen Kindern werden die oben genannten Muskeln auf Grund der mangelnden Mitarbeit **passiv gedehnt**. Dies erfolgt, indem die Skapula nach hinten unten außen geführt und dort gehalten wird. Dabei sollte das Schulterblatt möglichst in der Frontalebene stehen.

Eine weiche **Quermassage** der jeweiligen Muskeln unterstützt die Dehnung.

Ältere Kinder und Jugendliche können ihre Muskulatur gelenkschonend mit Hilfe der **Wahrnehmungsschulung** dehnen. Hierzu zieht der Jugendliche mehrmals den Schultergürtel nach vorne oben und spürt dieser Muskelspannung genau nach. Wieder in der Ausgangsposition versucht er die vorher gespannten Strukturen bewusst zu lösen und zu verlängern. Der Therapeut unterstützt taktil, indem er im Muskelverlauf Daumen und Finger auseinander schiebt.

Von den bekannten aktiven Dehntechniken ist an der Schulter die **Antagonistenhemmung** der **Postisometrischen Relaxation** vorzuziehen.

Jede Art der Dehnung ist nur dann effektiv, wenn anschließend die Gegenspieler aktiviert werden. Besteht kein Gegenhalt, verkürzt die gedehnte Muskulatur langfristig wieder.

Aktivieren der hypotonen Muskulatur
Der M. serratus anterior sowie der untere Teil des M. trapezius (pars ascendens) werden am besten aktiviert, indem das Schulterblatt nach dem Dehnen in der erreichten Endstellung statisch gehalten wird. Erst wenn das Kind die richtige Muskulatur anspannen kann, darf begonnen werden dynamisch zu arbeiten. Aus der Schonhaltung heraus bewegt das Kind die Skapula nach außen unten. Begonnen wird aktiv unterstützt. Ist dies ohne Ausweichbewegung möglich, darf die Intensität auf aktives Bewegen und Bewegen gegen leichten Widerstand gesteigert werden.

Erst wenn es dem Kind oder Jugendlichen gelingt, das Schulterblatt auch im Sitzen in der richtigen Position zu stabilisieren, wird mit dem Aktivieren der Rotatorenmanschette und des M. deltoideus begonnen.

MERKE
Bestehen knöcherne Destruktionen, muss besonders vorsichtig gearbeitet werden.

Es bieten sich zwei gelenkschonende Möglichkeiten an:
– Isometrisches Anspannen in schmerzfreien Armpositionen
– Anspannen in 0-Stellung des Armes gegen isometrischen Widerstand in die verschiedenen Bewegungsrichtungen.

M. deltoideus und Rotatorenmanschette lassen sich nur effektiv aktivieren, wenn gleichzeitig der humero-skapulare Rhythmus wieder hergestellt wird. Sobald beim Heben des Armes ein Impingement auftritt, werden diese Muskeln wieder in ihrer Aktivität reflektorisch gehemmt.

8.4.4 Bahnen physiologischer Bewegungsabläufe

Das falsche Bewegungsmuster beim Heben des Armes äußert sich in einem zu frühen Skapulaeinsatz kombiniert mit Hochziehen des Schultergürtels.

Mit **Widerlagernder Mobilisation** nach FBL lässt sich der richtige Bewegungsablauf hervorragend schulen *(Abb. 8.6)* (5). Treten dabei Schmerzen durch Impingement auf, sollte der Humeruskopf während der Armabduktion translatorisch nach kaudal bewegt werden.

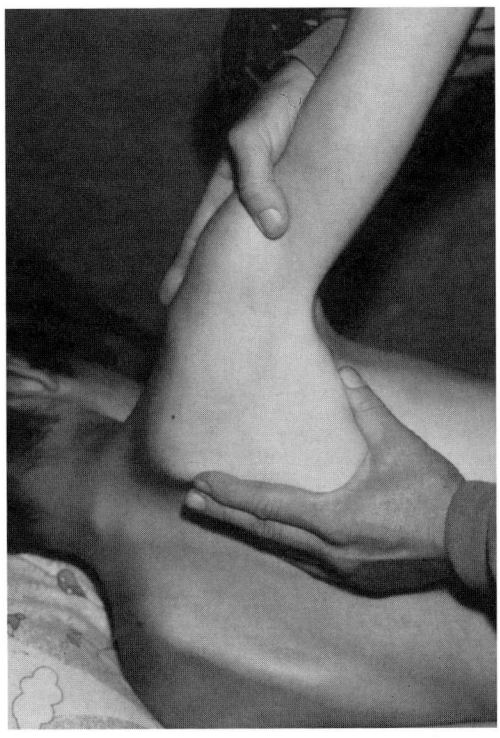

Abb. 8.6 Widerlagernde Mobilisation der Schulterabduktion

Die »Widerlagernde Mobilisation« erfolgt zu Beginn aktiv assistiv. Erst wenn der Bewegungsablauf gebahnt ist und keine Schmerzen auftreten, darf die Intensität gesteigert werden.

Sobald das falsche Bewegungsmuster durchbrochen ist, beginnt man das Üben des richtigen Zusammenspiels von Skapula und Humerus.

Bahnen des humero-skapularen Rhythmus
Unter ständiger Korrektur der Skapula bewegt das Kind seinen Arm aktiv in die Flexion.

Begonnen wird hubfrei in Seitlage. Fortgesetzt wird das Üben im Sitzen, das als Ausgangsstellung den täglichen Anforderungen an die Schulter mehr entspricht als das Liegen. Ziel ist das Anheben des Armes gegen die Schwerkraft ohne Kompensationsbewegungen der Skapula und des Schultergürtels.

Erst wenn dies gelingt dürfen andere muskelaufbauende Therapien einsetzen, immer vorausgesetzt, die Arthritis ist abgeklungen. Es eignen sich für ältere Kinder und Jugendliche:

- PNF Armpattern in die Flexion
- Übungen mit dem Theraband
- Armflexion im Schlingenkäfig mit leichtem Gewicht als Widerstand
- Übungen aus der Medizinischen Trainingstherapie.

Bei gleichzeitiger Arthritis des Ellenbogens oder der Hand muss entsprechend vorsichtig geübt werden, der Griff abgewandelt und Widerstände proximal des Ellenbogens gesetzt werden.

> **MERKE**
> Nur eine geeignete, korrekt ausgeführte Übung hilft langfristig die hypotone Muskulatur wieder aufzubauen. Ist die Übung zu schwierig oder ist der Widerstand zu groß, weicht das Kind in sein altes Bewegungsmuster aus. Dadurch ist die Physiotherapie ineffektiv. Sie schadet, indem sie die Fehlhaltung verstärkt.

Umsetzen der richtigen Schulterbewegung in den Alltag
Alltagsbewegungen sind wesentlich geprägt vom Alter des Kindes.

Ein **kleines Kind** greift nach einem hochgehaltenen Gummibärchen oder legt Murmeln in eine große Murmelbahn *(Abb. 8.7)*. Schwieriger ist schon das schnelle Abschlagen eines Luftballons.

Größere Kinder können Geschirr oder Wäsche über Kopfhöhe in einen Schrank einräumen oder etwas aus dem Schrank herausholen.

Streetball (ohne Springen bei Arthritis von Fuß-, Knie- oder Hüftgelenken) begeistert nicht nur die männliche Jugend.

Auch hier gilt es, bei jeder Tätigkeit Schultergürtel und Schulter zu korrigieren. Ist dies nicht möglich, wird mit einer leichteren Betätigung begonnen oder noch ein Schritt zurückgegangen.

In der **Ergotherapie** können die Kinder und Jugendlichen bei Spiel und bei handwerklichen Tätigkeiten lernen, ihre Schulter wieder richtig einzusetzen.

Ist die Schulter für die tägliche Pflege nicht ausreichend mobil, kann der Ergotherapeut Hilfen zum Kämmen, Waschen oder Zähneputzen anfertigen. Dies ist zum Glück selten notwendig (s. S. 297 ff). *(Tab. 8.1)*

KURZ UND BÜNDIG

Bewegungen in der Schulter werden bestimmt durch einen humero-skapularen Rhythmus. Eine Arthritis der Schulter führt durch ihr gestörtes Muskelgleichgewicht zu einem veränderten humero-skapularen Rhythmus.

8.4 Therapeutisches Vorgehen

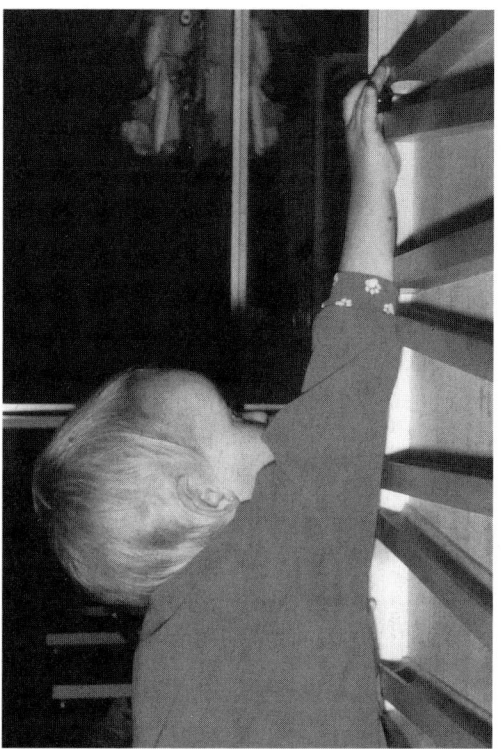

Abb. 8.7 *Aktive Schulterextension an der Murmelbahn*

Grundlage für eine gute Funktion des Schultergelenkes ist die physiologische Stellung der Skapula. Dies bedeutet gleichzeitig, dass die Gelenkpfanne achsengerecht steht.

Die Physiotherapie setzt daher an der Skapula an. Erst wenn die Skapula wieder im muskulären Gleichgewicht steht, wird mit der Arbeit am Schultergelenk direkt begonnen. Neben der Mobilisation muss vor allem das Muskelzusammenspiel zwischen Rotatorenmanschette und M. biceps brachii mit dem M. deltoideus neu erlernt und gebahnt werden.

Literatur

1. Deutsche Gesellschaft für Manuelle Medizin: Arbeitsheft Manuelle Therapie der Extremitätengelenke. Ärzteseminar Hamm (FAC) e.V., Springer Verlag Berlin, Heidelberg, 1988
2. Donhauser-Gruber U., Mathies H., Gruber A.: Rheumatologie, Lehrbuch für Physiotherapeuten, Pflaum Verlag München, 1996

3. Heller K.-D., Wirtz D.C., Neuss M., Niethard F.U.: Terminologie und Diagnostik subakromialer Erkrankungen, Krankengymnastik Zeitschrift für Physiotherapeuten, 1153–1162, Pflaum Verlag München, 1999
4. Kapandji I A.: Funktionelle Anatomie der Gelenke, Band 1 obere Extremität, Enke Verlag Stuttgart, 1985
5. Klein-Vogelbach S.: Funktionelle Bewegungslehre, 4. Auflage, Springer Verlag Berlin, Heidelberg, 1990
6. Larsen Ch.: Wirbelsäule – Prävention durch 3D-Bewegungsqualität, Krankengymnastik Zeitschrift für Physiotherapeuten, 826–837, Pflaum Verlag München, 1998
7. Maitland G.D.: Manipulation der Wirbelsäule, Springer Verlag Berlin, Heidelberg, 1994

9

Der Ellenbogen

Dreh- und Angelpunkt zwischen Schulter und Hand

ROSE-MARIE STEINBERG

Das Ellbogengelenk vermittelt zwischen zwei sehr beweglichen Nachbargelenken, Schulter und Handgelenk. Es vergrößert durch Beugung und Drehung die Bewegungsvielfalt des Armes und ermöglicht wichtige Alltagsfunktionen wie Essen oder Körperpflege. Gleichzeitig überträgt es, in Extension stabilisiert, die Kraft optimal von der Schulter zur Hand.

Entzündungen im Ellbogengelenk werden häufig erst bei der genauen Untersuchung erkannt. Schwellungen breiten sich in die Gelenkhöhle aus und sind äußerlich wenig sichtbar. Da das Ellbogengelenk nicht vom Körpergewicht belastet wird, fällt auch die Schmerzschonhaltung weniger auf.

Das Ellbogengelenk kann bei allen Formen der JCA mitbetroffen sein. Bei Polyarthritis geben etwa 75% und bei Oligoarthritis 25% der Kinder Beschwerden im Ellbogengelenk an.

9.1 ANATOMIE UND BIOMECHANIK

Im Ellbogengelenk artikulieren Humerus, Radius und Ulna miteinander. Es ist ein Gelenk mit drei Gelenkkörpern innerhalb der Gelenkkapsel. Am distalen Ende des Humerus liegt zwischen den Epikondylen das Capitulum humeri welches zwei getrennte Gelenkflächen für die beiden Unterarmknochen bildet. Die Ulna besitzt proximal einen gebogenen Fortsatz, das Olecranon. Dieser umfasst zangenartig die Trochlea des Humerus.

Radius und Ulna sind proximal gelenkig durch das Radioulnargelenk verbunden. Durch das Lig. anulare radii und die Membrana interossea entsteht eine straffe Verbindung. Beide Unterarmknochen folgen der Flexions- und Extensionsbewegung.

Die Gelenkhöhle, Fossa olecrani, ist weitverzweigt. In der Tiefe der Grube wird die Synovialschicht von lockerem fettreichen Bindegewebe unterpolstert. Als Spielraum für das große Bewegungsausmaß der Flexion bildet die Gelenkkapsel zahlreiche Synovialfalten.

Das Ellbogengelenk ist ein knöchern und durch Bänder gesichertes Gelenk. **Die knöcherne Sicherung beruht auf der zangenartigen Umfassung der Humerusrolle durch das Olecranon (Incisura trochlearis ulnae). Die Bandsicherung erfolgt durch die Kollateralbänder und das Lig. anulare radii (8).**

Der Ellenbogen besitzt zwei Freiheitsgrade. **Flexion** und **Extension** finden im Humeroulnar- und Humeroradialgelenk statt. **Pronation** und **Supination** erfolgen im proximalen Radioulnargelenk aber auch im distalen Radioulnargelenk im Handgelenksbereich.

Bei der Beugung und Streckung handelt es sich um reine Scharnierbewegungen. Nach der Neutral-Null Messmethode ist eine Beugung bis 150°, die Streckung bis zur 0-Stellung möglich. Bei Kindern kann der Arm jedoch häufig bis zu 15° überstreckt werden. Am Ende der Streckung stößt die Spitze des Olecranons gegen den Knochen der Ellbogengrube (8).

Drehbewegungen des Unterarmes aus der 0-Stellung heraus erreichen in Richtung Pronation und Supination jeweils 80–90°.

9.2 PATHOMECHANIK

Da es sich bei Flexion und Extension um reine Gleitbewegungen handelt, führen kleinste pathologische Veränderungen zu funktionellen Einschränkungen dieser Bewegungen (3).

Wird die Fossa olecrani durch Entzündungsgewebe und Erguss verlegt, behindert dies die Streckung des Ellbogengelenks.

Als schmerzentlastende Schonhaltung wird vom Kind unbewusst eine Beugestellung von 10–30° eingenommen. Schmerzbedingt schränkt sich die Beweglichkeit von Flexion und Extension ein, wobei Pronation und Supination noch lange Zeit frei bleiben können.

Es entsteht ein Muskelungleichgewicht, die Beuger werden hyperton, v. a. der M. brachioradialis, da er aus der Mittelstellung beugt. Reflektorisch hypoton wird der Strecker M. triceps brachii (10).

> **MERKE**
> **Schmerzschonhaltung:** Flexion 10–30°
> **Eingeschränkte Bewegungen:** Flexion und Extension, später auch Pro-/Supination
> **Hypertone Muskulatur**
> - M. brachialis
> - M. brachioradialis
>
> **Hypotone Muskulatur**
> - M. triceps brachii

9.3 BEFUND

9.3.1 Anamnese

Beim Spielen und bei Alltagstätigkeiten fällt auf, dass der betroffene Ellenbogen nie vollständig gestreckt wird *(Abb. 9.1)*. Der Arm wird weniger benutzt und auch nicht zum Abstützen eingesetzt. Manche Kinder gehen vom 4-Füßler-Gang wieder in den Unterarmstütz zurück oder stützen sich zur Armverlängerung über die Fingergrundgelenke ab *(Abb. 9.2)*. Sie lassen sich ungern Jacken oder Pullover anziehen oder an der Hand führen.

Die meisten dieser Anzeichen können auch auf eine Handgelenksarthritis hinweisen.

9 Der Ellenbogen

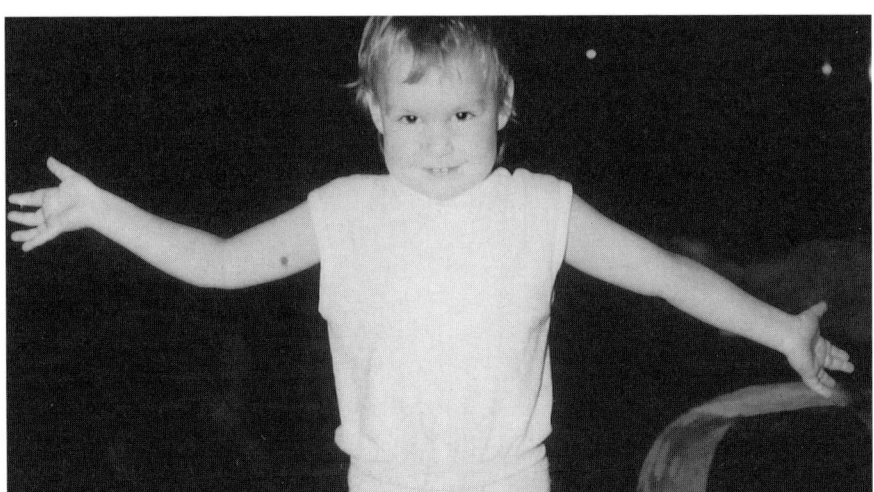

Abb. 9.1 Ständige Beugehaltung des Armes beim Spielen

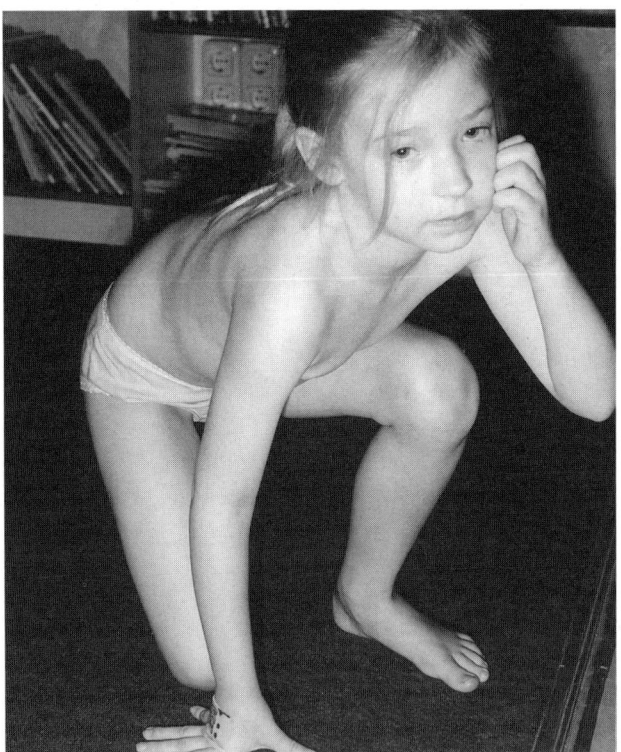

Abb. 9.2 Abstützen auf den Fingergrundgelenken zur Armverlängerung als Kompensation der Ellenbogenbeugestellung

9.3 Befund

Größere Kinder geben oft konkret Schmerzen im Ellbogengelenk an. Diese sind meist belastungsabhängig. Sie treten auf z. B. nach langem Abstützen, beim Schreiben, nach dem Fahrradfahren, beim Gehen mit Stützen oder beim Tragen von schweren Gegenständen.

9.3.2 Orientierender Befund

Die Schnelltests dienen zur Orientierung, ob die Ellbogengelenke oder Nachbargelenke betroffen sind (s. S. 65). Dazu strecken die Kinder im aufrechten Sitz gleichzeitig beide Arme nach vorne, so dass beide Handflächen in Dorsalextension im Handgelenk nach vorne zeigen (maximale Extension und Supination). Danach werden beide Handflächen zur gleichseitigen Schulter gebracht (maximale Flexion).

Bei **kleinen Kindern** untersucht der Therapeut die Beweglichkeit vorwiegend passiv *(Abb. 9.3a, b)*.

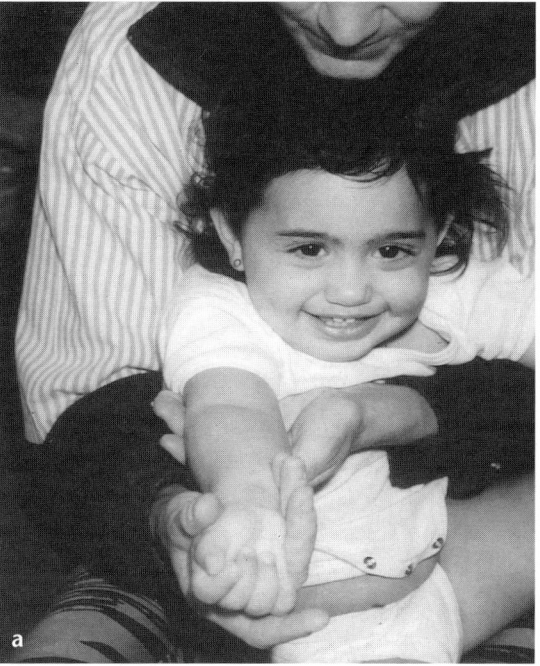 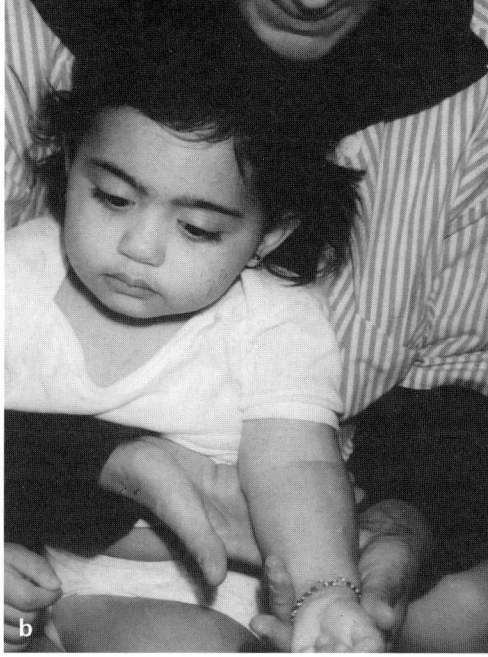

Abb. 9.3 *Passive Untersuchung der Ellenbogenextension*
a) freie Extension rechts
b) eingeschränkte Extension links

In Rückenlage wird im Seitenvergleich passiv die Beweglichkeit von Flexion und Extension sowie bei 90° Flexion die Pronation und Supination geprüft.

> **MERKE**
> Die Bewegungen sollten symmetrisch und ohne Ausweichbewegungen von Schulter oder Hand ausgeführt werden.

Eine Arthritis von Schulter- oder Handgelenk kann ähnliche Ausweichbewegungen hervorrufen. Deshalb müssen diese Gelenke ebenfalls auf ihre freie Beweglichkeit getestet werden.

9.3.3 Genauer Befund

Inspektion
Beurteilung der Schwellung:
- Sind die Grübchen dorsal beidseits des Olecranons sichtbar? Seitenvergleich!
- Ist ventral im Bereich der Gelenkfalte eine Schwellung sichtbar?

Tastbefund
- Tasten der Fossa olecrani auf Erguss und Synovialeinlagerung sowie Schmerzauslösung
- Tasten des Gelenkspalts von lateral. Bei der Umwendbewegung des Unterarms in Pronation und Supination kann man ein Vorwölben von Schwellung und Erguss spüren.

Messen der passiven Gelenkbeweglichkeit (nach der Neutral-Null-Methode)

Flexion	mind. 150°	Handflächen sollten locker zur gleichseitigen Schulter reichen
Extension	0-Stellg. – 15°	Endgefühl im Seitenvergleich prüfen
Pronation/ Supination	jeweils 90°	im Seitenvergleich

Beurteilen der Gelenkachsen
Achsenfehlstellungen in Folge der Arthritis sind beim Ellbogen selten. Zwar ist bei manchen Kindern eine vermehrte Valgusstellung des Armes zu beobachten, dabei handelt es sich jedoch in den meisten Fällen um die Kompensation einer mangelnden Extension des Ellbogengelenks (3). Durch Ausweichbewegung der Schulter in Außenrotation und Supination des Unterarms entsteht das Bild der Pseudo-Valgusstellung. Deshalb ist es wichtig zur Befundaufnahme die Achsen von Schulter-, Ellbogen- und Handgelenk in 0-Stellung zu bringen.

Wachstumsstörungen
Äußerlich erkennbare Wachstumsstörungen findet man bei Arthritis im proximalen Radioulnar- und Humeroulnargelenk normalerweise nicht.

9.3.4 Spezielle Untersuchungen

Die Ultraschalluntersuchung lässt von ventral und dorsal Ergussbildung bzw. Synovialisverdickung beurteilen. Im Röntgenbild zeigt sich im frühen Kindesalter eine Ossifikationsbeschleunigung der Epiphysen. Im fortgeschrittenen Stadium erkennt man Gelenkspaltverschmälerung und knöcherne Destruktion.

9.4 THERAPEUTISCHES VORGEHEN (Tab. 9.1)

9.4.1 Schmerzlinderung und Muskelentspannung

Lagerung
In akuten Fällen hilft eine leicht entstauende Unterlagerung des gesamten Armes, um die Schmerzen und den Muskeltonus zu senken.

Entlastung
Kurzzeitig kann der Arm in einer Unterarmschlinge ruhen. Wenn möglich, sollten die Kinder die Position häufig wechseln, d. h. zeitweise die Hand in Hosentasche, Hosenbund oder Gürtelschlaufe stecken und dann wieder frei pendeln lassen.

Traktion
Aus der Manualtherapie eignet sich die Traktion der Ulna nach distal. In Rückenlage oder Seitlage wird bei flektiertem Ellbogen im rechten Winkel zur Ulna manuell eine leichte Traktion ausgeübt. Dadurch werden der Druck im Gelenk reduziert und die Schmerzen gemindert (6).

Tabelle 9.1 Physiotherapie des Ellenbogens

Schmerzlinderung und Muskelentspannung
- Lagerung
- Entlastung
- Traktion
- Üben in der Schlinge
- Bewegungsbad
- Massage
- Passives Bewegen

Mobilisation
- Erarbeiten der Extension
- Erarbeiten der Flexion

Wiederherstellen des muskulären Gleichgewichtes
- Dehnen der Beugemuskeln
  - aktives Dehnen
  - passives Dehnen
- Aktivieren des M. triceps brachii

Bahnen und Schulen von Alltagsbewegungen

Hilfsmittel
- Gipslagerungsschienen
- Gewichtsentlastende Hilfsmittel
- Adaptierte Gehhilfen
- Schreibtisch/Schreibpult

Schlingenaufhängung

In akuten Fällen wird der Arm nur schmerzlindernd im Schlingentisch gelagert.

Später sollen die Kinder aus der Seitlage heraus den Arm in Schulterflexion und -extension bewegen und anschließend mit der Ellbogenbeugung kombinieren, also Flexion Schulter mit Flexion Ellbogen und Extension Schulter mit Extension Ellbogen *(Abb. 9.4)*. Diese Übung kann auch im Sitzen ausgeführt werden. Dazu wird der gesamte Arm in 90° Abduktion in die Schlinge gehängt. Die Bewegung ist horizontale Abduktion in der Schulter mit Extension des Ellbogens sowie horizontale Adduktion mit Ellbogenflexion. Die Kinder sollten dosiert üben, da zu starke Extension den Reizzustand fördern kann (9).

9.4 Therapeutisches Vorgehen

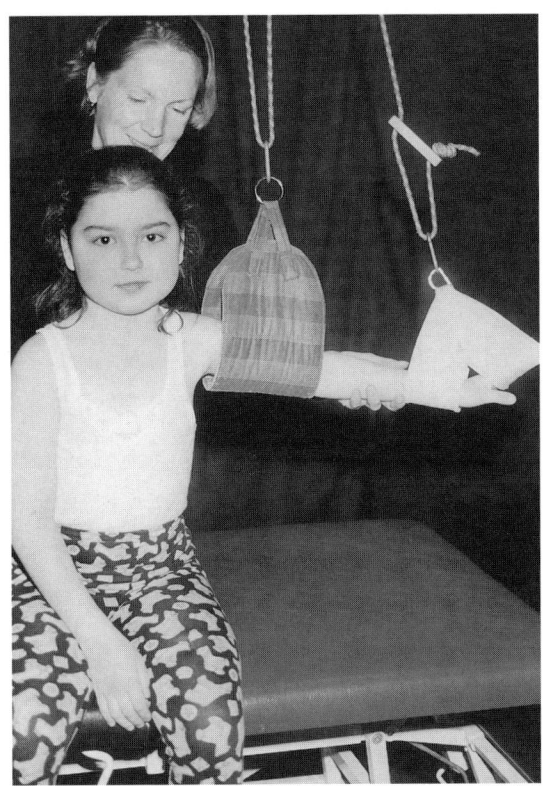

Abb. 9.4 Bewegen des Ellenbogens in der Schlinge: Horizontale Schulterabduktion mit Ellenbogenextension- Horizontale Schulteradduktion mit Ellenbogenflexion

Bewegungsbad
Wie in den allgemeinen Behandlungsprinzipien erwähnt, dürfen sich die Kinder im warmen Bad frei bewegen und austoben. Um die tonussenkende Wirkung des warmen Wassers und die Auftriebskraft auszunutzen, muss das Kind jedoch bis zu den Schultern im Wasser stehen. Beim Brustschwimmen wirkt das Wasser als Widerstand, und die Kinder sollten nur wenige Züge hintereinander schwimmen.

Massage
Weiches Massieren der hypertonen Beugemuskulatur hilft den Tonus zu senken.

Langsames passives Bewegen
In entspannter Rückenlage wird vorsichtig der Unterarm aus der Schmerzschonhaltung bewegt. Dazu wird der Arm leicht abduziert, so dass nur noch der Oberarm, aber nicht das Ellbogengelenk auf der Bank

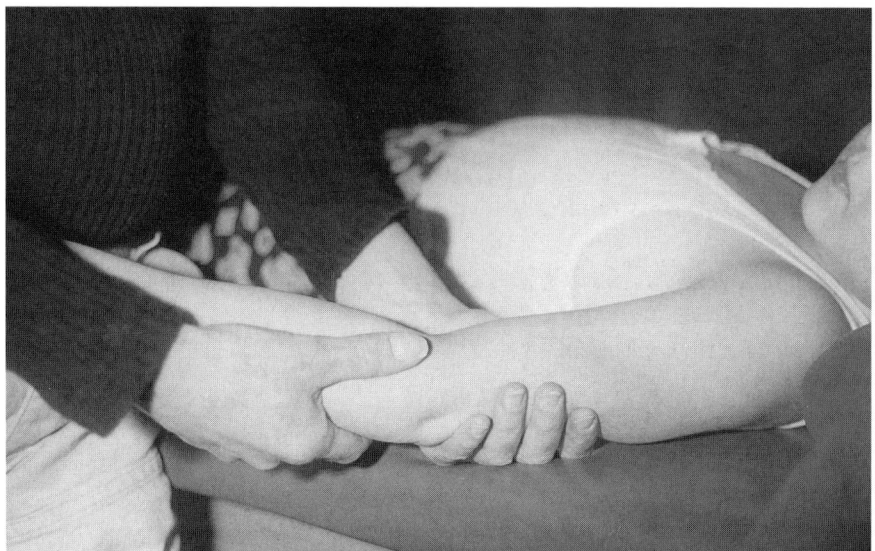

Abb. 9.5 *Langsames passives Bewegen des Ellenbogens in die Extension*

liegt. Der Unterarm wird vom Therapeuten gehalten . Der Griff ist weich und gelenknah. Die Bewegung erfolgt in die Extension *(Abb. 9.5)*.

VORSICHT
Es darf keine longitudinale Traktion durchgeführt werden!

9.4.2 Mobilisation

Erarbeiten der Extension
Wie oben schon erwähnt, ist es wichtig, zuerst die Achsenstellung zu korrigieren, d. h. Schulter, Ellbogen, Hand in 0-Stellung einzustellen. Durch langsames passives Bewegen wird der Ellbogen in die mögliche schmerzfreie Extension gebracht *(Abb. 9.5)*. Man geht einige Grade zurück und führt in dieser Stellung manuell eine Ulnatraktion nach distal aus. Die manuelle Traktion ist völlig ausreichend. Für eine Traktion bis Stufe II ist ein Gurt nicht notwendig. Außerdem reagieren Kinder häufig mit einer Abwehrspannung der Ellbogenbeuger darauf.

Vorrangiges Ziel ist, die volle Extension zu erreichen. Geringgradige Beugedefizite werden nicht gezielt behandelt. Bei maximaler Beugung nimmt der intraartikuläre Druck extrem zu und kann das Entzündungsgeschehen fördern. Mit dem Rückgang der Entzündung verbessert sich auch wieder die Beugung.

Erarbeiten der Flexion
Ist die Flexion nur bis max. 100° möglich, wird auch diese behandelt. Hierzu eignet sich ebenfalls die Ulnatraktion nach distal in der maximal möglichen Flexionsstellung (6).

9.4.3 Wiederherstellen des muskulären Gleichgewichts

Dehnen der Beugemuskulatur
Als Ausgangsstellung eignet sich am besten die Rückenlage. Die Beugemuskeln werden über den Unterarm gedehnt, je nach Muskel wird der Unterarm in Pronation (M. biceps brachii) in Supination (M. brachialis) oder in 0-Stellung (M. brachioradialis) gebracht.

> **VORSICHT**
> Besondere Vorsicht ist beim Dehnen des M. biceps brachii angezeigt. Entzündungsbedingt ist das Ringband, welches den Radius an der Ulna führt, gelockert und eine Radiusköpfchenluxation könnte begünstigt werden.

Bei größeren Kindern können gezielte aktive Dehntechniken angewendet werden (5).

Aktives Dehnen
Geeignet ist die Hemmung des Agonisten über das Anspannen des Antagonisten (reziproke Hemmung) d. h. über das Anspannen des M. triceps brachii wird die kontrakte Beugemuskulatur gehemmt und entspannt, um dann nach kurzem Entspannen weiter in die Extension zu mobilisieren (4).

Aktiv unterstützt bewegen die Kinder in die bestmögliche Extension und halten isometrisch diese erreichte Endstellung.

Passives Dehnen
Bei kleinen Kindern ist das Dehnen etwas schwieriger. Sie lassen sich ungern längere Zeit festhalten. Die Dehnung erfolgt vorwiegend passiv, und der Therapeut versucht so lange wie möglich die bestmögliche Extensionsstellung zu halten. Einfacher ist es, wenn die Kinder durch Vorlesen, etc. mit Hilfe der Eltern abgelenkt werden.

9 Der Ellenbogen

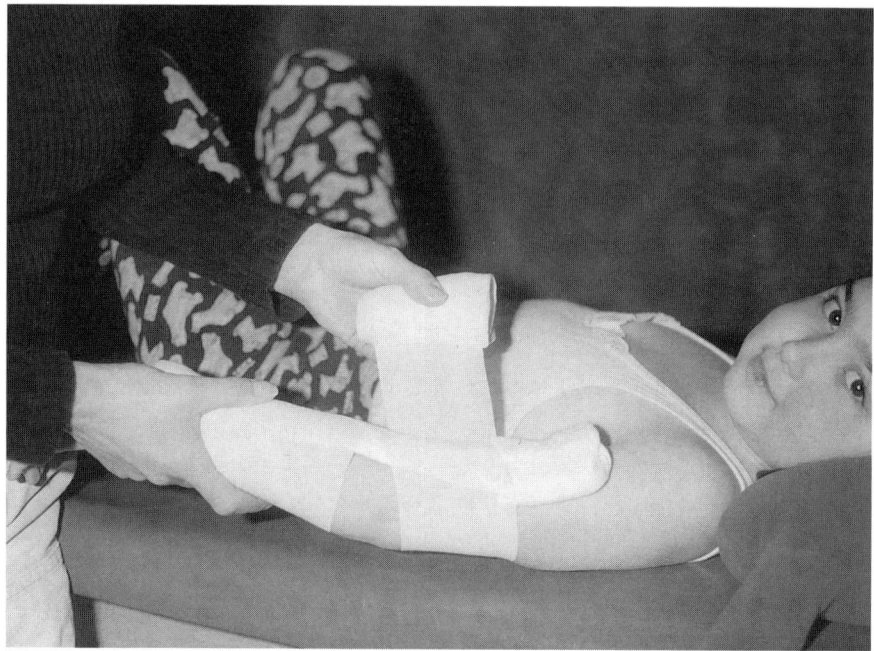

Abb. 9.6 Anwickeln einer ventralen Gipsschiene nach dem Dehnen der Ellenbogenflexoren

Nach der Behandlung werden individuell angefertigte Gipsschienen angewickelt, um die Dauer der Dehnung zu verlängern *(Abb. 9.6)* (s. S. 161 ff).

Aktivieren der hypotonen Muskulatur

Im Anschluss an die Dehnung wird die erreichte Extension isometrisch gehalten, damit die Kinder wieder ein Gefühl für den M. triceps brachii und die wieder erreichte Gelenkstellung bekommen. Dabei müssen Ausweichbewegungen von Schulter und Hand sofort korrigiert werden. Sobald die Kinder den M. triceps brachii in der Extensionsstellung wieder anspannen können, führen sie die ganze Extensionsbewegung zuerst mit Unterstützung und dann zunehmend selbstständig aus. Somit erlernen sie wieder stufenweise Bewegungsgefühl und physiologisches Muskelzusammenspiel im Ellbogengelenk. Dosierte Widerstände und Bewegungsabläufe in Verbindung mit Pronation und Supination steigern die Intensität der Übungen.

9.4.4 Bahnen physiologischer Bewegungsabläufe

Bei **kleinen Kindern** gestaltet sich dies spielerisch.
Hier einige Anregungen:

- **Schulen der Extension im Ellbogen**
  - Gegenstände vom Boden einsammeln
  - Kugeln möglichst hoch in die Kugelbahn legen
  - Bälle in einen hochgestellten Eimer werfen *(Abb. 9.7)*
  - Teig ausrollen
  - Bilder weit oben an den Spiegel kleben.

- **Schulen des Muskelzusammenspiels:**
  - Gesicht anmalen
  - Spangen ins Haar klemmen.

- **Schrittweise gesteigerte Gewichtübernahme:**
  - Handdruck am Spiegel und dann auf Papier *(Abb. 9.8 und 9.9)*.

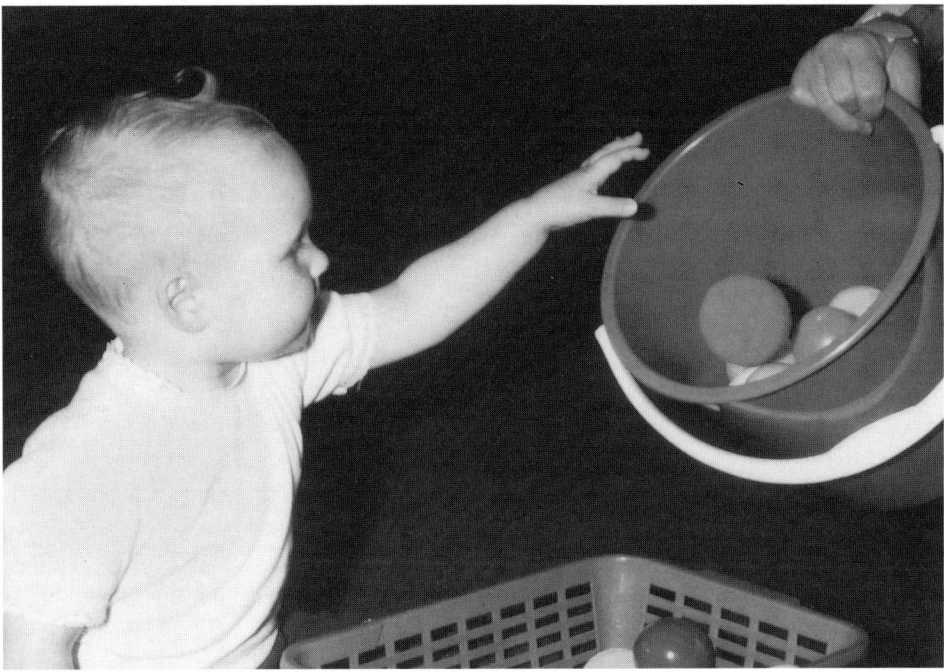

Abb. 9.7 Bälle in einen hochgehaltenen Eimer werfen, zum Üben der aktiven Ellenbogenextension

9 Der Ellenbogen

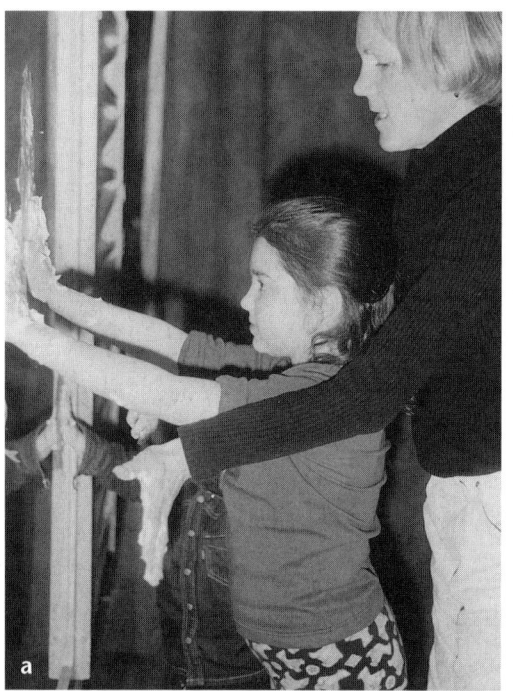
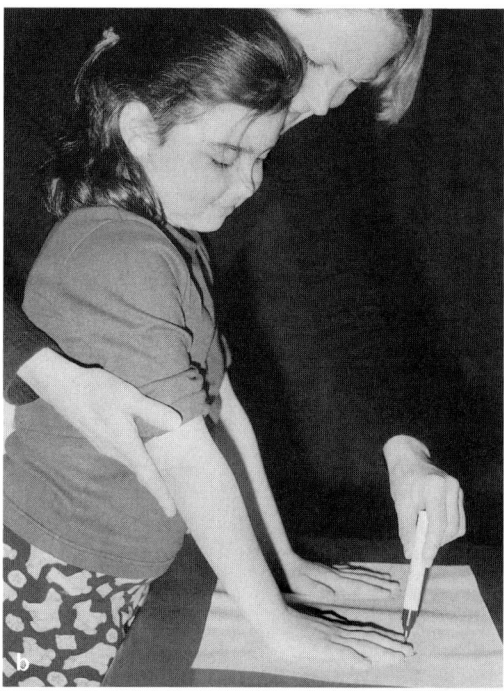

Abb. 9.8 Handabdruck mit maximaler Ellenbogenextension:
a) unbelastet mit Rasierschaum am Spiegel
b) teilbelastet auf einem Papier »Umfahren« der Finger

> **VORSICHT**
> Das Kind darf nicht mit Elevation und Protraktion der Schulter ausweichen!
> Weicht das Kind mit den Nachbargelenken aus, sind die Übungen noch zu schwierig, und die Behandlung muss einen Schritt zurück gehen.

Bei **größeren Kindern** eignen sich verschiedene aktive krankengymnastische Behandlungstechniken. Diese sollten immer an den Gelenkbefund angepasst sein:

- **PNF-Konzept**
  - Armpattern ohne mittleren Drehpunkt zur Stabilität des Ellbogengelenks in Extension.

> **VORSICHT**
> Auf extreme Vordehnung und Stretch sollte zum Schutz der Gelenke verzichtet werden.

- Die Technik der rhythmischen Stabilisation erfordert einen hohes Maß an muskulärer und mentaler Koordination (2).

> **VORSICHT**
> Die rhythmische Stabilisation kann die Kinder schnell überfordern.

- **Ellbogen- und Schulterübungen nach Fr. Klein-Vogelbach**
  Auch diese Übungen sind sehr komplex und müssen nach ihrem Schwierigkeitsgrad auf das Kind abgestimmt werden (7).
- **Übungen im Schlingentisch** gegen Widerstände durch *leichte* Gewichte über Rollenzüge (9).
- **Abstützen** bei Gewichtsverlagerung im Sitz auf dem Stuhl und auf dem Ball mit zunehmender Gewichtsübernahme.
- **Übungen mit dem Thera-Band.**

> **VORSICHT**
> Die drei letztgenannten Übungen dürfen erst durchgeführt werden, wenn der Ellenbogen keinerlei Entzündungszeichen mehr aufweist.

Ungeeignet sind:
- Gelenkbelastende Ausgangsstellungen wie Ellbogenstütz, Vierfüßlerstand
- Übungen mit Gewichten wie z. B. Hanteln, schweren Bällen, etc.
- Hängeübungen an Ringen, Kletterwand etc.

9.4.5 Hilfsmittel

Gipslagerungsschienen
In der bestmöglichen Extensionstellung des Ellbogengelenks und möglichst in der Pro-/Supinationsmittelstellung wird eine ventrale Gipsschale angefertigt, welche Ober- und Unterarm weit bedeckt. Dorsale Schienen sind wegen des Drucks auf das Olecranon ungeeignet.

Da die Schienen durch den Trocknungsprozess schrumpfen, müssen sie noch im feuchten Zustand geweitet und nach dem Trocknen weich gepolstert werden.

Die Schienen werden am besten nach der krankengymnastischen Behandlung für 15–20 min angelegt. Beim Anwickeln ist darauf zu achten, dass nur wenig Druck auf das Olecranon kommt *(Abb. 9.6)*. Bei stark entzündetem Ellbogengelenk sollte auf eine Schienenbehandlung verzichtet werden. Die Kinder dürfen keine Schmerzen während und nach der Dehnung haben. Ein kurzzeitig steifes Gefühl nach der Schienentherapie kann gelegentlich auftreten. Bessert sich die Gelenkbeweglichkeit, werden neue Schienen angefertigt.

Gewichtsentlastende Hilfsmittel und Tipps
Unterarmschlingen, Dreieckstuch, Abduktionsschienen sind nur kurzzeitig in einer akuten Phase erlaubt. Wichtig ist, dass der Ellbogen schmerzfrei in Bewegung bleibt und die Position gewechselt wird. Nach Injektionen und Operationen kann eine Gelenkentlastung für wenige Tage notwendig sein, doch sollte in dieser Zeit die Krankengymnastik intensiviert werden.

Als **Entlastung für zu Hause** hilft es den Kindern, die Hand in die Hosen- oder Manteltasche zu stecken oder am Hosenbund einzuhängen.

Gehhilfen
Da bei den meisten Kindern auch Gelenke der unteren Extremität betroffen sind, müssen die dafür notwendigen gewichtsentlastenden Gehhilfen an den Befund im Ellenbogengelenk angepasst werden.

Unterarmgehstützen
– Die Stützenhöhe muss der Extensionsmöglichkeit des Ellenbogens entsprechen.
– Der Köcher sollte unterhalb des Gelenkes enden. Er darf niemals auf das Olecranon drücken.
– Die Handgriffe werden weich gepolstert.
– Physiologisch erfolgt das Stützen in leichter Pronation. Ist dies nicht möglich kann der Winkel zwischen Handgriff und Oberarmköcher supinatorisch verändert werden (1).

Generell sollten, in Absprache mit dem Patienten, Unterarmgehstützen möglichst durch Roller oder Fahrrad ersetzt werden.

Therapieroller, Fahrrad
Die Lenkerhöhe sollte so hoch wie möglich eingestellt sein, damit das Ellbogengelenk möglichst wenig Gewicht durch Abstützen übernehmen muss. Ist die Stellung der Handgriffe in Pronation unbequem, kann diese durch »Lenker-Hörnchen« verbessert werden.

Schreibtisch/Schreibpult
Viel Zeit verbringen die Kinder sitzend am Schreibtisch. Sie sollten Aufstützen auf den Ellbogen und langes Verharren in der gleichen Position vermeiden. Optimal wäre eine mobile Sitzunterlage im Wechsel mit einem Stehpult.

In der **Ergotherapie** werden die krankengymnastischen Übungen in Alltagssituationen umgesetzt. Beim Basteln, Malen, Flechten, Töpfern werden Muskelzusammenspiel und Koordination von Ellbogen und Hand gefördert. Gemeinsam mit den Kindern wird nach möglichen Hilfsmitteln und einer optimalen Arbeitsplatzgestaltung gesucht. Die Ergotherapie hat einen hohen Stellenwert bei der Ellbogenbehandlung (s. S. 297 ff).

KURZ UND BÜNDIG

Eine Arthritis des Ellenbogens führt rasch zu einer Schmerzschonhaltung in leichter Flexionsstellung. Bei längerem Verlauf verlegt häufig entzündliches Gewebe die Fossa olecrani und behindert mechanisch die Ellenbogenextension.

Die Mobilisation in Extensionsrichtung muss daher vorsichtig erfolgen. Zum Schutz des Gelenks werden die Ellenbogenbeuger in 0-Stellung von Pro- und Supination gedehnt.

Das Aktivieren des M. triceps brachii lässt sich in Kombination mit Pronation oder Supination durchführen.

Es sollten nur Alltagsbewegungen ohne Gewichtsbelastung geschult werden, wie z. B. Ausstrecken des Armes nach Gegenständen, nicht jedoch Stützen oder Hängen auf/am betroffenen Arm.

Literatur

1. Bronner O.: Das Ellbogengelenk, Pflaum Verlag München, 1989
2. Buck M., Beckers D., Adler S.: PNF in der Praxis, Springer-Verlag Berlin, Heidelberg
3. Donhauser-Gruber U., Mathies H., Gruber A.: Rheumatologie, Lehrbuch für Physiotherapeuten, Pflaum Verlag München, 1996

4. Eder M., Tischler H.: Chirotherapie vom Befund zur Behandlung, Hippokrates Verlag, Stuttgart, 1987
5. Evjienth O.: Muscle Stretching in Manuel Therapy, Jern Hamburg Vol 2, Alvter-Rehab-Verlag, 1993
6. Kaltenborn F., Evjient O., Norlis O.: Manuel Mobilisation der Extremitäten, Band 1 Bockhandel Universitets Gathen 24 0161 Oslo 1 Norwegen, 1989
7. Klein-Vogelbach S.: Funktionelle Bewegungslehre, 4. Auflage, Springer Verlag Heidelberg, 1990
8. Rauber A./Kopsch F.: Anatomie des Menschen, Bewegungsapparat Band I, Georg Thieme Verlag Stuttgart, 1987
9. Seyfried A.: Pathophysiologische Grundlagen der Bewegungstherapie chronisch entzündlicher Gelenk- und Wirbelsäulenerkrankungen, Eular Verlag Basel, 1984
10. Truckenbrodt H., Häfner R., Spamer M.: Gelenkfehlstellungen bei juveniler chronischer Arthritis, Deutsches Ärzteblatt, 2356–2361, 1996

Die Hand

Multifunktionelles Kommunikationswerkzeug

STEPHANIE LARDSCHNEIDER

Eine Entzündung im Handgelenk lässt sich von außen häufig nur an einer diskreten dorsalen Schwellung erkennen. Funktionseinbußen sind jedoch schon sehr früh festzustellen. Die Handgelenke können bei allen Subgruppen mitbetroffen sein. In der frühkindlichen Entwicklung spielen die Hände eine wichtige Rolle. Eine Arthritis im Handgelenk kann bei Kleinkindern zu Perzeptions- und Entwicklungsstörungen führen, da sie nicht richtig greifen und stützen können.

10.1 ANATOMIE UND BIOMECHANIK

Das Handgelenk setzt sich aus zwei Teilen zusammen: dem proximalen (Art. radiocarpalis) Eigelenk und dem distalen (Art. mediocarpalis) verzahnten Scharniergelenk (3).

Beide Gelenke stehen in Verbindung mit den Handwurzelknochen (Carpalia) ebenso wie das Daumensattelgelenk.

Das Handgelenk ist ein bandgeführtes Gelenk, dessen Stabilität und Kraftübertragung durch einen festen Kapselbandapparat gewährleistet wird. Nur die Sehnen der gelenkfern am Unterarm liegenden Muskulatur ziehen über das Gelenk. Sie bewegen das Handgelenk in Dorsalextension und Palmarflexion, sowie in radiale und ulnare Abduktion.

Von allen Muskeln, die auf das Handgelenk einwirken, setzt nur der M. flexor carpi ulnaris direkt an den Handwurzelknochen an (Os pisiforme). Die anderen Muskeln ziehen über den Karpus hinweg.

In Kombination mit den Umwendbewegungen zwischen Radius und Ulna, der Pronation und Supination, ergibt sich die Bewegungsvielfalt eines Kugelgelenkes.

Die physiologische Nullstellung der Mittelhand in horizontaler Ebene verläuft als Linie vom Unterarm durch das Metacarpale III.

Die Handwurzelknochen sind beim Kind anfangs nur knorpelig angelegt. Sie verknöchern bis zum 12.Lebensjahr. Im Gegensatz zum Erwachsenen benutzen Kinder ihre Hand verstärkt in Pronation des Unterarmes. Die Pronation des Unterarmes steht immer in Verbindung mit einer Ulnarabduktion der Mittelhand, und somit ist dies die vorherrschende kindliche Handstellung (2).

10.2 PATHOMECHANIK

Eine Arthritis im Handgelenk führt zu einem erhöhtem Gelenkinnendruck und löst eine reflektorische Schmerzschonhaltung aus. Es kommt zu verschiedenen Veränderungen im Bereich des Handgelenks.

Schonhaltung der Mittelhand: Besonders die Extension im Handgelenk verstärkt den intraartikulären Druck und führt zu Schmerzen. Jeder Versuch die Handextensoren anzuspannen wird daher unbewusst vermieden. Die Kinder greifen nicht mehr mit dorsalextendierter Hand. Zur Schmerzentlastung halten sie das Handgelenk in leichter Palmarflexion und Ulnarabduktion *(Abb. 10.1)*.

Der M. flexor carpi ulnaris stabilisiert das Gelenk in der Schmerzschonhaltung, er wird hyperton.

Die Handextensoren (M. extensor carpi ulnaris, M. ext. carpi radialis longus und brevis) lassen in ihrer Spannung nach und werden hypoton und inaktiv.

Da die Kinder nun sämtliche Alltagsbewegungen in der Schonhaltung ausführen, nimmt das gestörte Muskelgleichgewicht weiter zu. Im weiteren Verlauf führt dies zu einer fixierten **Ulnardeviation** mit Kontraktur des M. flexor carpi ulnaris sowie einer Inaktivitätsatrophie der Handextensoren. Bei längerem Verlauf kann die Ulna im Wachstum zurückbleiben, wodurch die Ulnardeviation der Mittelhand begünstigt wird.

10.2 Pathomechanik

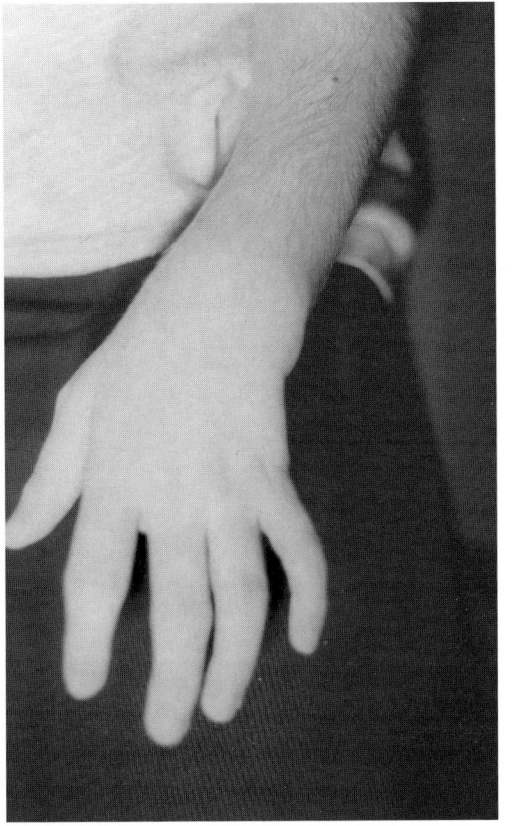

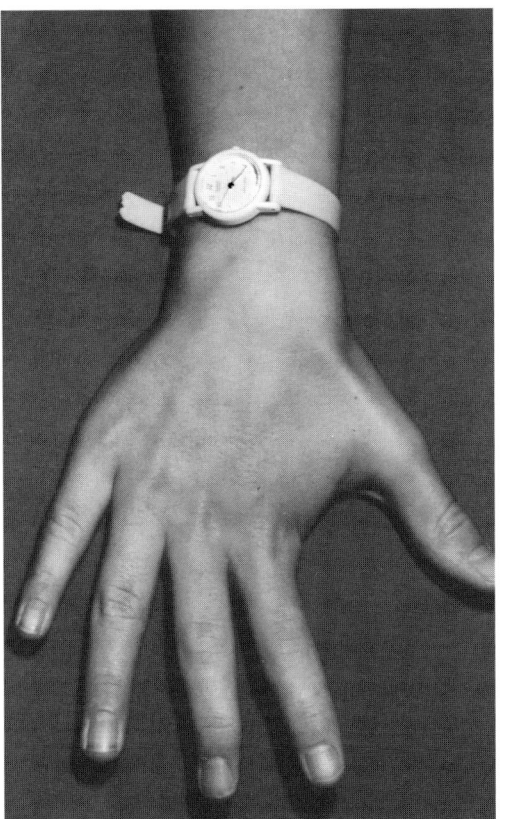

Abb. 10.1 Schonhaltung in Palmarflexion und Ulnarabduktion

Abb. 10.2 Kindliche Handskoliose

Relativ häufig entwickelt sich daraus eine kindliche Handskoliose. Weicht die Mittelhand nach ulnar ab, ziehen die Finger oft kompensatorisch in den Grundgelenken nach radial, um die Hand-Finger-Achse zu erhalten. Es zeigt sich das Bild einer kindlichen Handskoliose mit Ulnarabduktion der Mittelhand und Radialabduktion der Finger *(Abb. 10.2)*.

Eine weitere Fehlstellung bildet die Subluxation des Handkarpus nach volar. Der Kapselbandapparat, dessen Stabilität für die Kraftübertragung notwendig ist, lockert sich entzündungsbedingt. Durch den verstärkten Zug des M. flexor carpi ulnaris kann dies zum Abgleiten der proximalen Handwurzelreihe nach volar führen *(Abb. 10.3)*.

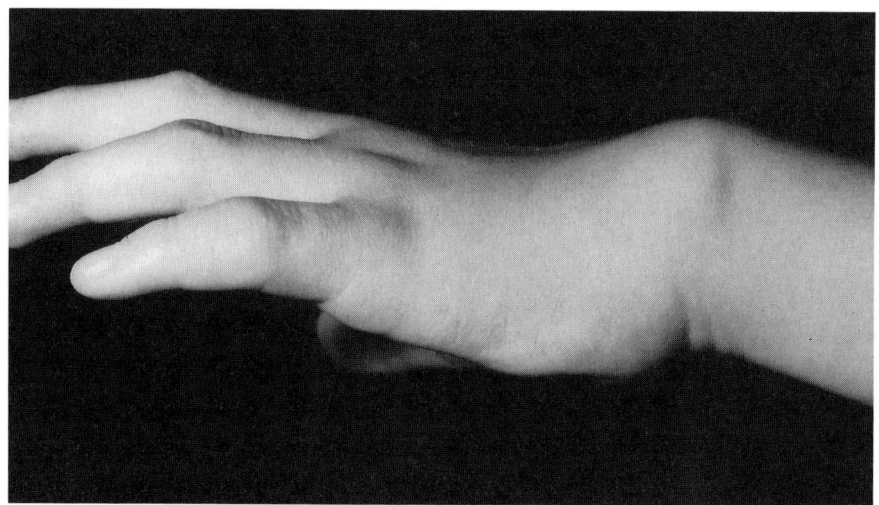

Abb. 10.3 Subluxation des Karpus nach volar

Jedes Anspannen der Finger- und Handextensoren fördert den Schub nach volar und verstärkt damit die Subluxation. Man findet verschiedene Formen der Subluxation:
- Ein Abgleiten der ulnaren Seite des Karpus, wobei das Caput ulnae deutlich hervortritt, die Mittelhandlängsachse zeigt ulnarwärts.
- Subluxation des gesamten Karpus nach volar, wobei die Hand in der Mittelstellung bleibt. Es kommt zu einer sicht- und tastbaren Stufenbildung zwischen der proximalen Handwurzelreihe und dem distalen Radiusende (1).

Die chronische Arthritis des Handgelenkes kann Wachstumsstörungen verursachen:
- Es kommt zu einer beschleunigten Ossifikation der Karpalia.
- Eine Verschmälerung des Handkarpus ist zu beobachten.
- Die Ulna bleibt im Längenwachstum zurück.
- Die gesamte Hand bleibt kleiner (2) (s. Kap. Wachstumsstörungen S. 49).

Eine **Tenosynovitis der Handextensoren** kann isoliert oder zusammen mit einer Arthritis im Handgelenk auftreten. Die Entzündung breitet sich im gemeinsamen Sehnenfach der mittleren Finger am Handrücken aus. Sie kann die Streckung der Finger und die Dorsalextension der Hand beeinträchtigen.

> **MERKE**
> **Hypotone Muskulatur:**
> – Handextensoren (M. extensor carpi ulnaris, M. extensor carpi radialis longus und brevis)
> **Hypertone Muskulatur:**
> – M. flexor carpi ulnaris

10.3 BEFUND

10.3.1 Anamnese

Kleines Kind
- stützt nicht mit der flachen Hand
- fällt vom schon erlernten Handstütz wieder zurück in den Unterarmstütz
- betroffene Hand wird weniger benutzt.

Älteres Kind
- hat Beschwerden beim An- und Ausziehen (z. B. Knöpfe öffnen)
- hat Beschwerden beim Schreiben
- kann keine schweren Gegenstände mehr tragen.

10.3.2 Orientierender Befund

Bei aufliegendem Unterarm sollte die vollständige Dorsalextension des Handgelenkes mit gleichzeitigem Strecken und Spreizen der Finger, »**Stern**«, möglich sein *(Abb. 10.4)*.

Schwellungen im dorsalen Handgelenksbereich geben einen Hinweis auf eine floride Entzündung. Dabei ist es nicht immer einfach zu differenzieren, ob die Schwellung vom Handgelenk ausgeht oder von einer Tenosynovitis der Fingerextensoren. **Verstrichene volare Falten** deuten auf eine Subluxation des Karpus hin.

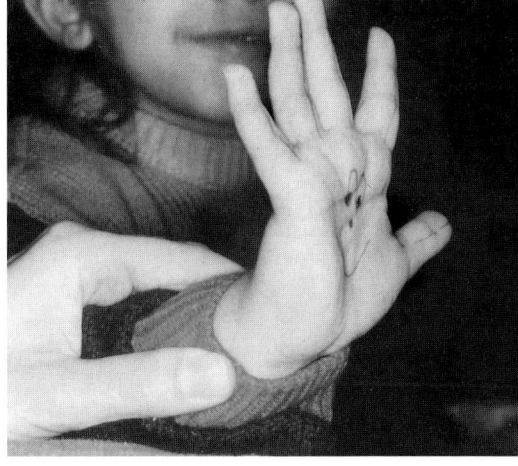

Abb. 10.4 »Stern«, hier mit leichter, kompensatorischer Überstreckung der Fingergrundgelenke

Die Hände müssen immer im Seitenvergleich beurteilt werden. Finden sich im orientierenden Befund Auffälligkeiten, muss das Handgelenk genauer untersucht werden.

10.3.3 Genauer Befund

Messen der passiven Gelenkbeweglichkeit
Auch beim Handgelenk ist darauf zu achten, dass die Gelenkbeweglichkeit bei Kindern größer ist als bei Erwachsenen.

Dorsalextension/Volarflexion	90°/0/80°–90°
Ulnarabduktion/Radialabduktion	40°–50°/0/20°–30°
Pronation/Supination	80°/0/90°.

Um Ausweichbewegungen beim Messen zu vermeiden (z. B. Flexion im Ellenbogen) muss der Unterarm entsprechend gelagert werden (z. B. durch Sitz vor der Behandlungsbank und darauf abgelegtem Arm).

Beurteilen von Achsenfehlstellungen des Handgelenkes
– Bildet die Verlängerung des Unterarmes mit dem MCP III eine Linie?
– Besteht eine Subluxation des Karpus?
– Kommt es beim »Stern« zu einer kompensatorischen Hyperextension der Fingergrundgelenke?

Zeigen sich an einer Hand Achsenabweichungen, muss untersucht werden, inwieweit sich diese korrigieren lassen.

Stufenweises Prüfen der Korrekturmöglichkeit
– Bei aufgelegtem Unterarm soll das Kind mit taktiler Hilfe das Handgelenk in Mittelstellung korrigieren und die Hand mit gestreckten Fingern bis 90° in Dorsalextension bewegen können.
– Wenn nicht: Ist dies mit ausgeschalteten Fingerextensoren möglich?
– Gelingt dies nicht: Kann diese Position aktiv unterstützt oder passiv erreicht werden und am Ende der Bewegung aktiv gehalten werden?
– Ist auch dies nicht möglich: Kann die Fehlstellung passiv korrigiert werden?

Bewegungsanalyse
Bei der Bewegungsanalyse wird auf folgende unphysiologische Bewegungsmuster geachtet:
– Greift das Kind in Volarflexion und Ulnarabduktion.
  Normal wäre eine leichte Dorsalextension und Mittelstellung der Hand.

10.3 Befund

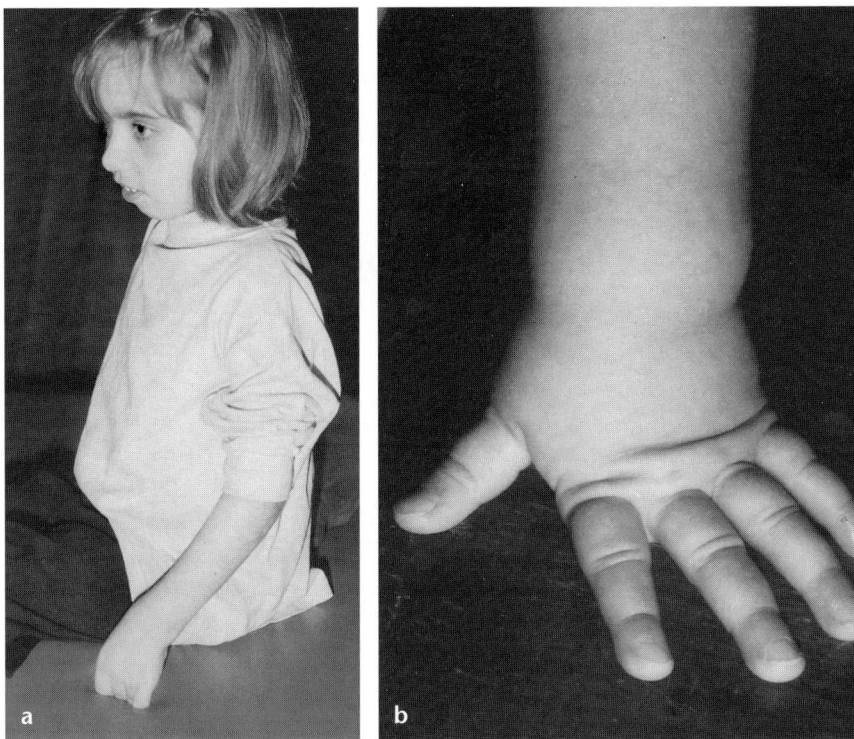

Abb. 10.5 Stützen:
a) auf gebeugten Fingergrundgelenken, b) auf überstreckten Fingergrundgelenken

- Stützt es auf den überstreckten oder gebeugten Fingergrundgelenken *(Abb. 10.5a, b)*?
  Normal wäre auf der gesamten Handfläche.
- Schont es die betroffene Hand: – sie wird weniger benutzt
  – nahe am Körper gehalten
  – der ganze Arm wird weniger bewegt.

10.3.4 Spezielle Untersuchungen

Das Röntgenbild hilft Wachstumsstörungen, Gelenkspaltverhältnisse und knöcherne Destruktionen zu beurteilen. Die Sonographie ermöglicht eine Differenzierung zwischen Arthritis im Handgelenk und Tenosynovitis der Fingerextensoren.

> **MERKE**
> Wachstumsstörungen im Handbereich sind nur teilweise durch die Entzündung bedingt. Häufig sind sie Folge des verminderten Gebrauchs der Hand.

10.4 THERAPEUTISCHES VORGEHEN (s. Tab. 10.1)

Tabelle 10.1 Physiotherapie der Hand

- **Entspannen des hypertonen M. flexor carpi ulnaris**
  - Abnahme der Eigenschwere
  - passives Bewegen
  - kurze Funktionsschienen

- **Bewegungserweiterung**
  - passives Bewegen in die Dorsalextension
  - Dehnen: – M. flexor carpi ulnaris
    – Daumenflexoren/-adduktoren
  - Aktivieren: – Handextensoren
  - Daumenextensoren und -abduktoren

- **Bahnen der physiologischen Handfunktion**

- **Anpassen und Kontrolle der Handschienen**

10.4.1 Schmerzlinderung und Muskelentspannung

Physikalische Maßnahmen
Am Handgelenk werden alle im Kapitel Physikalische Therapie aufgeführten Maßnahmen eingesetzt (s. S. 316).

Abnahme der Eigenschwere
Indem das entzündete, schmerzhafte Gelenk unterstützt wird, ergibt sich für den hypertonen M. flexor carpi ulnaris die Möglichkeit zu entspannen.

Die Kinder empfinden es als sehr angenehm, wenn ihre Hand durch einen großflächigen, weichen Griff direkt vor und hinter dem Gelenk gehalten wird.

10.4 Therapeutisches Vorgehen

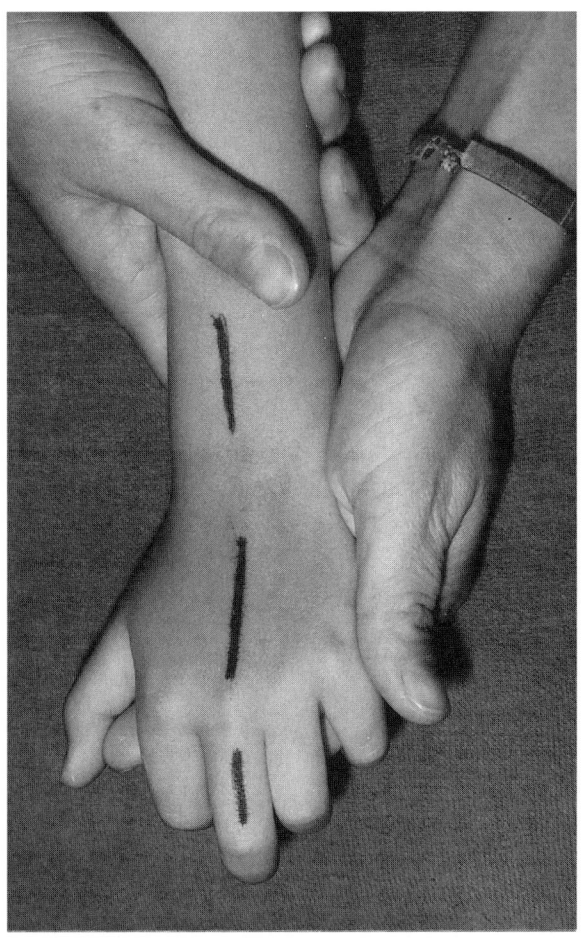

Abb. 10.6 Korrektur der Mittelhandachse mit großflächigem Griff

Sobald die Spannung des M. flexor carpi ulnaris nachlässt, wird damit begonnen, die Handachse langsam aus der Ulnardeviation heraus in die Mittelstellung zwischen ulnarer und radialer Abduktion zu korrigieren *(Abb. 10.6)*.

Stabilisierung des Handgelenkes:
Durch genau angepasste Schienen wird das Handgelenk stabilisiert und so der hypertone M. flexor carpi ulnaris entlastet. Die Schmerzschonhaltung wird unterbrochen.

Die Kinder können mit den Schienen viele Alltagsbewegungen wieder schmerzfrei ausführen *(Abb. 10.7, s. Kapitel Ergotherapie S. 297)*.

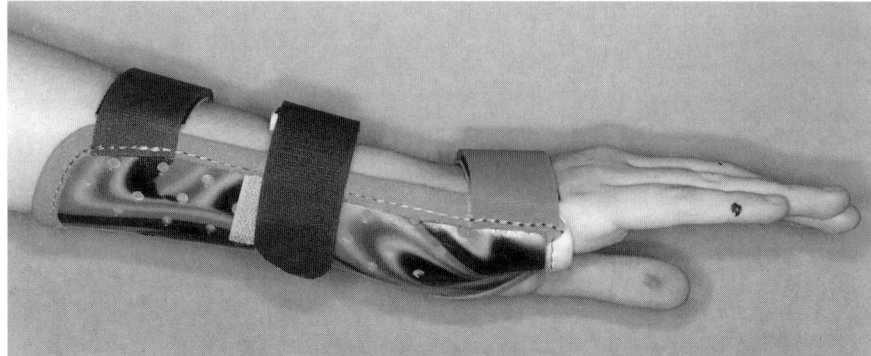

Abb. 10.7 Kurze Schiene zur Korrektur und Stabilisation des Handgelenkes

10.4.2 Mobilisation des Handgelenkes

Passives, aktiv-assistives Bewegen:
Erst wenn der M flexor carpi ulnaris entspannt ist, kann mit der Bewegungserweiterung begonnen werden. Nach der Korrektur aus der Ulnardeviation heraus in die Mittelstellung wird die Hand langsam und

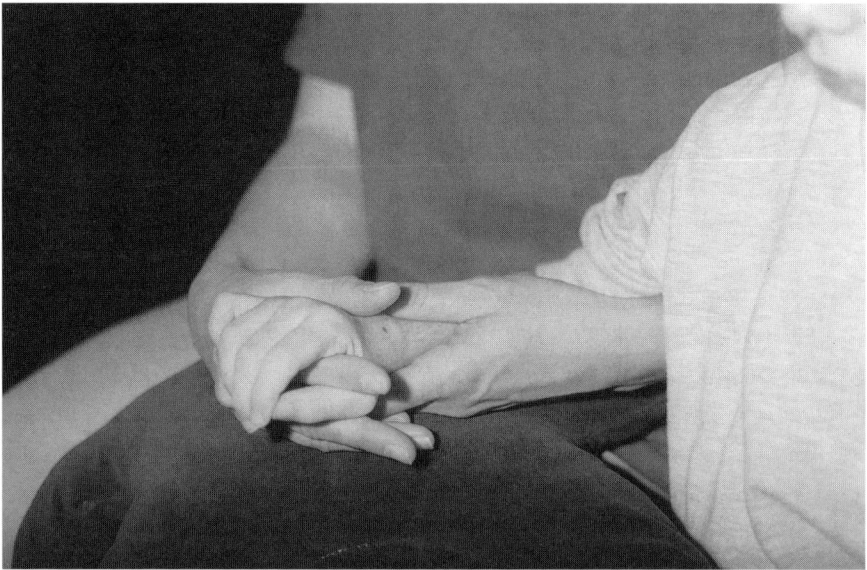

Abb. 10.8 Unterstützung des Unterarmes während der Mobilisation des Handgelenkes

mit guter Unterstützung des Karpus von volar in die Dorsalextension bewegt.

Die Bewegung wird mit einer **minimalen** Traktion (etwa Stufe 1) ausgeführt, sofern die Kinder dies als angenehm empfinden.

Es ist darauf zu achten, dass die Schwere des Armes während der gesamten Behandlung vom Therapeuten abgenommen wird, da sonst durch die Haltearbeit die Hand- und Fingermuskulatur anspannt *(Abb. 10.8)*.

> **VORSICHT**
> Eine zu intensive Traktion führt zu einer Überdehnung des entzündungsbedingt ohnehin gelockerten Kapselbandapparates.

10.4.3 Wiederherstellen des muskulären Gleichgewichtes

Dehnen der verkürzten Muskulatur
Eine vollständige Dorsalextension erfordert das Dehnen des verkürzten M. flexor carpi ulnaris.

Begonnen wird damit am vorher erreichten Bewegungsende, unterhalb der Schmerzgrenze.

> **VORSICHT**
> Um einer Subluxation des Karpus nach volar vorzubeugen, muss der Karpus während des Dehnens von volar unterstützt werden.

Wie an anderen Gelenken lässt sich auch am Handgelenk eine aktive Dehnung mittels **reziprokem Hemmen** der Flexoren durchführen.

Die Kinder versuchen, die bisher erreichte Extensionsstellung isometrisch zu halten. Durch das Anspannen der Handextensoren entspannen die hypertonen Flexoren. Anschließend lässt sich der M. flexor carpi ulnaris weiter dehnen.

> **VORSICHT**
> Auf Haltewiderstand sollte man in jedem Fall verzichten, da dieser eine Subluxation nach volar begünstigt (4).

Aktivieren der hypotonen Muskulatur

Bei länger bestehender Schonhaltung in Volarflexion und Ulnardeviation atrophieren die Handextensoren. Sie sind nicht mehr in der Lage, die Hand bei den Tätigkeiten des Alltags zu extendieren. Für eine physiologische Handfunktion beim Greifen und Stützen müssen die Kinder wieder lernen, ihre Handextensoren anzuspannen.

Hierfür sollen die Kinder nach dem Dehnen die erreichte Dorsalextension isometrisch halten.

Gelingt dies, bewegen sie ihre Hand aktiv unterstützt bzw. aktiv aus der Nullstellung bis zum erarbeiteten Bewegungsende.

> **VORSICHT**
> Auf Ausweichbewegungen, insbesondere auf das Überstrecken der Fingergrundgelenke achten *(Abb. 10.9 und 10.9b)*.

Weichen die Finger in Hyperextension aus, können die Fingerextensoren durch eine lockere Faust oder durch Halten eines leichten Gegenstandes, z. B. eines Stiftes, ausgeschaltet werden *(Abb. 10.9b)*.

Gelingt das isolierte Anspannen der Handextensoren, können weitere Muskelgruppen hinzugenommen werden.

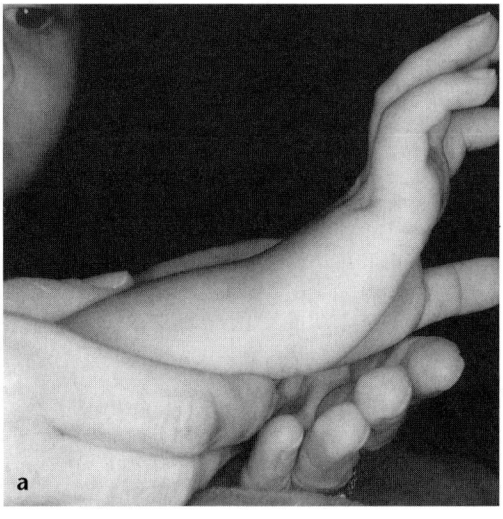
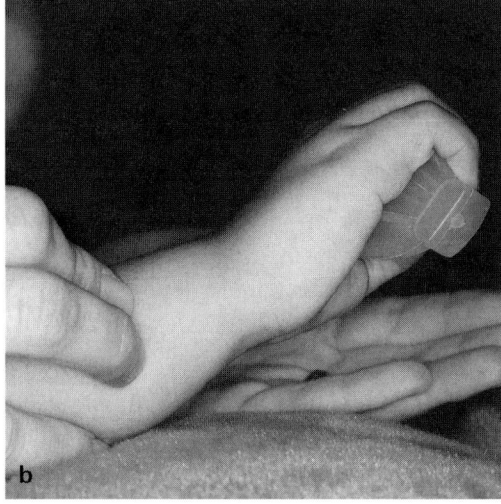

Abb. 10.9 aktive Dorsalextension:
a) Kompensation durch lange Fingerstreckmuskulatur
b) Korrektur durch lockeres Halten eines leichten Gegenstandes

Der »**Stern**« erfordert eine koordinierte Aktivität der Hand- und Fingerextensoren, sowie der Daumenabduktoren und -extensoren. **Kleine Kinder** lassen sich durch Bemalen der Handfläche motivieren. Wird die Hand hochgezogen und Finger und Daumen gestreckt, gleicht das Gemälde einem Stern, der im Spiegel sichtbar ist (4).

10.4.4 Bahnen physiologischer Bewegungsabläufe

Im nächsten Schritt lernen die Kinder, ihr wiedergewonnenes Bewegungsausmaß in komplexe Bewegungsabläufe einzubeziehen. Dies geschieht durch Erarbeiten des Muskelzusammenspiels und das Bahnen kleiner Bewegungsabschnitte. Folgende Bewegungsabläufe werden geübt:

Greifen

Die Kinder greifen verschieden große und schwere Dinge. Je nach Alter werden Spielsachen oder Artikel des täglichen Lebens verwendet.

Geachtet wird auf die Dorsalextension und die neutrale Mittelhandachse.

> **VORSICHT**
> Ein Abweichen in die Ulnardeviation muss sofort korrigiert werden.

Stützen

Verwischen von Rasierschaum am Spiegel stimuliert zum einen die Handinnenfläche und dient zum anderen als unbelastete Vorstufe zum Stützen (s. Ergotherapie S. 297).

Je nach Extensionsfähigkeit der Handgelenke wird über Kopf oder zunehmend schwieriger in Schulterhöhe »gemalt«. Geachtet wird darauf, dass die gesamte Handfläche Kontakt mit dem Spiegel hat.

> **VORSICHT**
> Häufig benutzen die Kinder nur die Finger, nicht jedoch die Handfläche zum Verteilen des Schaumes.

Auf dem Pezziball: Auf dem Bauch über dem Pezziball liegend stützen die Kinder sich vorne ab. Anfangs trägt überwiegend der Ball das Körpergewicht. Bei konstant unauffälligem Gelenkbefund dürfen die Hände zunehmend mehr Gewicht übernehmen.

> **VORSICHT**
> Für diese Übung muss das Handgelenk in Dorsalextension ohne Schmerzen frei beweglich sein. Es darf keine Kapselbandinstabilität durch Schwellung vorliegen.

Werfen
Werfen erfordert ein sehr schnelles Muskelzusammenspiel von Handextensoren und -flexoren.

Luftballonpritschen: Zunächst kann der Luftballon wie beim Volleyball gepritscht werden *(Abb. 10.10)*. Schwieriger wird das Pritschen durch schnelle Dorsalextension der Hand aus der Palmarflexion heraus.

Werfen kleiner Bälle: Verwendet werden kleine, leichte Bälle. Anfangs werfen die Kinder mit fixiertem Unterarm, so dass eine maximale Handextension erforderlich ist. Erst wenn dies ohne Ausweichen möglich ist, darf der gesamte Arm die Wurfbewegung durchführen.

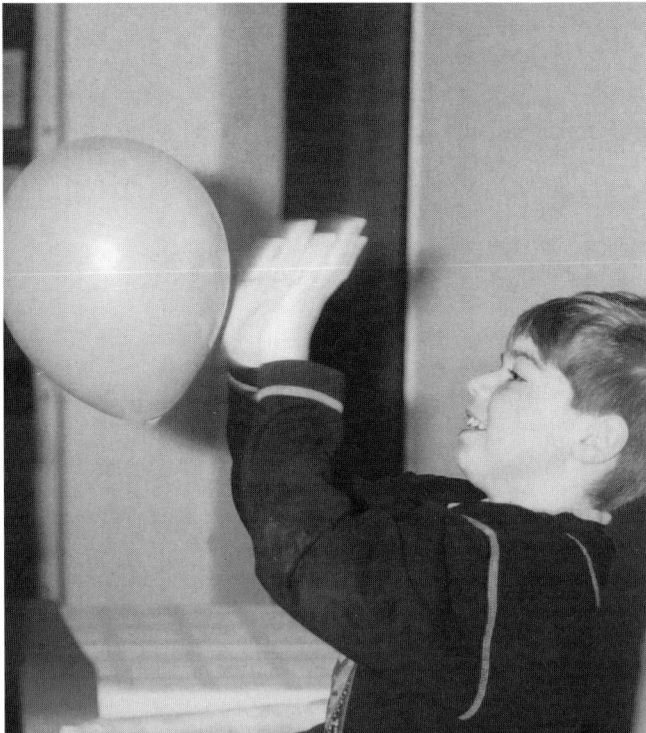

*Abb. 10.10
Pritschen eines Luftballons zum Bahnen der aktiven Handextension*

10.4 Therapeutisches Vorgehen

VORSICHT
Häufig täuschen die Kinder eine Handextension durch Fingerextension oder Ellenbogenflexion vor.

MERKE
Der Therapeut sollte bei allen aktiven Übungen Ausweichbewegungen sofort erkennen und korrigieren. Kann das Kind die Korrektur nicht halten, ist es noch überfordert. In diesem Fall muss mit leichteren Übungen begonnen werden.

- In der **Ergotherapie** lernen die Kinder, ihre neu gebahnten Bewegungsmuster in Alltagsbewegungen umzusetzen (s. S. 297).
- Zum Bahnen der physiologischen Bewegungsabläufe gehört auch das Tragen von **Funktionsschienen.** Sie stabilisieren das Handgelenk, die Schmerzen nehmen ab.

Durch die Korrektur der Handachse werden Funktion und Kraft der Finger positiv beeinflusst.

Bei regelmäßigem Tragen der Schiene können Fehlstellungen verhindert, bzw. bereits vorhandene Fehlstellungen verbessert werden. Ist nach einiger Zeit ein sichtbarer Erfolg zu erkennen, müssen die Schienen nur noch stundenweise oder zu belastenden Tätigkeiten benutzt werden (4). Worauf bei der Fertigung einer Funktionsschiene zu achten ist und wie die Kinder den richtigen Umgang mit der Orthese lernen, wird im Kapitel Ergotherapie ab Seite 308 behandelt.

KURZ UND BÜNDIG

Das Handgelenk ist ein bandgeführtes Gelenk. Eine Arthritis im Handgelenk führt zu einer Lockerung des Kapsel-Bandapparates und zusammen mit der Schmerzschonhaltung zu einem gestörten Muskelgleichgewicht zwischen Handextensoren und Handflexoren.

Grundlage für eine normale Handfunktion ist die achsengerechte Stellung der Mittelhand gegenüber dem Unterarm. Diese wird zu Beginn der physiotherapeutischen Behandlung erarbeitet und im Alltag mit Hilfe von Funktionsschienen gehalten.

Bei guter passiver Beweglichkeit wird der Schwerpunkt der krankengymnastischen Behandlung dann auf das Muskelzusammenspiel zwischen Handextensoren und Handflexoren gelegt.

Literatur

1. Donhauser-Gruber U., Mathies H., Gruber A.: Rheumatologie, Lehrbuch für Physiotherapeuten, Pflaum Verlag München, 1996
2. Gesellschaft medizinischer Assistenzberufe für Rheumatologie e.V., Hilbert H.-D. (Hrsg): Leitlinien für Physiotherapie (Krankengymnastik, Physikalische Therapie) und Ergotherapie in der Rheumatologie, PVV-Verlag Ratingen, 1998.
3. Rauber A./Kopsch F.: Anatomie des Menschen, Bewegungsapparat Band I, Georg Thieme Verlag Stuttgart, 1987
4. Spamer M., Häfner R.: Physiotherapie bei Kindern mit chronischer Arthritis, Zeitschrift Krankengymnastik, 622–640, Pflaum Verlag München, 1998

11

Fingergelenke und Daumen

Greifen und Begreifen

STEPHANIE LARDSCHNEIDER

Besonders bei den polyarthritischen Verlaufsformen sind die Fingergelenke mitbetroffen.

Im Alltag spielen die Finger für das Greifen eine zentrale Rolle. Ist die Fingerfunktion gestört, kann die Selbstständigkeit erheblich eingeschränkt werden.

11.1 ANATOMIE UND BIOMECHANIK

Die Fingergrundgelenke (Art. metacarpophalangeales = MCP) sind Kugelgelenke, deren Kapseln an den palmaren Seiten durch Bänder (Ligg. palmaria) verstärkt sind. Die Bewegungsmöglichkeiten sind Flexion/Extension sowie bei extendierten MCP-Gelenken Abduktion/Adduktion.

Passiv kann das MCP-Gelenk um 50° rotiert werden. Die proximalen (PIP) und distalen (DIP) Interphalangealgelenke sind Scharniergelenke und lassen sich in Flexion/Extension bewegen.

Das Daumensattelgelenk ermöglicht Bewegungen in Abduktion/ Adduktion sowie in Opposition und Reposition. Das Grundgelenk kann gebeugt und gestreckt werden. In leichter Beugestellung sind Seitwärtsbewegungen und eine Längsrotation möglich. Im Daumenendgelenk als Scharniergelenk erfolgen Flexion und Extension(4).

Der knöcherne Aufbau der Handwurzel bildet einen transversalen Karpalbogen. Dieser setzt sich bis zu den Fingergrundgelenken fort und heißt dann Metakarpalbogen. Voraussetzung für dieses Gewölbe ist die Beweglichkeit der Metacarpalia. Beim Faustschluss bildet das Metakarpalköpfchen III den First (2).

Die Metakarpalknochen IV und V können gegen diesen Fixpunkt eine aktive Palmarbewegung durchführen. Zwischen dem zweiten und dritten Karpo-Metakarpalgelenk besteht dagegen eine straffe Bandverbindung, die keine Bewegung zulässt.

Die Oppositionsbewegung des Daumens bildet zusammen mit den übrigen Fingern vier verschiedene Bögen. Die wichtigste Verbindung ist die zwischen Zeigefinger und Daumen(3).

Der Großteil der Fingermuskulatur entspringt am Unterarm und zieht über den Karpus hinweg.

Die einzigen kurzen Handmuskeln sind die Mm. lumbricales und Mm. interossei. Zusammen beugen diese die Fingergrundgelenke und strecken die Fingermittel- und endgelenke. Die Mm. interossei dorsales et volares haben eine abduzierende bzw. adduzierende Wirkung auf die Finger. Sämtliche Fingermuskeln arbeiten synergistisch zusammen.

Der wichtigste Fingerbeuger für die Mittelgelenke ist der M. flexor digitorum superficialis. Für seine volle Kraftentwicklung müssen die MCP-Gelenke in Extension stabilisiert sein.

In ähnlicher Weise verhält es sich mit dem M. extensor digitorum communis. Er kann nur dann extendierend auf die PIP-Gelenke wirken, wenn die MCP-Gelenke in Flexion oder 0-Stellung stehen, nicht jedoch in Hyperextension.

Wenn man sich dieses Zusammenspiel der Fingermuskulatur vor Augen hält, kann man sich die Fingerfehlstellungen bei der JCA gut erklären.

11.2 PATHOMECHANIK

Bei einer Arthritis der Fingergelenke kann es durch die Schmerzschonhaltung und die Lockerung des Kapsel-Bandapparates zu drei typischen Fehlstellungen kommen:

- Schwanenhalsdeformität
- Knopflochdeformität
- Daumenfehlstellungen.

Schwanenhalsdeformität

Der häufigste Auslöser für diese Fehlstellung ist eine Arthritis der Fingergrundgelenke (MCP) mit Schmerzschonhaltung in Flexion. Die lumbrikale Muskulatur wird hyperton, der M. extensor digitorum hypoton und zunehmend inaktiv.

Als Folge schränkt die Flexion der Fingermittelgelenke(PIP) ein, da der M. flexor digitorum superficialis die PIP-Gelenke nur beugen kann, wenn die MCP-Gelenke in Extension stabilisiert sind. Das Kind greift nun ständig mit gestreckten Fingermittelgelenken (PIP), da es nur in den Grundgelenken beugt *(Abb. 11.1)*.

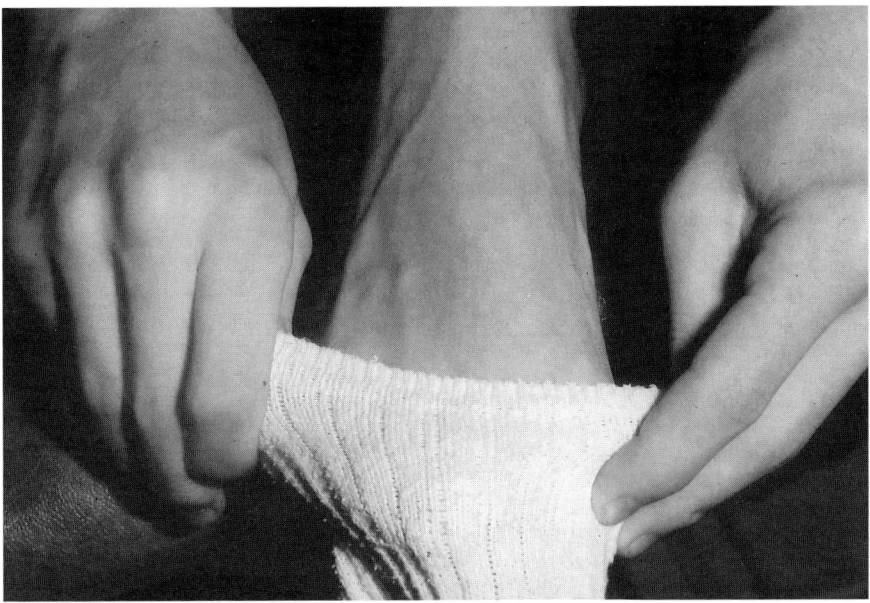

Abb. 11.1 Greifen in Schonhaltung bei beginnender Schwanenhalsdeformität

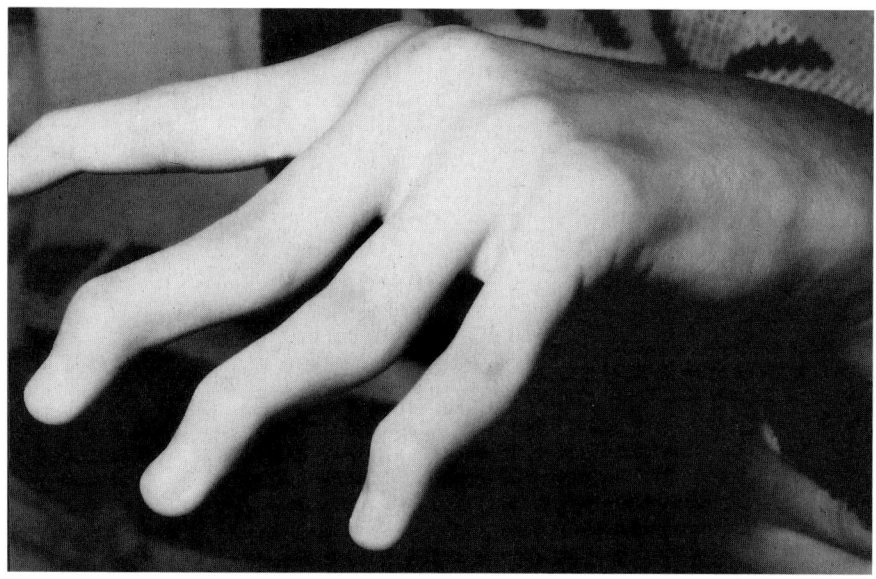

Abb. 11.2 Schwanenhalsdeformität

Das Muskelgleichgewicht wird zunehmend gestört und führt in der Folge zu einer Hyperextension in den PIP-Gelenken und kompensatorischer Flexionsstellung der Fingerendgelenke *(Abb. 11.2)* (1).

Im weiteren Verlauf kann durch den verstärkten Muskelzug bei gleichzeitiger Kapselbandinstabilität die Basis der Grundgelenke nach volar subluxieren (2).

Ein physiologisches Greifen ist nicht mehr möglich!

> **MERKE**
> **Schonhaltung:**
> – Flexion der MCP
> – Extension der PIP
> **Hypertone Muskeln:** Lumbricale Muskulatur
> **Hypotone Muskeln:** M. extensor digitorum.

Knopflochdeformität

Diese Fehlstellung beginnt mit einer Entzündung in den PIP-Gelenken. Zur Schmerzentlastung hält der M. flexor digitorum superficialis die Gelenke in Flexion und wird hyperton. Da der Gegenhalt durch die Mm. lumbricales fehlt, ziehen bei aktiver Extension die Grundgelenke in

11.2 Pathomechanik

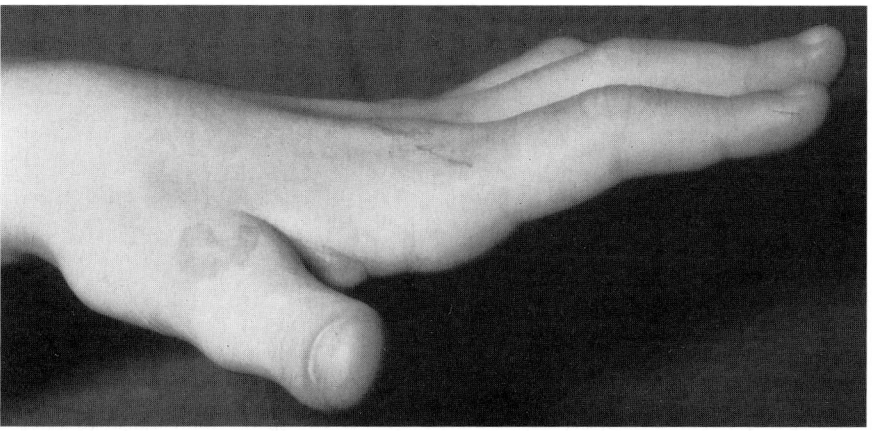

Abb. 11.3 Knopflochdeformität

Hyperextension. In dieser Position kann der M. extensor digitorum communis seine Kraft nicht mehr vollständig entfalten, so dass die PIP-Gelenke aktiv nicht mehr vollständig gestreckt werden (1) *(Abb. 11.3)*.
Die Kinder greifen vermehrt durch Beugen der Mittelgelenke, so dass das Muskelungleichgewicht zunimmt.

Bei anhaltender Schwellung der PIP-Gelenke mit überdehntem Kapsel-Bandapparat kann die normalerweise dorsal verlaufende Dorsalaponeurose in zwei Zügeln zur Seite in palmarer Richtung auseinandergleiten (2). Der M. extensor digitorum communis wandelt sich somit in Bezug auf das PIP-Gelenk in einen Beugemuskel um und verstärkt die Flexionsstellung.

Kompensatorisch zur Beugung der PIP-Gelenke werden die DIP-Gelenke häufig überstreckt.

Im Gegensatz zum Erwachsenen können sich beim Kind mit abklingender Schwellung die seitlich abgewichenen Sehnenzügel wieder dorsal stabilisieren. Somit kann sich die Knopflochdeformität wieder bessern.

Andererseits kann bei längerem Verlauf, insbesondere bei entzündlich instabilen MCP-Gelenken und aufgehobenem transversalem Bogen die ständige Hyperextension des Grundgelenkes zu einer Subluxation des Metakarpalköpfchens nach volar führen.

Bei Kindern entwickeln sich selten an allen Fingern Knopflochdeformitäten. Bevorzugt treten diese an Ring- und Kleinfinger auf, Schwanenhalsfehlstellungen dagegen betreffen eher die Zeige- und Mittelfinger *(Abb. 11.4)*.

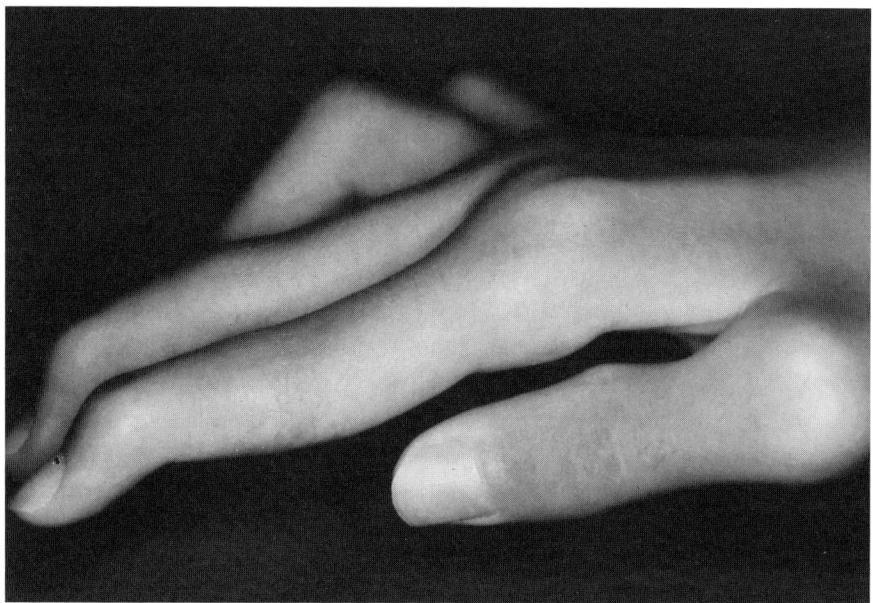

Abb. 11.4 Schwanenhals- an Finger II und III sowie Knopflochdeformität an Finger IV und V

> **MERKE**
>
> **Schonhaltung:**
> - Extension der MCP
> - Flexion der PIP
>
> **Hypertone Muskeln:**
> - M. flexor digitorum superficialis
>
> **Hypotone Muskeln:**
> - M. flexor digitorum profundus
> - Mm. lumbricales

Daumenfehlstellungen

Der Daumen ist der wichtigste »Finger« der Hand. Eine Fehlstellung im Bereich der Daumengelenke kann zu erheblichen Funktionseinbußen führen, die die Aktivitäten des täglichen Lebens beeinträchtigen.

Bei einer Arthritis des Handgelenkes ist das Daumensattelgelenk ebenfalls betroffen, da es über das Os trapezium direkt mit dem Karpus in Verbindung steht. Es entwickelt sich eine Schonhaltung des Daumens in Adduktion. Die kurzen palmaren Daumenmuskeln, M. flexor pollicis brevis und M. adductor pollicis, werden hyperton und verkürzen zunehmend.

11.2 Pathomechanik

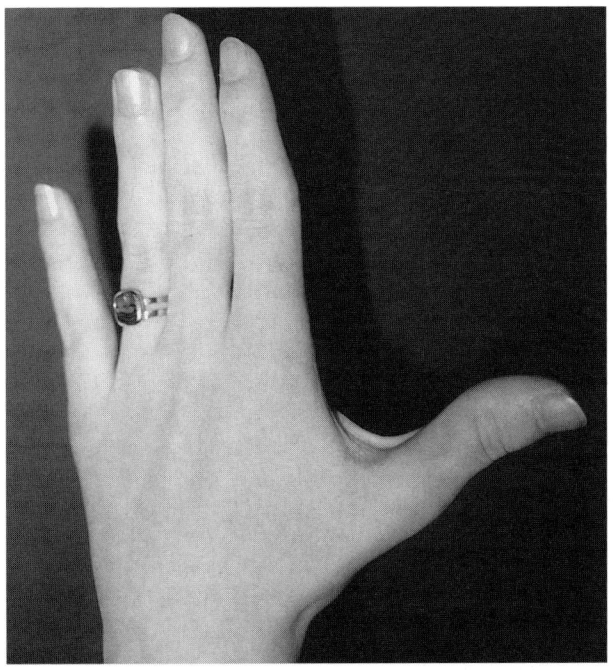

Abb. 11.5 *Daumensubluxation im MCP nach palmar und kompensatorische Hyperextension im Endgelenk*

Bei Arthritis im Daumengrundgelenk entwickelt sich eine reflektorische Schmerzschonhaltung in Flexion. Die Daumenextensoren werden hypoton und schließlich inaktiv, die Flexoren verkürzen sich.

Der Zug der verkürzten Daumenflexoren in Verbindung mit einer Kapselbandinstabilität kann im weiteren Verlauf eine Subluxation der Basis des Daumengrundgelenkes nach palmar bewirken.

Während dieser Entwicklung zieht das Daumenendgelenk kompensatorisch in Hyperextension. Die aktive, später auch die passive Flexion schränkt mehr und mehr ein *(Abb. 11.5)* (1).

MERKE

Schonhaltung:
- Adduktion im Sattelgelenk
- Flexion im Grundgelenk

Hypertone Muskeln:
- M. flexor pollicis brevis
- M. adductor pollicis

Hypotone Muskeln:
- M. extensor pollicis brevis
- M. abductor pollicis brevis

Flexotenosynovitis

Eine Sehnenscheidenentzündung der Fingerflexoren tritt vor allem bei der polyarthritischen und der systemischen Verlaufsform auf.

Sie äußert sich in einer Schwellung nach palmar *(Abb. 11.6)*. Es können einzelne oder mehrere Finger gleichzeitig betroffen sein.

Zur Schmerzentlastung werden die Finger in allen Gelenken gebeugt gehalten. Anfangs besteht eine deutliche Diskrepanz zwischen der relativ guten passiven Beweglichkeit und der deutlich verminderten aktiven Flexion und Extension. Insbesondere die Fingerflexion schränkt sich auf Grund der mangelnden Gleitfähigkeit der Sehnen sehr schnell ein.

Verklebungen und Verwachsungen der Sehnenscheiden mit den Sehnen können im weiteren Verlauf zu ernsthaften Kontrakturen führen und die Fingerfunktion erheblich behindern.

> **MERKE**
> **Schonhaltung:** Flexion aller drei Gelenke eines Fingers.

Wachstumsstörungen
– Beim Kleinkind vermehrtes Wachstum der Phalangen.
– Bei größeren Kindern Verkürzung durch vorzeitigen Schluss der Wachstumsfuge.

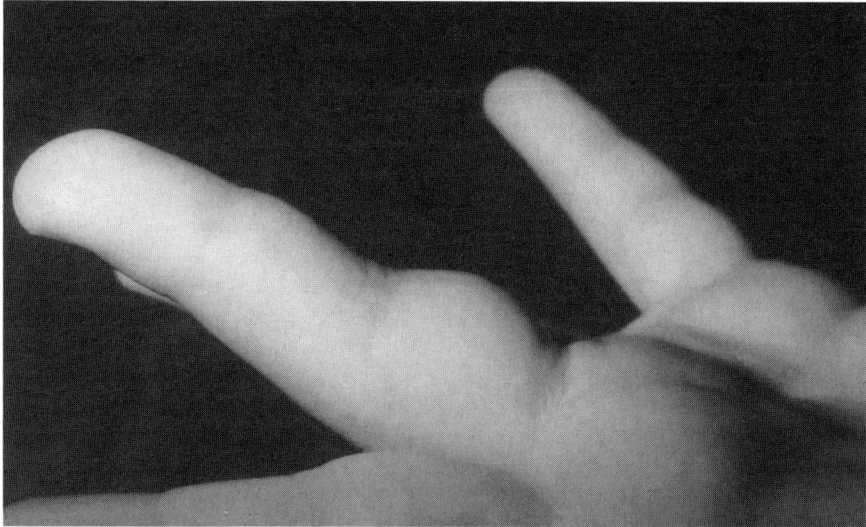

Abb. 11.6 Schwellung nach palmar bei Flexotenosynovitis

11.3 BEFUND

11.3.1 Anamnese

- Das Kind hat Schwierigkeiten beim Greifen, besonders von kleinen Gegenständen.
- Es hat Schwierigkeiten beim Anziehen (z. B. Strümpfe, Knöpfe schließen).
- Das Kind klagt über Schmerzen beim Schreiben.

11.3.2 Orientierender Befund

- Sind Schwellungen einzelner oder mehrerer Fingergelenke festzustellen?
- Zeigen sich palmare Schwellungen im Verlauf der Sehnenscheiden? Ist in diesem Bereich bei Fingerflexion und Extension eine Crepitatio tastbar?
  Dies ist ein Hinweis auf eine Flexotenosynovitis
- Können die Fingergrundgelenke aktiv vollständig gestreckt und gespreizt werden?
- Ist die kleine Faust möglich *(Abb. 11.7)*?
  Eine Einschränkung weist auf eine beginnende Schwanenhalsfehlstellung oder eine Flexotenosynovitis hin.

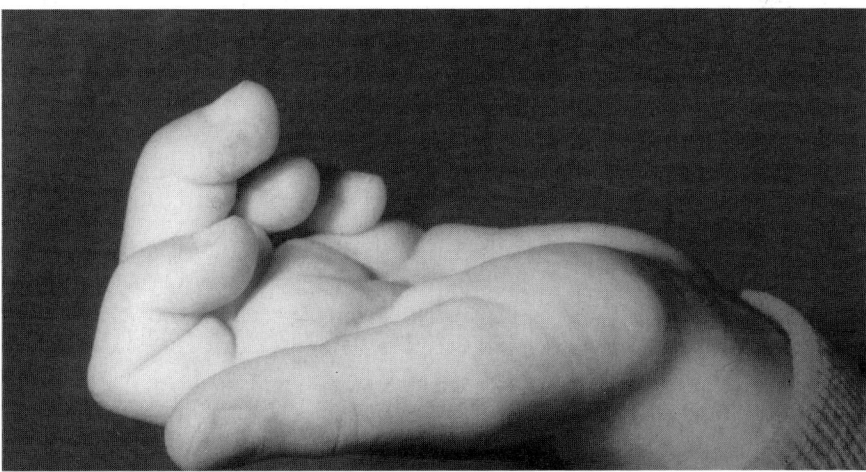

Abb. 11.7 Eingeschränkte kleine Faust bei Flexotenosynovitis des 3.Fingers

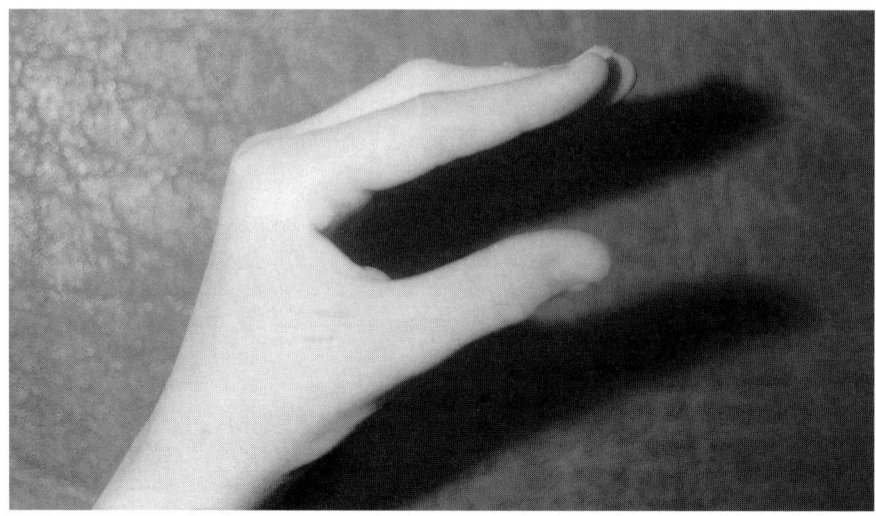

Abb. 11.8 Lumbrikaler Griff bei Knopflochdeformität des 3. Fingers

- Ist der lumbrikale Griff noch möglich *(Abb. 11.8)*?
  Eine Einschränkung ist ein Zeichen für eine beginnende Knopflochfehlstellung.
- Kann der Daumen mit der Handinnenkante einen rechten Winkel in Form eines »L« bilden?

11.3.3 Genauer Befund

Messen der passiven Gelenkbeweglichkeit
MCP – Flexion, Extension, Abduktion
PIP – Flexion, Extension
DIP – Flexion, Extension.

Daumensattelgelenk und MCP – Abduktion, Reposition, Extension
– Opposition, Flexion
DIP – Flexion, Extension.

> **MERKE**
> Es ist wichtig, schon auf geringe Bewegungseinschränkungen der Finger zu achten, um frühzeitig drohenden Fingerfehlstellungen entgegen zu wirken.

Beurteilen des Greifens
- Greift das Kind hauptsächlich durch Flexion der Fingergrundgelenke
  → *Hinweis auf beginnenden Schwanenhals*
  oder durch vermehrtes Beugen der Fingermittelgelenke
  → *Hinweis auf beginnendes Knopfloch.*
- Bleibt der Daumen beim Greifen in Adduktionsstellung
  → *Hinweis auf Daumen- oder Handgelenksarthritis.*

Beurteilen der Fingerfehlstellungen
- Fehlstellungen der Langfinger
  - Besteht eine Schonhaltung in Flexion der Fingergelenke?
    → *Hinweis auf Arthrits und/oder Flexotenosynovitis.*
  - Lassen sich an einzelnen oder mehreren Fingern Knopfloch- oder Schwanenhalsdeformitäten oder die Tendenz dazu erkennen?
  - Ist der transversale Bogen der Hand abgeflacht?
  - Sind einzelne oder mehrere Fingergrundgelenke subluxiert?
- Daumenfehlstellung
  - Fällt eine Schonhaltung des Daumens in Adduktion auf?
  - Zeigt sich eine Daumenfehlstellung mit Flexion im MCP und Hyperextension im Endgelenk?

Stufenweises Prüfen der Korrekturmöglichkeit
- Schwanenhalsdeformität: Kann das Kind die Fingergrundgelenke aktiv strecken und gleichzeitig die Mittelgelenke beugen (Kleine Faust)?
  → *Ist dies nicht möglich:* Kann es bei in Extension fixierten Grundgelenken die PIP-Gelenke aktiv beugen?
- Knopflochdeformität: Kann das Kind die Fingergrundgelenke aktiv beugen und gleichzeitig die Mittelgelenke aktiv strecken (Lumbrikaler Griff)?
  → *Ist dies nicht möglich:* Kann es bei in Flexion fixierten Grundgelenken die PIP-Gelenke aktiv strecken?
- Tenosynovitis: Kann das Kind die Finger aktiv vollständig strecken und beugen?
  → *Falls dies nicht möglich ist:* Kann es bei in Extension fixierten Grundgelenken die Finger aktiv strecken und beugen?
- Für alle Finger: Lassen sich die Fehlhaltungen wie oben angeführt aktiv nicht korrigieren:

Können sie aktiv unterstützt oder passiv korrigiert werden und evtl. in der Korrektur gehalten werden? Ist eine Korrektur auch passiv nicht möglich besteht eine fixierte Fingerfehlstellung!

11.3.4 Spezielle Untersuchungen

- Röntgenbild:
  - Darstellung von Wachstumsstörungen, Gelenkspaltverschmälerung und knöchernen Destruktionen
  - typisch für Flexotenosynovitis: Periostreaktion und später knöcherne Verbreiterung von Metacarpalia oder Phalangen
- Sonographie: Darstellung der Tenosynovitis.

11.4 THERAPEUTISCHES VORGEHEN

11.4.1 Schmerzlinderung und Muskelentspannung

Kälteanwendungen
(s. Kap. 17 Physikalische Therapie S. 316)

Ultraschall
Durch den Einsatz von Ultraschall lassen sich bei der Flexotenosynovitis Schmerz und Fingerbeweglichkeit positiv beeinflussen.

> **VORSICHT**
> Zum Schutz der noch offenen Epiphysenfugen gelten bei Anwendung von Ultraschall besondere Vorsichtsmaßnahmen (s. S. 327).

Passives Bewegen
Langsames, gleichmäßiges passives Bewegen ermöglicht der hypertonen Muskulatur, sich zu entspannen. Jeder betroffene Finger wird langsam aus der Schonhaltung heraus bewegt. Für die **Schwanenhalsfehlstellung** ist dies die Extension im MCP-Gelenk, die Flexion im PIP-Gelenk sowie die Extension im DIP-Gelenk.

Bei der Knopflochfehlstellung werden die MCP-Gelenke flektiert, die PIP-Gelenke extendiert und die DIP-Gelenke in Flexion bewegt *(Abb. 11.9)*.

Die Daumengelenke werden langsam in Reposition, Abduktion, Extension geführt, das DIP-Gelenk in Flexion.

11.4 Therapeutisches Vorgehen

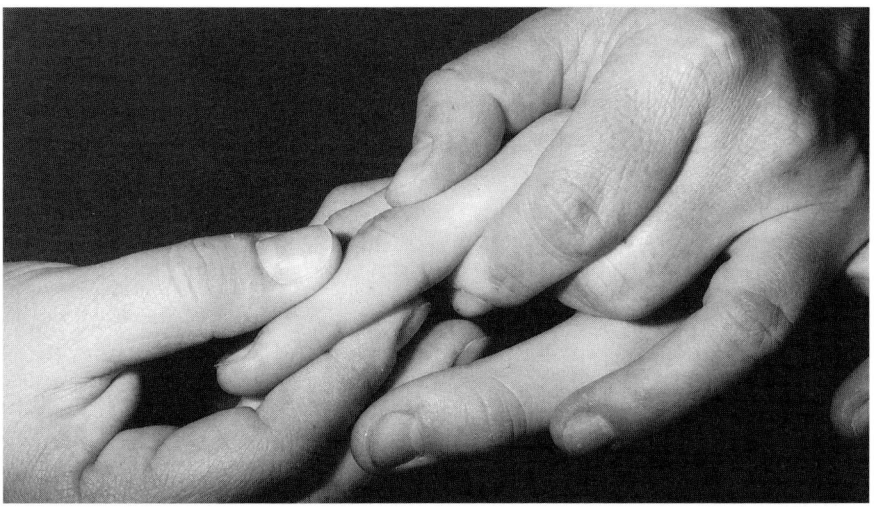

Abb. 11.9 Passives Bewegen aus der Schonhaltung heraus bei Knopflochdeformität

11.4.2 Mobilisation der Fingergelenke

Passives, aktiv-assistives Bewegen: Die Fingergelenke werden einzeln bei korrigiert gelagertem Handgelenk langsam bewegt. Es wird am Grundgelenk begonnen und immer entgegengesetzt der Schonhaltung unterhalb der Schmerzgrenze gearbeitet.

Nach Mobilisation des Grundgelenks wird dies in der erreichten Position fixiert. Erst jetzt darf das PIP-Gelenk in die eingeschränkte Bewegungsrichtung bewegt werden. Der Griff erfolgt dabei direkt proximal und distal des Gelenkes.

> **VORSICHT**
> Zwischen fixierender und bewegender Hand darf nur das zu behandelnde Fingergelenk liegen. Erfolgt die Behandlung über mehrere Fingergelenke hinweg, können in den einzelnen Gelenken Ausweichbewegungen und erhöhte Hebelkräfte auftreten.

Bei der **Flexotenosynovitis** werden die betroffenen Finger in allen Gelenken sowohl in die Extension als auch in die Flexion mobilisiert. Um die Gleitfähigkeit der Sehnen zu verbessern, soll das Kind aktiv mitarbeiten. Erst der Zug der Sehne bei aktivem Anspannen hilft das Bewegungsausmaß weiter zu vergrößern.

11.4.3 Wiederherstellen des muskulären Gleichgewichts

Dehnen der verkürzten Muskulatur

Für das Wiedererlangen der vollständigen Extension in den Fingergrundgelenken steht bei der **Schwanenhalsfehlstellung** das Dehnen der lumbricalen Muskulatur im Vordergrund.

Bei der Knopflochfehlstellung wird der M. flexor digitorum superficialis gedehnt, um die Extension der Fingermittelgelenke zu verbessern.

Am Daumen wird der M. flexor pollicis brevis gedehnt. Unterstützend wirkt dabei eine weiche Quermassage auf der Daumenballenmuskulatur.

Aktivieren der hypotonen Muskulatur

Für das physiologische Greifen ist es wichtig, nach dem Dehnen der hypertonen Muskulatur die hypotone Muskulatur zu aktivieren.

Bei der Schwanenhalsfehlstellung ist dies vor allem der M. extensor digitorum für die Fingergrundgelenke und der M. flexor digit. superficialis für die Fingermittelgelenke. Dabei wird anfangs die Extension in den Fingergrundgelenken vom Therapeuten stabilisiert, und das Kind muss aktiv die Flexion in den Mittelgelenken ausführen *(Abb. 11.10)* (1).

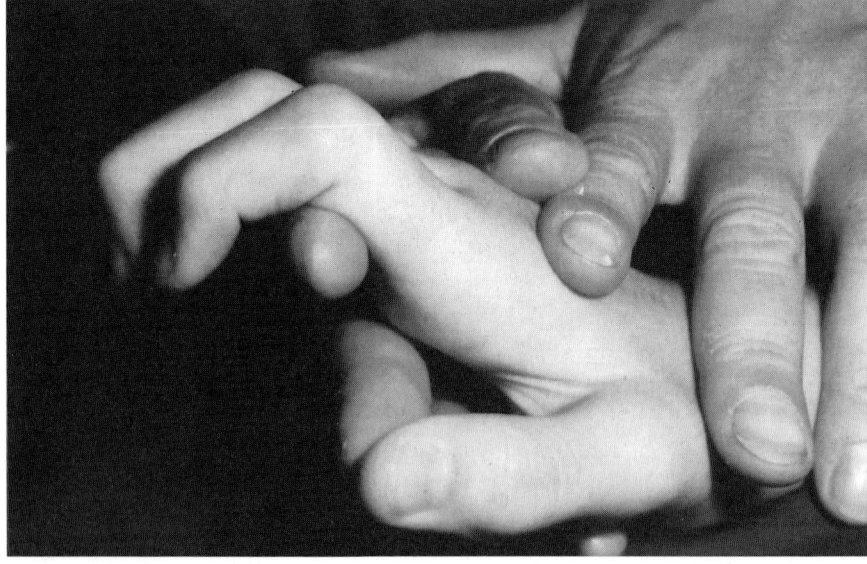

Abb. 11.10 Aktivieren des M. flexor digitorum superficialis

11.4 Therapeutisches Vorgehen

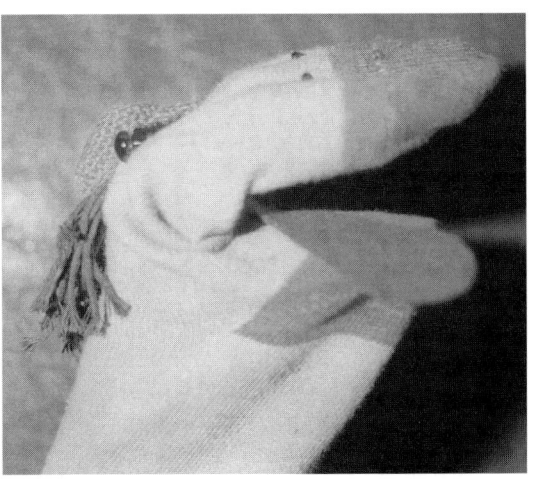

Abb. 11.11 Aktivieren der Mm. lumbricales mit dem »Sockenmonster« und als Schattenspiel

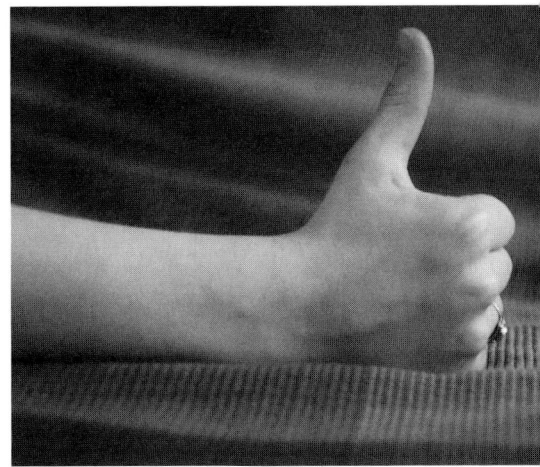

Abb. 11.12 »Anhalterübung« zum Aktivieren der Daumenextensoren

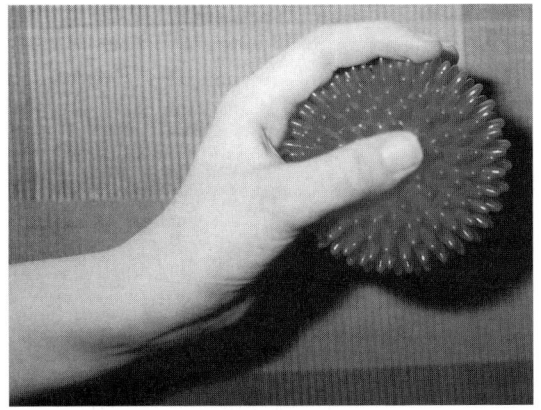

Abb. 11.13 muskuläre Stabilisation des transversalen Bogens durch Halten eines Balles

Bei der Knopflochfehlstellung wird die lumbrikale Muskulatur sowohl für die Beugung der Grundgelenke als auch für die Streckung der Mittelgelenke aktiviert. Auch hier hilft der Therapeut zu Beginn, indem er die Grundgelenke in Flexion stabilisiert, und das Kind die Streckung der Mittelgelenke übt (lumbrikaler Griff). Mit Handpuppen und Schattenspielen lässt sich das Üben des lumbrikalen Griffes spielerisch gestalten *(Abb. 11.11)*.

Beim Daumen werden M. extensor- und M. abductor pollicis brevis z. B. mit der »Anhalterübung« aktiviert *(Abb. 11.12)*.

Bei allen Gelenken wird passiv bzw. aktiv unterstützt, bis ans mögliche Bewegungsende mobilisiert und dort das Kind aufgefordert, das erreichte Bewegungsausmaß aktiv zu halten.

Bemalen von Fingernägeln oder Fingerkuppen oder Spiel mit kleinen Fingerpüppchen motivieren auch kleine Kinder zum isolierten Bewegen einzelner Fingergelenke.

> **VORSICHT**
> Ein Abweichen in die Fehlstellung muss sofort korrigiert werden.

11.4.4 Bahnen physiologischer Bewegungsabläufe

Im Alltag besteht die Hauptfunktion der Finger im Greifen. Dieser Bewegungsablauf steht immer in Verbindung mit dem Bewegen des Handgelenkes und wird deshalb gemeinsam gebahnt. Der transversale Bogen der Mittelhand darf beim Greifen nicht abflachen und kann am besten durch Halten verschieden großer Bälle geübt werden *(Abb. 11.13)*.

Kleine Kinder lernen über Fingerspiele, Lieder und Reime, ihre Finger wieder physiologisch zu bewegen.

In der Ergotherapie setzen die Kinder und Jugendlichen ihre neu erworbene Beweglichkeit in handwerkliche Tätigkeiten, Spiele und Aktivitäten des täglichen Lebens um. Sind für eine physiologische Finger- oder Daumenhaltung Hilfsmittel notwendig, werden diese in der Ergotherapie zum Teil selbst hergestellt. Sie werden in jedem Fall dort ausprobiert und eintrainiert (s. Kap. Ergotherapie S. 304 ff).

11.4.5 Hilfsmittelversorgung (s. S. 309 ff)

Lagerungsschiene: Finger und Daumen werden entsprechend ihren Fehlstellungen in diese speziell gefertigte Schiene bestmöglich korrigiert gelagert. Die Lagerungsschiene wird stundenweise z. B. beim Fernsehen angelegt. Manche Kinder tragen die Schiene auch während der ganzen Nacht.

Fingerschienchen *(Abb. 11.14):* Einzelne Finger mit Knopflochdeformität lassen sich tagsüber mit einem Fingerschienchen korrigieren. Drei gepolsterte Kunststoffplättchen sorgen über federnd gebogene Drähte nach dem Dreipunktprinzip für die gewünschte Korrektur. Ein Plättchen liegt palmar unter dem MCP-Gelenk, eines dorsal proximal des PIP-Gelenkes und das dritte palmar proximal des DIP-Gelenkes.

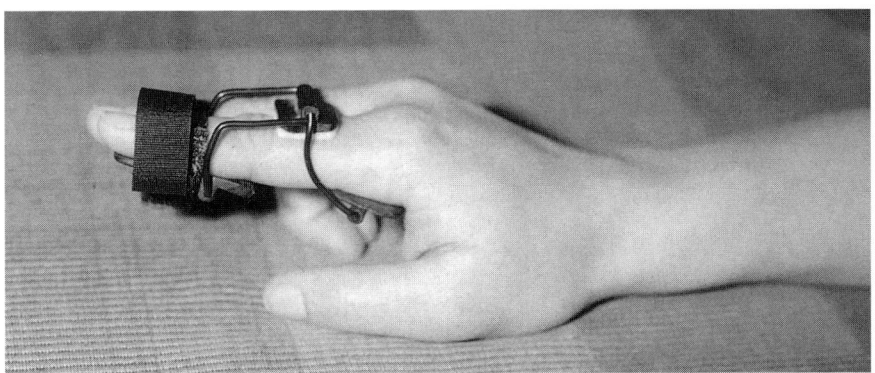

Abb. 11.14 Fingerschienchen zur Korrektur eines Fingers mit Knopflochdeformität

Achterschlaufe: Eine Achterschlaufe kann gleichermaßen Knopfloch- und Schwanenhalsdeformitäten einzelner Finger verbessern. Bei Knopflochdeformität liegt der Schnittpunkt dorsal direkt über dem PIP-Gelenk oder wenig proximal davor. Gegen eine Schwanenhalsfehlstellung wird die Achterschlaufe mit Schnittstelle palmar direkt unter dem PIP-Gelenk getragen. Als Nachteil der Achterschlaufe gilt die mangelnde Unterstützung des Fingergrundgelenks.

Daumenhülse: Eine isolierte Arthritis des Daumengrundgelenks kann mit einer Schiene ohne Einschluss des Handgelenks versorgt werden.
- Eine Daumenhülse, die tagsüber die Daumenfunktion unterstützt, wird in leichter Abduktion und Opposition bei gestrecktem Grundgelenk gefertigt.
- Eine Lagerungsschiene korrigiert den Daumen in Abduktion und Reposition, sowie in Extension des Grundgelenkes und leichter Flexion des Endgelenkes.

KURZ UND BÜNDIG

Eine Arthritis in den Fingergelenken kann zu deutlichen Funktionseinschränkungen im Alltag führen. Es entwickeln sich verschiedene typische Fehlstellungen im Fingerbereich. In der Physiotherapie muss jedes Gelenk einzeln entgegen der Schonhaltung mobilisiert und anschließend isoliert aktiv bewegt werden.

Zusätzlich gibt es verschiedene Fingerschienen, die die Kinder im Alltag tragen, um den Fehlstellungen entgegen zu wirken.

Literatur

1. Altenbockum C.v., Hibler M., Spamer M., Truckenbrodt H.: Juvenile chronische Arthritis, Hans Marseille Verlag München, 1993
2. Donhauser-Gruber U., Mathies H., Gruber A.: Rheumatologie, Lehrbuch für Physiotherapeuten, Pflaum Verlag München, 1996
3. Kapandji I. A.: Funktionelle Anatomie der Gelenke, Band 1, obere Extremität, Enke Verlag Stuttgart, 1985
4. Platzer W.: Taschenatlas der Anatomie, Band 1, Bewegungsapparat, Thieme Verlag Stuttgart, 1986

12

Das Iliosakralgelenk – das verkannte Gelenk

Die Wirbelsäule – flexibles Tragrohr und Achse des Körpers

MARIANNE SPAMER

Eine Arthritis des Iliosakralgelenkes (Sakroiliitis) betrifft relativ wenige Kinder mit JCA. Vor allem Jugendliche mit einer HLAB 27 assoziierten Oligoarthritis entwickeln eine Sakroiliitis.

Die Sakroiliitis führt in der Regel zu typischen Symptomen.

Die beginnende oder schleichend verlaufende Sakroiliitis kann aber auch ein unspezifisches Beschwerdebild hervorrufen, das sich von anderen orthopädischen Erkrankungen nur schwer unterscheiden lässt.

Die Iliosakralgelenke bilden das Verbindungsglied des Beckenringes zur Wirbelsäule. Sie übertragen das Gewicht des Stammes und der oberen Extremität auf das Becken. Die Funktion der beiden ISG beeinflusst entscheidend die Haltung des Beckens, der gesamten Wirbelsäule und der Hüftgelenke.

12.1 ANATOMIE UND BIOMECHANIK

Das leicht nach ventral gekippte Kreuzbein fügt sich als Keil zwischen die beiden Hüftbeine (Os coxae) und formt mit ihnen das Becken. Die beiden Iliosakralgelenke bilden eine gelenkige Verbindung. Kräftige Bänder, insbesondere von dorsal, verhindern ein Abgleiten des Kreuzbeines nach ventral in das Becken hinein.

Die Wirbelsäule verläuft gestreckt geschwungen mit geringer lumbaler Lordose und thorakaler Kyphose.

Das Kreuzbein überträgt über die Iliosakralgelenke das Gewicht des Rumpfes auf das Becken und die untere Extremität. In gleichem Maße setzen sich Bewegungskräfte der Beine über die Iliosakralgelenke nach kranial fort. Die Stellung und Beweglichkeit des Beckens beeinflusst sowohl die Funktion der Wirbelsäule als auch der unteren Extremität maßgebend. Am ISG überwiegt funktionell die Stabilität. Die Beweglichkeit ist nur gering.

Jede Bewegung des Kreuzbeines setzt sich in die beiden Hüftbeine fort und führt zu bestimmten Bewegungsmechanismen. Bei Rotation der Kreuzbeinbasis nach ventral nähern sich die Darmbeinschaufeln an, während sich die Sitzbeinhöcker voneinander entfernen. Kippt das Promontorium nach dorsal (dorsale Rotation), bewegen sich die Darmbeinschaufeln auseinander, die Sitzbeinhöcker dagegen ziehen enger zusammen (3).

Durch die kombinierte Hüftbeinbewegung verkeilt sich bei der dorsalen Rotation das Kreuzbein stärker zwischen den Beckenschaufeln. Muskulär hilft die Beckenbodenmuskulatur die Sitzbeinhöcker einander anzunähern und somit das Kreuzbein stabiler zu fixieren.

12.2 PATHOMECHANIK

Die Sakroiliitis führt entzündungsbedingt zur Lockerung der straff fixierenden Bänder. Neben der Entzündung ruft diese Instabilität zusätzliche Schmerzen hervor. Ursache sind hohe Scherkräfte, die durch das Gewicht des Rumpfes auf das leicht nach ventral gekippte Kreuzbein im entzündlich hypermobilen ISG wirken.

Zur Schmerzentlastung entwickelt sich reflektorisch eine Schmerzschonhaltung. Da das Iliosakralgelenk kaum muskulär stabilisiert werden kann, richtet sich das gesamte Becken im Sinne einer dorsalen Ro-

12.2 Pathomechanik

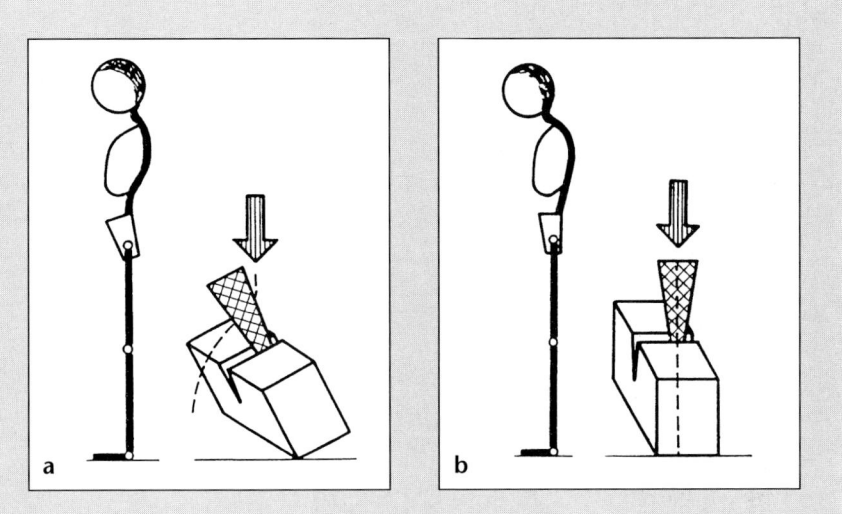

Abb. 12.1 schematisch dargestellt die statischen Kräfte:
a) bei ventral rotiertem Becken
b) bei dorsal rotiertem Becken

tation auf. Auf diese Weise verkeilt sich das Kreuzbein senkrecht zwischen den Beckenschaufeln, so dass die Gewichtskräfte senkrecht nach unten wirken *(Abb. 12.1a, b)*. Die schmerzhaften Scherkräfte vermindern sich (2, 7).

Im Stand wird das Becken aufgerichtet, indem sich die geraden Bauchmuskeln, der M. glutaeus maximus sowie die ischiokrurale Muskulatur anspannen. Sie werden zunehmend hyperton, gleichzeitig nimmt die Spannung des M. psoas major als Gegenspieler ab.

Die krampfhaft aufgerichtete Beckenstellung beeinflusst die darüber stehende Wirbelsäule entscheidend. Die Lendenlordose flacht ab, wodurch die bestehende BWS-Kyphose weiter in die Horizontale verlagert wird. Die scheinbar verstärkte thorakale Kyphose wird durch eine vermehrte zervikale Lordose kompensiert *(Abb. 12.2)*.

Beim Gehen erfolgen ebenfalls schmerzbedingte Ausweichbewegungen, so dass die schmerzhaften Scherkräfte im ISG auf der Standbeinseite reflektorisch herabgesetzt werden. Durch seitliches Neigen des Oberkörpers über die Standbeinseite verlagert sich der Schwerpunkt über die Hüfte. Es entwickelt sich ein Duchenne-Hinken, allein induziert durch die schmerzhafte Sakroiliitis.

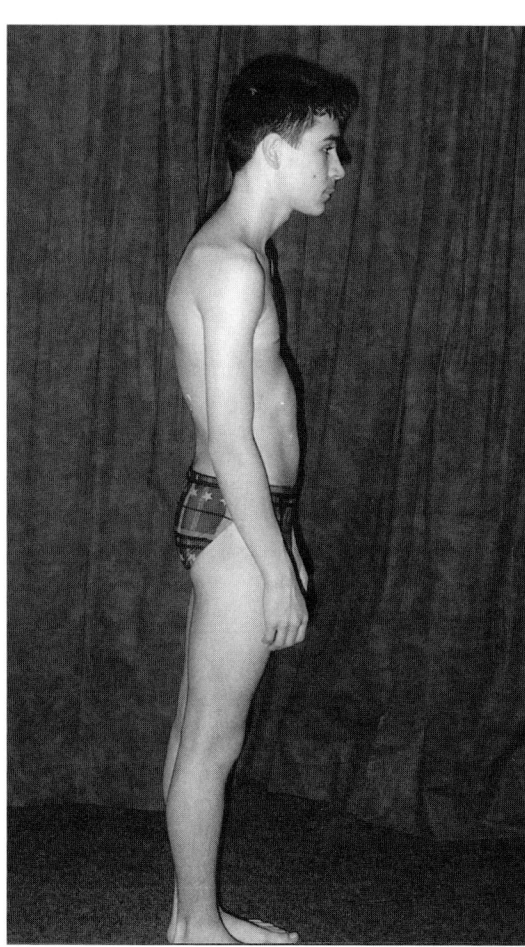

Abb. 12.2 *Typische Haltung eines Jugendlichen mit entzündlicher Beteiligung des Achsenskelettes*

Fällt beim Gehen die Beckenrotation schmerzbedingt aus, findet in der Wirbelsäule auch keine Gegenrotation statt. Folglich nimmt die Rotationsfähigkeit der Wirbelsäule ab. Obwohl bei Jugendlichen die BWS in der Regel nicht entzündlich betroffen ist, verstärkt sich bei fortschreitendem Krankheitsverlauf die thorakale Kyphose. Die durch die Beckenfehlstellung aus dem Lot gebrachte Wirbelsäule folgt hierbei passiv der Schwerkraft. Haltung und Beweglichkeit der gesamten Wirbelsäule verschlechtern sich zunehmend.

Die kaum beanspruchte rotierende und extendierende Muskulatur wird inaktiv, insbesondere die Mm. rotatores breves, die Interkostal- und die schräge Bauchmuskulatur sowie die autochtonen Rückenmuskeln.

> **MERKE**
> **Schonhaltung:**
> - Fixiertes Becken in aufgerichteter Position (dorsaler Rotation)
> - BWS-Kyphose
>
> | **Hypertone Muskulatur:** | **Hypotone Muskulatur:** |
> |---|---|
> | - gerade Bauchmuskulatur | - Beckenbodenmuskulatur |
> | - M. glutaeus maximus | - schräge Bauchmuskulatur |
> | - ischiocrurale Muskulatur | - Intercostalmuskulatur |
> | - M. pectoralis minor | - Mm. rotatores breves |
> | | - autochtone Rückenmuskulatur |

Meist tritt die Sakroiliitis erst einseitig auf. Nach 1–3 Jahren beginnt die Sakroiliitis oft auch auf der Gegenseite. Im Krankheitsverlauf können sich die betroffenen Iliosakralgelenke zunehmend knöchern durchbauen bis hin zur vollständigen Ankylose.

12.3 BEFUND

Häufig weisen die geschilderten Beschwerden nicht eindeutig auf eine Sakroiliitis hin. Verschiedene Erkrankungen oder Funktionsstörungen können ein ähnliches Beschwerdebild hervorrufen. Die Diagnose erfordert deshalb eine sehr sorgfältige Anamnese und differenzierte klinische Untersuchung.

12.3.1 Anamnese

- Schmerzen einseitig, seltener beidseits im ISG-Bereich, oft ziehend über das Gesäß bis zur Kniekehle oder nach vorne in die Leiste (»Hüftschmerzen«)
- Schmerzen nach längerem Stehen oder Sitzen, z. B. in der Schule oder bei Autofahrten
- Schmerzen bevorzugt nachts und in den frühen Morgenstunden
- Plötzliches Zusammensacken des Beines auf der betroffenen Seite.

12.3.2 Orientierender Befund

Im Stand

Druckschmerz: LWS, ISG; kann kombiniert sein mit Insertionstendopathien an: Beckenkamm, Trochanter major, Tuber ischiadicus.
Klopfschmerz: LWS und ISG

Seitneige
- verstärkte Schmerzen auf der kontralateralen Seite weisen auf einen ISG Befund hin.
- verstärkte Schmerzen auf der gleichen Seite deuten auf eine LWS Symptomatik.

Einbeinstand: Bei betroffenem ISG treten häufig Schmerzen auf der Standbeinseite auf.

In Bauchlage

3-Phasentest: Extenson eines Beines mit flektiertem kontralateralem Bein im Überhang *(Abb. 12.3)*

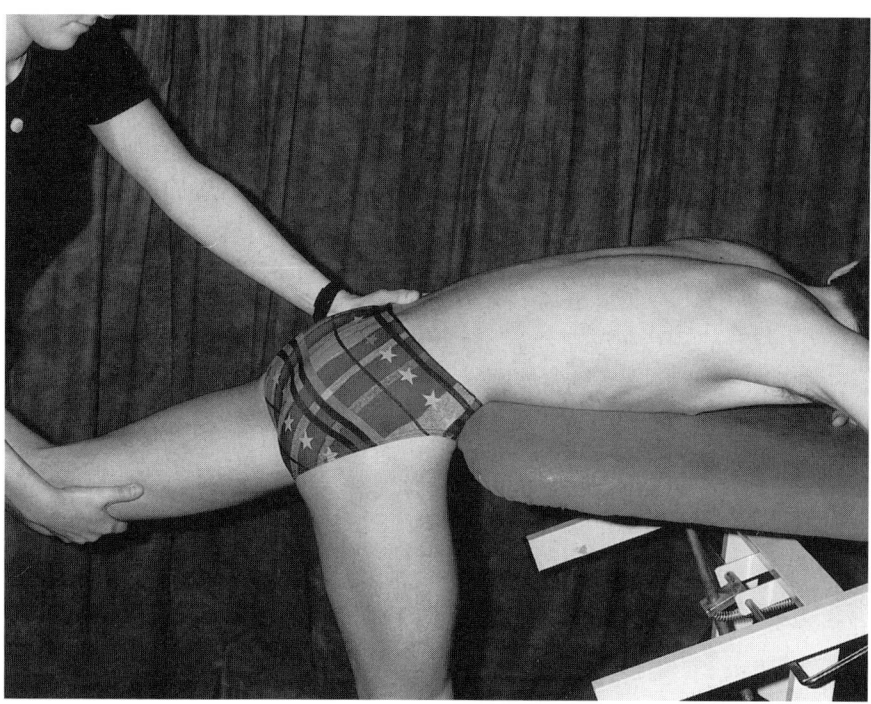

Abb. 12.3 3-Phasentest: 1. Phase Hüftextension

- 1.Phase: Hüftextension   bei Schmerzen: Coxitis
- 2.Phase: Rotation der
  Beckenschaufel nach ventral bei Schmerzen: ISG Befund
- 3.Phase: Extension der LWS   bei Schmerzen: LWS Befund.

In Rückenlage

Nur wenige Untersuchungsmethoden eignen sich um die ISG ohne Mitbeteiligung der Wirbelsäule zu untersuchen. Werden im folgenden Zug- oder Drucktest Schmerzen im ISG ausgelöst, lässt dies auf einen ISG-Befund schließen (6).
- Zugtest: Durch Auseinanderbewegen der beiden ventralen Spinae iliacae wird das ISG auf der Vorderseite gedehnt und auf der Rückseite komprimiert.
- Drucktest: Durch Druck von lateral auf die ventralen Spinae iliacae erfolgt eine Kompression auf der Vorderseite und eine Dehnung auf der Rückseite des ISG.
- Hyperabduktionstest (5) *(Abb. 12.4)*: Zum Abklären einer ISG-Blockierung ist diese Untersuchung nur aussagekräftig, wenn das Hüftgelenk in Flexion und in Außenrotation frei beweglich ist. Ein Bein wird so angebeugt, dass der Fuß neben dem kontralateralen Knie

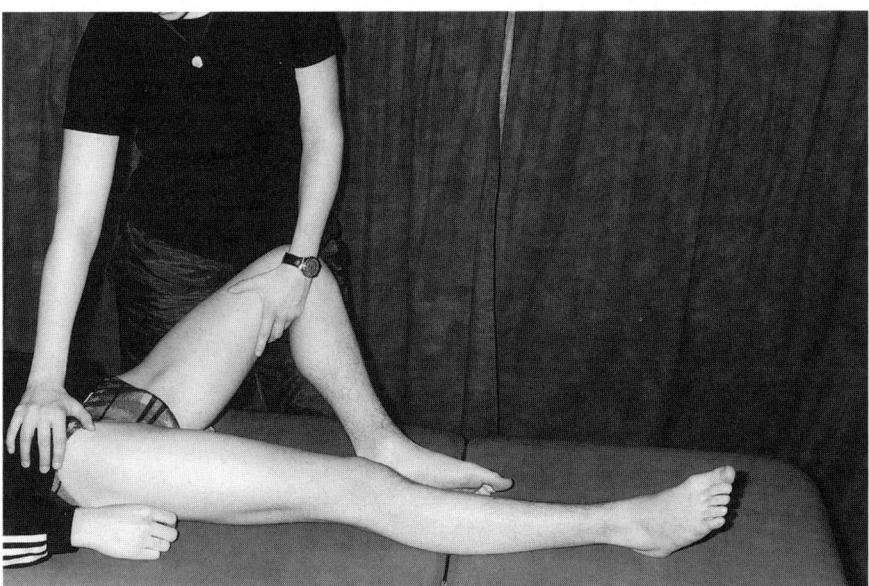

Abb. 12.4 Hyperabduktionstest

steht. Bei guter Fixation des gestreckten Beines wird das gebeugte Bein nach außen gekippt. Normalerweise sollte der Oberschenkel fast die Unterlage erreichen. Ist die Bewegung eingeschränkt, insbesondere im Seitenvergleich, liegt wahrscheinlich eine ISG-Blockierung vor.

12.3.3 Genauer Befund

Analyse im Stand

Von der Seite
– Ist das Becken leicht nach ventral gekippt? Zeigt die Wirbelsäule einen gestreckt geschwungenen Verlauf? *(Physiologische Stellung).*
– Ist das Becken aufgerichtet, die LWS-Lordose weitgehend aufgehoben, die BWS-Kyphose und die HWS-Lordose verstärkt? *(ausgeprägte Fehlhaltung bei Sakroiliitis im Rahmen einer Oligoarthritis Typ II).*
– Ist das Becken vermehrt nach ventral gekippt, sind die Wirbelsäulenkrümmungen verstärkt? *(muskuläre Hypotonie).*

Von hinten
– seitliche Abweichungen der Wirbelsäule
– Schulterhochstand, asymmetrische Skapulastellung
– einseitig abgeflachtes Taillendreieck
– Beckenschiefstand
– Beckenverwringung
– asymmetrisches Muskelrelief
– Auffälligkeiten der Beinachsen (s. S. 229).

Von vorne
– nicht horizontaler Verlauf der Schlüsselbeine
– einseitig abgeflachtes Taillendreieck
– Beckenverwringung
– asymmetrisches Muskelrelief
– Auffälligkeiten der Beinachsen.(s. S. 229)

Prüfen der Korrekturmöglichkeit
Mit taktiler Hilfe soll der Jugendliche Haltungsauffälligkeiten korrigieren.
Die Korrekturmöglichkeit wird stufenweise eingeteilt:
– Lässt sich nicht aktiv korrigieren
– Lässt sich aktiv korrigieren, kann aber die Stellung nicht halten
– Lässt sich aktiv korrigieren und kann die Stellung halten.

Bewegungsanalyse

Beim Gehen wird geachtet auf:
- Mangelndes Mitbewegen des Beckens, vor allem der Rotation
- verminderte Gegenrotationsbewegung des Oberkörpers, besonders auffällig bei schnellem Gehen
- mangelnde Extension der Hüfte auf der Standbeinseite
- seitliches Neigen des Oberkörpers zur Standbeinseite (Duchenne).

Bewegungsfolgen werden analysiert nach:
- Ausweichbewegungen
- Über- oder Fehlbelastung einzelner Gelenke und der Wirbelsäule.

Getestet werden:
- Liegen-Sitzen-Stehen und zurück zum Liegen
- spezielle Bewegungsabläufe die Schmerzen bereiten: im Alltag, in der Arbeit, beim Sport.

Untersuchen der Beweglichkeit von Wirbelsäule, Becken und ISG

Normalerweise wird im Stand untersucht. Bereitet dies jedoch Schmerzen oder ist die Beweglichkeit deutlich eingeschränkt, sollte eine weniger belastende Ausgangsstellung gewählt werden. Die Untersuchung kann dann im Sitzen, im Vierfüßlerstand oder in Seitlage erfolgen (7). Ergibt sich hierbei ein größeres Bewegungsausmaß sollte auch die Therapie in dieser Ausgangsstellung beginnen.

Wirbelsäule

Beurteilt werden Qualität und Quantität der Bewegung in den einzelnen Wirbelsäulenabschnitten
- Rotation
- Lateralflexion: Geachtet wird auf einen gleichmäßigen Bogen.
- Extension/Hyperextension: *Diese Bewegungsrichtung ist meist zuerst eingeschränkt.*

> **VORSICHT**
> Auf Ausweichbewegung durch Knieflexion achten.

- Flexion: Während die Beweglichkeit der einzelnen Segmente genau beurteilt werden muss, lässt sich die Entfaltbarkeit bestimmter Abschnitte mittels »Schober« und »Ott« messen:

Schober: Der Abstand der Dornfortsätze S1 bis L1, bzw. von S1 10cm nach oben, bei gestreckter Wirbelsäule vergrößert sich bei maximalem Vorwärtsbeugen normalerweise um 5 cm.

Ott: Der Abstand der Dornfortsätze von C7 bis Th12, bzw. von C7 30 cm nach unten, bei aufrechter Haltung nimmt bei maximalem Vorwärtsbeugen um ca. 3cm zu.

> **WICHTIG**
> In der Ausgangsposition sollte die Wirbelsäule maximal gestreckt sein. Diese Messwerte dienen vor allem der Verlaufskontrolle.

Der **Finger-Boden-Abstand** eignet sich nicht als Messparameter für die Wirbelsäulenflexion. Zu sehr beeinflusst die ischiokrurale Muskulatur diesen Wert. Als einfach messbare Größe hilft er jedoch die Jugendlichen zum Üben zu motivieren.

Die Beweglichkeit des Brustkorbes lässt sich mit Hilfe der Atemexkursion bestimmen. Hierzu wird mit einem Maßband der Brustumfang bei maximaler Exspiration und maximaler Inspiration in Höhe der Sternumspitze gemessen. Die Differenz beider Werte beträgt normalerweise 6–8 cm.

Obwohl das Atemvolumen von verschiedenen Faktoren abhängt, gibt es in jedem Fall Hinweise auf die Brustkorbbeweglichkeit. Gemessen wird das Atemvolumen mit einem einfachen Spirometer. Das erzielte Atemvolumen wird mit den Normwerten bei entsprechender Körpergröße verglichen.

Sowohl die Atemexkursion als auch das Atemvolumen sind gute Kontrollparameter, um den Behandlungserfolg zu dokumentieren. Zu Beginn der Behandlungsstunde und am Ende oder auch innerhalb eines Behandlungszeitraumes können Fortschritte gemessen werden.

Becken
Folgende Beckenbewegungen werden untersucht:
- Beckenkippung (Rotation nach ventral) immer kombiniert mit einer Lendenlordose: *Diese Bewegungsrichtung ist unter Belastung im Stand häufig eingeschränkt.*
- Beckenaufrichtung (Rotation nach dorsal) *wird meist als Schonhaltung bei Sakroiliitis eingenommen.*
- Dreidimensionale Beckenbewegung: lässt sich am besten auf einem Ball oder einem Ballkissen testen. Die Beckenschaufeln führen gegengleich Kreise aus von hinten, innen, unten über vorne, außen, oben.

Iliosakralgelenk

Da das Kreuzbein die Fortsetzung der Wirbelsäule darstellt, wird jegliches Bewegen des Os sacrum den unteren Bereich der Wirbelsäule mit einbeziehen. Es ist daher sinnvoll die Beweglichkeit des Iliosakralgelenkes nicht durch Bewegen des Kreuzbeines zu testen, sondern indem das Hüftbein (Os coxae) bewegt wird. Dies erfolgt am günstigsten in Seitlage mit leicht angewinkelten Beinen. Untersucht werden:
- Rotation nach dorsal (SIPS nach hinten unten, Tuber ischiadicum nach vorne oben)
- Rotation nach ventral (SIPS nach vorne unten, Tuber ischiadicum nach hinten oben)

12.3.4 Spezielle Untersuchungen

Das Röntgenbild zeigt frühestens nach Monaten nach Beginn der Sakroiliitis pathologische Befunde wie Gelenkspalterweiterung, Zähnelung der Kontur oder Sklerosierung. In der Kernspintomographie können schon frühe Veränderungen wie Gelenkerguss oder Knochenödem dargestellt werden.

12.4 THERAPEUTISCHES VORGEHEN

Die Physiotherapie bei Sakroiliitis wird im akuten und im nicht akuten Stadium mit unterschiedlichem Schwerpunkt durchgeführt *(Tab. 12.1)*.

12.4.1 Schmerzlinderung und Muskelentspannung

Physikalische Maßnahmen (s. S. 316 ff)

- Wärmepackungen aller Art im Bereich der unteren Wirbelsäule und der Glutaealmuskulatur empfinden die Jugendlichen als angenehm schmerzlindernd.
- Das heiße Bad in der Badewanne hilft insbesondere morgens zur Überwindung von Anlaufbeschwerden.
- Im warmen Bewegungsbad wirken durch den Wasserauftrieb nur wenig Scherkräfte auf das Iliosakralgelenk. Die Jugendlichen können sich im Wasser daher deutlich schmerzfreier bewegen.
- *Kälte* wird wegen der Nähe zu Niere und Blase selten und nur mit besonderer Vorsicht appliziert.

Tabelle 12.1 Physiotherapie-Konzept bei Sakroiliitis

Im akuten Stadium

Schmerzlinderung und Muskelentspannung
- Physikalische Maßnahmen
- Elektrotherapie
- Massage
- Entlastung
- Stabilisation

Mobilisation von Becken und Iliosakralgelenk (in entlasteter Ausgangsstellung)
- Im Schlingenkäfig
- PNF-Beckenpattern
- Becken-Acht in Seitlage (Spiraldynamik®)
- Becken-Acht auf dem Ballkissen

Im nicht akuten Stadium

Mobilisation der Wirbelsäule (mit zunehmender Belastung)
- Im Schlingenkäfig
- In Seitlage
- Im Vierfüßlerstand
- Im Sitzen
- Im Stand

Wiederherstellen des muskulären Gleichgewichtes
- Dehnen der verkürzten Muskulatur insbesondere:
  - gerade Bauchmuskulatur
  - ischiocrurale Muskulatur
  - M. pectoralis minor
- Aktivieren der hypotonen Muskulatur insbesondere:
  - Beckenbodenmuskulatur
  - schräge Bauchmuskultur
  - Mm. rotatores breves
  - autochtone Rückenmuskulatur

Haltungsschulung
- Wahrnehmungsschulung
- Memorytape
- Tätigkeiten des Alltags als Übung
- Korrektur häufig durchgeführter Tätigkeiten in Schule, Beruf und Freizeit

Elektrotherapie (s. S. 322)
- Zur Schmerzlinderung im Bereich der unteren Wirbelsäule und dem Becken hat sich insbesondere die Therapie mit Hochvolt und mit Interferrenzstrom bewährt.
- Ultraschall paraveretebral entlang der langen Rückenstrecker hilft den Tonus dieser Muskulatur zu normalisieren.

Massage
Die Massage, vor allem der Glutäalmuskulatur und im Bereich der unteren Wirbelsäule, sollte weich und detonisierend durchgeführt werden.

Entlastung
Das Gewicht des Rumpfes auf die Iliosakralgelenke reduziert sich wirksam durch den Gebrauch von Unterarmgehstützen. Ist nur ein ISG betroffen, empfiehlt sich für diese Seite der Drei-Punkt-Gang. Der Vier-Punkt-Gang wird bei beidseitiger Sakroiliitis eingesetzt. Dieser fördert neben der Entlastung der Iliosakralgelenke auch die Rotationsbewegung im häufig fixierten Thorax.

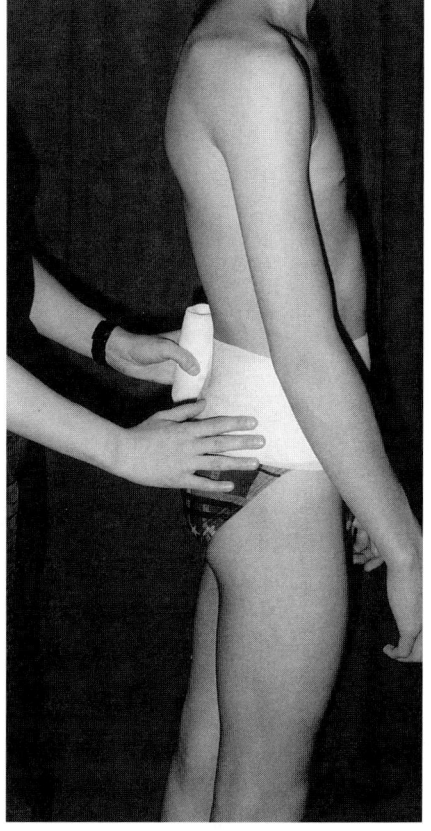

Abb. 12.5 Äußere Stabilisation der ISG mit einer elastischen Binde

Stabilisation
Die Schmerzen bei Sakroiliitis werden nur zu einem Teil durch die Entzündung verursacht. Daneben ruft die Instabilität der Bänder ebenfalls Schmerzen hervor.

Äußere Stabilisation
Einige Jugendliche empfinden es als sehr angenehm, den Beckenring durch Umwickeln mit einer elastischen Binde zu stabilisieren *(Abb. 12.5)*. Dauert die Sakroiliitis über einen längeren Zeitraum an, kann zu diesem Zweck ein Beckengürtel aus Leder gefertigt werden.

Allerdings nicht jeder Patient verträgt die Kompression, die beim Wickeln auf die Iliosakralgelenke wirkt. In diesen Fällen muss auf die äußere Stabilisation verzichtet werden.

Innere Stabilisation

Da keine Muskeln direkt über das Iliosakralgelenk ziehen, kann effektiv nur die Beckenbodenmuskulatur stabilisierend auf die ISG wirken. Voraussetzung hierfür ist eine aufgerichtete Beckenhaltung, in der sich das Kreuzbein vertikal zwischen den Beckenschaufeln verkeilt. Bei dem physiologisch aufgerichteten Becken, wie es die Spiraldynamik® beschreibt, ist die Spannung von Bauchmuskulatur und Lendenstreckern ausbalanciert (4). Im Unterschied dazu wird bei Sakroiliitis das Becken in Schmerzschonhaltung durch verstärktes Anspannen der Bauchmuskulatur aufgerichtet und in dieser Stellung fixiert.

Daher werden im ersten Schritt der Behandlung die hypertonen Bauchmuskeln entspannt. Im zweiten Schritt müssen die Jugendlichen lernen ihr Becken ohne verstärkte Bauchmuskelspannung aufzurichten. Erst wenn ihnen dies gelingt, kann mit dem Aktivieren der Beckenbodenmuskulatur begonnen werden. Bei richtigem Anspannen nähern sich die beiden Sitzbeinhöcker einander an. Der untere Bereich der Iliosakralgelenke schließt sich und stabilisiert das Kreuzbein von kaudal.

Einige Jugendliche haben Schwierigkeiten, den Beckenboden richtig anzuspannen. Ein leichter Führungswiderstand an beiden Sitzbeinhöckern kann helfen ihre Wahrnehmung zu schulen (1).

12.4.2 Mobilisation von Becken und Iliosakralgelenk

Wichtigstes Ziel im akuten Stadium ist es, die Beweglichkeit des in Schonhaltung fixierten Beckens zu erhalten bzw. zu verbessern. Dabei ist zu beachten, dass sich jede Beckenbewegung gleichzeitig im Iliosakralgelenk mobilisierend auswirkt. Um Schmerzen im ISG während der Behandlung zu vermeiden, wird die Mobilisation hubfrei in entlastender Ausgangsstellung begonnen.

Im Schlingentisch

Bewährt hat sich eine, über dem **Becken zentrierte, Becken-Bein-Aufhängung.** Das Seil der Beckenschlinge läuft über zwei Rollen *(Abb. 12.6)*.
– Wird das Seil der Beckenschlinge auf einer Seite nach unten gezogen, rotiert das Becken um die Longitudinalachse. Bewegungsausmaß und Frequenz richten sich nach dem Befund und dem Empfinden des Jugendlichen. Nach genauem Einweisen durch den Therapeuten kann der Jugendliche diese Übung selbständig durchführen und dosieren.

12.4 Therapeutisches Vorgehen

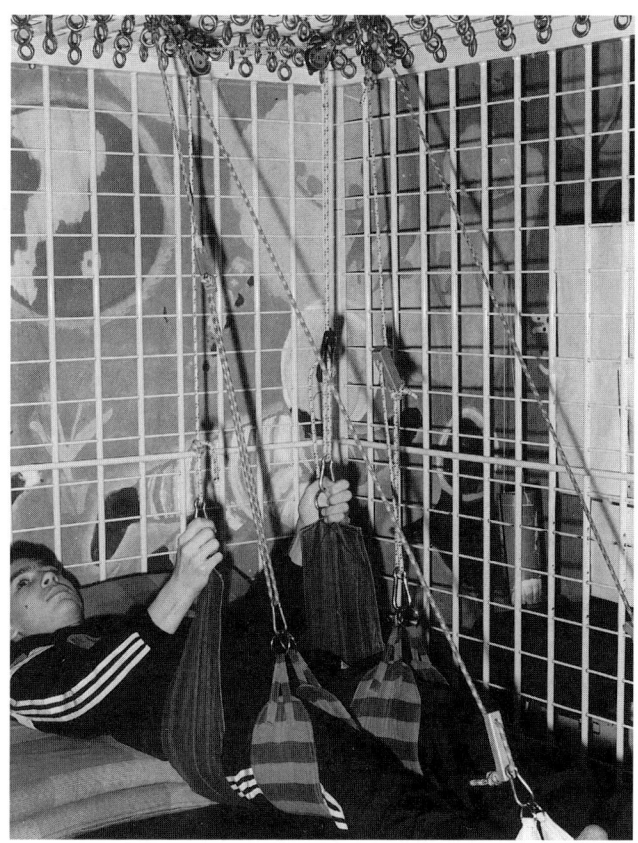

Abb. 12.6 Schlingenaufhängung zur Beckenmobilisation

– Mit der gleichen Aufhängung lässt sich das seitliche Hochziehen und Absenken des Beckens (Rotation um die Sagittalachse) üben. Hierzu wird abwechselnd ein Bein parallel zur Unterlage Richtung Fußende geschoben.

In Seitlage

PNF-Beckenpattern

Achterbewegung (4)
Der Therapeut steht hinter dem Jugendlichen mit Blick in Richtung auf dessen Füße.

Eine Hand umfasst den Sitzbeinhöcker, die andere Hand umgreift die Beckenschaufel von vorne *(Abb. 12.7)*. Das Hüftbein wird nun in einer Achterbewegung in den drei Ebenen mobilisiert. Aus der ventra-

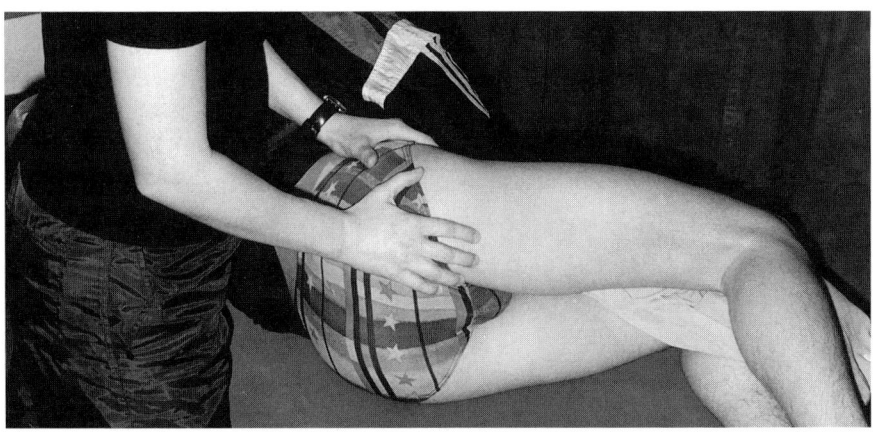

Abb. 12.7 »Achterbewegung« des Beckens in Seitlage

len Rotation, Innenrotation, Adduktion (vorne, oben, innen – Innenspirale) wird das Hüftbein auf einer S-förmigen Bahn in die dorsale Rotation, Außenrotation, Abduktion (hinten, unten, außen – Außenspirale) bewegt und wieder zurück.

Bewegt sich das Hüftbein auf der Außenspirale, öffnet sich das Iliosakralgelenk vorne oben innen und schließt sich hinten unten außen. Auf der Innenspirale verhält es sich entgegengesetzt.

Im Sitzen
Achterbewegung auf dem Ball oder dem Ballkissen *(Abb. 12.8)*
Der Therapeut sitzt hinter dem Jugendlichen und greift von hinten um die Beckenkämme.

Die »Beckenacht«, wie oben beschrieben, wird im Sitzen mit beiden Beckenschaufeln gleichzeitig, jedoch um 180° versetzt, durchgeführt. Befindet sich die rechte Seite auf der Außenspirale, bewegt sich die linke Seite auf der Innenspirale. Die Drehrichtung auf beiden Seiten verläuft rückwärts.

Die Beckenacht entspricht der Wechselbewegung des Beckens ähnlich der beim physiologischen Gehen.

> **VORSICHT**
> Eine Mobilisation der Basis des Kreuzbeines nach ventral sollte im akuten Stadium vermieden werden. Die Instabilität im Iliosakralgelenk würde verstärkt.

12.4 Therapeutisches Vorgehen

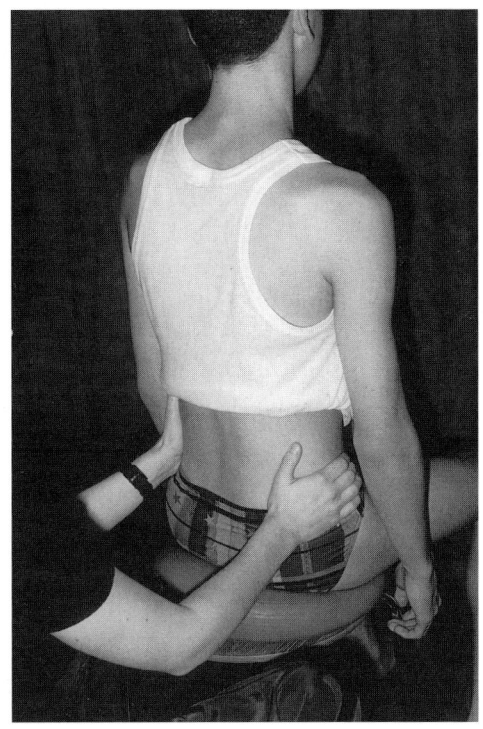

Abb. 12.8 »Achterbewegung« des Beckens im Sitzen auf dem Ballkissen

Sobald die Entzündungsaktivität im Iliosakralgelenk nachlässt, wird die gesamte Wirbelsäule in die Behandlung einbezogen. Denn die Schonhaltung des Beckens führt immer zu einer Fehlhaltung der Wirbelsäule mit eingeschränkter Beweglichkeit.

12.4.3 Mobilisation der Wirbelsäule

Die Wirbelsäule wird in alle Richtungen mobilisiert, vorrangig jedoch die BWS in die Extension und Rotation. Hierzu eignen sich viele Techniken und Übungen. Einige wichtige Gesichtspunkte erleichtern die Auswahl:
- Andere betroffene Gelenke dürfen nicht fehlbelastet werden (z. B. die Kniegelenke im Vierfüßlerstand). Bewährte Übungen lassen sich oft abwandeln.
- Je stärker die Wirbelsäule eingeschränkt ist, desto entlastender muss die Ausgangsstellung gewählt werden, z. B. Schlingentisch oder Seitlage.

- Passives Bewegen wirkt nicht nur mobilisierend, sondern schult wesentlich die Wahrnehmung für den neuen Bewegungsablauf. Der Jugendliche muss sich jedoch gezielt darauf konzentrieren.
- Führt der Jugendliche die Bewegung zunehmend aktiv aus, tritt neben der Mobilisation die Kräftigung in den Vordergrund.
- Durch den komplexen Aufbau der Wirbelsäule ergeben sich häufig während der Behandlung neue Probleme. So kann sich z. B. der Thorax nicht richtig entfalten, wenn der M. pectoralis minor verkürzt ist. Dieser Muskel muss zuerst gedehnt werden, bevor weiter am Thorax mobilisiert wird.
- Jede Übung ist nur so gut, wie sie ausgeführt wird. Ausweichbewegungen müssen ständig korrigiert werden. Durch geschickte taktile Stimulation lässt sich das Bewegungsausmaß deutlich verbessern. Zum selbständigen Üben zu Hause muss der Jugendliche die Bewegung perfekt beherrschen, damit er nicht in seine Fehlhaltung hinein arbeitet.

Im Folgenden sind einzelne effektive Übungen beschrieben.

Im Schlingentisch
Die **seitliche Becken-Bein-Aufhängung** im Schlingentisch eignet sich sehr gut zur hubfreien Mobilisation in die Extension und Flexion der Lendenwirbelsäule. Idealerweise liegen Kopf und Thorax unterpolstert auf der Liege, so dass die Wirbelsäule ohne Knick parallel zur Unterlage verläuft.

In Seitlage
Drehdehnlage Die Beine sind etwa 90° angebeugt, das Becken zieht vom Steißbein aus in die dorsale Rotation. Der Thorax und die oben liegende Schulter drehen Richtung Unterlage. Durch Kombination mit der Atmung werden der gesamte Brustkorb mobilisiert und die Atemkapazität verbessert. Mit dem Ausatmen dreht der Jugendliche weiter in die Rotation. Mit dem Einatmen verlängert er, bei gleichbleibender Rotation, die Wirbelsäule von den Polen aus.

> **VORSICHT**
> Nicht in die LWS-Lordose ausweichen. Schulter und Arm folgen dem Thorax, nicht umgekehrt.

Im Vierfüßlerstand
»**Katzenbuckel**« – »**Hängematte**«
Flexion und Extension der Wirbelsäule werden abwechselnd durchgeführt. Die Bewegung wird unter Zug vom Scheitel und dem Steißbein eingeleitet. Zwischen diesen Polen soll sich ein harmonischer großer Bogen aufspannen. Alle Wirbelsäulenabschnitte sind dabei gleichmäßig gebeugt, bzw. gestreckt. Durch Rollen eines Igelballes oder Fahren eines Spielzeugautos entlang der Wirbelsäule spürt der Jugendliche Unterbrechungen des harmonischen Bogens.

> **VORSICHT**
> Der Schultergürtel muss gut stabilisiert sein. Der Kopf darf nicht zu weit eingerollt oder überstreckt sein.

»**Neugieriger Hund**« *(Abb. 12.9):*
Die Wirbelsäule ist zwischen den Polen aufgespannt. Mit schräg zur Seite gestrecktem Arm dreht der Thorax sich öffnend nach oben.

> **VORSICHT**
> Der Arm bildet die Verlängerung des Rückens, er zieht nicht höher. Nicht in die LWS-Lordose oder die BWS-Kyphose ausweichen.

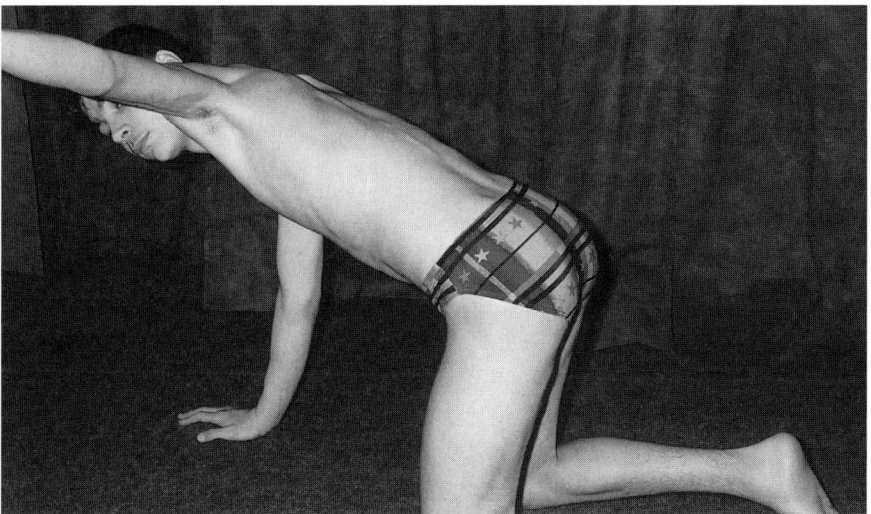

Abb. 12.9 »Neugieriger Hund«, Rotation mit lang gestreckter Wirbelsäule

Im Sitzen:
Drehsitz aus dem Yoga *(Abb. 12.10):*
Über das angewinkelte Bein wird das andere gekreuzt aufgestellt. Aus aufgerichteter Haltung dreht der Oberkörper zu dem aufgestellten Bein hin. Der hintere Arm wird aufgestützt, der vordere hilft bei der Rotation. Mit dem Ausatmen zieht der Jugendliche weiter in die Rotation. Mit dem Einatmen verlängert er die Wirbelsäule.

> **VORSICHT**
> Kopf und Schulter folgen dem Rumpf, nicht umgekehrt.
> Da die Ausgangsstellung das Becken sehr gut fixiert, eignet sich diese Übung besonders zur Mobilisation der BWS.

Ist ein Kniegelenk betroffen, kann der Jugendliche auch den **halben Drehsitz** einnehmen.

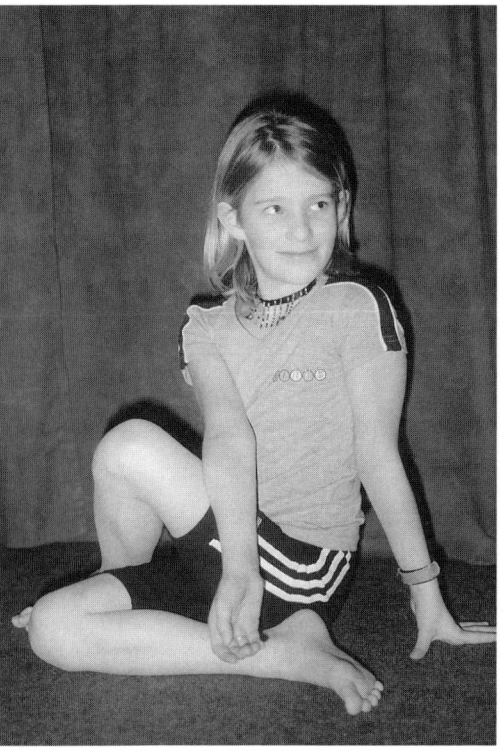

Abb. 12.10 »Drehsitz«

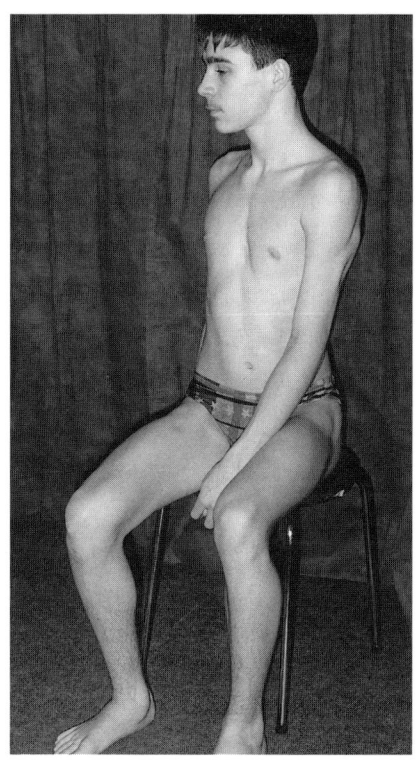

Abb. 12.11 abgewandelter »Drehsitz«

Aus dem Yoga eignen sich viele Übungen zur Behandlung der Wirbelsäule bei einer Sakroiliitis, da sie den Rumpf in idealer Kombination mobilisieren und kräftigen. In der Therapie sollten die Übungen jedoch langsamer durchgeführt werden, als es im Yoga üblich ist, und sie müssen gelegentlich individuell abgewandelt werden.

Sind z. B. Knie oder Hüftgelenke mitbetroffen, kann eine vereinfachte Form des Drehsitzes auf dem Hocker durchgeführt werden *(Abb. 12.11)*.

Im Sitzen mit langgezogener Wirbelsäule und leicht abduzierten Beinen wird auf einer Seite Knie und Becken nach vorne geschoben. Nun rotiert der Oberkörper bei gleichbleibender Länge zu dieser Seite hin. Der vordere Arm unterstützt die Drehung durch Druck von innen gegen das hintere Bein. Die Atmung wird wie im Kreuzsitz bewegungserweiternd eingesetzt.

> **VORSICHT**
> Nicht in die LWS-Lordose ausweichen. Die nach vorne gedrehte Schulter darf nicht hochgezogen werden.

Im Stand
In leichter Schrittstellung dreht sich der Rumpf entgegen der Beckenrotation in Richtung des vorne stehenden Beines. Die Wirbelsäule ist dabei zwischen den Polen aufgespannt.

> **VORSICHT**
> Das Becken muss locker aufgerichtet und in Gegenrotation zum Rumpf bleiben. Schulter und Kopf folgen dem Rumpf, nicht umgekehrt.

12.4.4 Wiederherstellen des muskulären Gleichgewichtes

Dehnen der verkürzten Muskulatur
Teilweise überlappen sich Mobilisation und Dehnung. Einzelne Muskelgruppen müssen jedoch isoliert gedehnt werden. Dies betrifft vor allem die intrinsische Muskulatur, insbesondere die *gerade Bauchmuskulatur, ischiokrurale Muskulatur*, den *M. glutaeus maximus* sowie den *M. pectoralis minor*.

Aktivieren der hypotonen Muskulatur
Die für eine aufgerichtete Haltung verantwortliche Muskulatur muss aktiviert werden. Dies sind vor allem die Beckenbodenmuskulatur, die schrägen Bauchmuskeln, die Interkostalmuskulatur, die autochthonen Rückenmuskeln, sowie die kurzen Rotatoren.

Werden die zuvor beschriebenen mobilisierenden Übungen vom Jugendlichen aktiv durchgeführt, werden die meisten dieser Muskeln angesprochen.

12.4.5 Haltungsschulung

Haltung an sich bedeutet etwas Statisches. Haltungsschulung erschöpft sich jedoch nicht darin, die Haltung des Jugendlichen zu korrigieren. Dies ist nur der erste Schritt. Die Jugendlichen sollen lernen, ihre Wirbelsäule im Tagesablauf funktionell richtig einzusetzen. Die neu gewonnene Beweglichkeit, vor allem in die Extension und Rotation, muss in die täglichen Bewegungen einbezogen werden.

Die aufrechte Haltung
Jeder Turm ist nur so stabil wie sein Fundament. Eine stabile aufrechte Haltung beginnt daher mit dem Anspannen der Beckenbodenmuskulatur. Erst dann beginnt sich die Wirbelsäule von unten nach oben Wirbel um Wirbel bis zum Scheitel zu verlängern. Am besten gelingt dies mit der Vorstellung, dass man am Scheitelpunkt des Kopfes immer weiter hochgezogen wird, während das Steißbein schwer wie Blei nach unten zieht (1).

Memorytape *(Abb. 12.12)*
Den Jugendlichen kann das Memorytape helfen die aufrechte Haltung zu verinnerlichen. Bei lang gestreckter BWS angebracht, »ziept« das Tape, sobald die gestreckte Haltung nachlässt.

Kombination mit Tätigkeiten des Alltags zur Erinnerung an die richtige Haltung
Immer wenn der Jugendliche bestimmte Tätigkeiten ausübt, z. B. Zähneputzen, auf den Bus warten etc., soll er sich erinnern und die richtige Haltung einnehmen.

Tätigkeiten des Alltags als Übung umgestaltet
Der Patient muss z. B. Wäsche aus dem Schrank holen. Diese Bewegung kann therapeutisch genutzt werden. Das Becken ist stabilisiert, mit Rota-

12.4 Therapeutisches Vorgehen

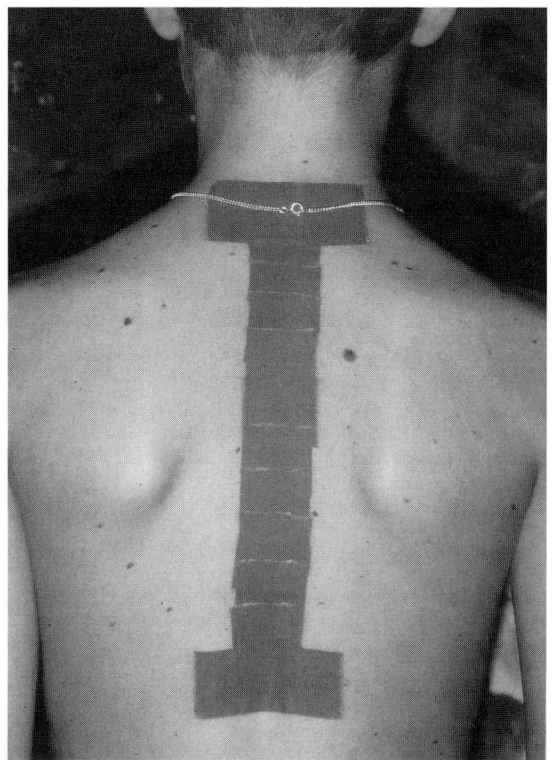

Abb. 12.12 »Memorytape«, bei lang gestreckter Wirbelsäule angebracht, »ziept« es, sobald die aufrechte Haltung nachlässt

tion und Extension in der BWS kann oben liegende Kleidung hinein oder herausgeholt werden.

Oder die Kartoffelchipstüte wird so vor dem Computer platziert, dass jeder Griff in die Tüte mit einer korrigierten Rotation der BWS erfolgt.

Korrektur häufig durchgeführter Tätigkeiten in Schule, Beruf und Freizeit

Viele falsch eingeschliffene Bewegungsmuster belasten die Wirbelsäule unnötig. Sogar an sich günstige Bewegungsabläufe, wie z. B. Skilanglauf im klassischen Stil, können die Fehlstellung der Wirbelsäule fördern, wenn sie in Kyphose ausgeführt werden.

Nach einer genauen Analyse muss der Bewegungsablauf gezielt korrigiert und unter Kontrolle häufig geübt werden.

Unter Umständen müssen Veränderungen vorgenommen werden. Dies kann das Umgestalten des Arbeitsplatzes ebenso sein wie ein höherer Lenkervorbau für das Fahrrad oder längere Skistöcke.

Die letzten Punkte sollten mit den Jugendlichen eingehend besprochen werden. Sobald sie ihre eigene Kreativität einbringen können, verbessern sich die Kooperation und die Compliance.

KURZ UND BÜNDIG

Zur Schmerzentlastung bei Sakroiliitis wird das Becken in dorsaler Rotation fixiert. Die Wirbelsäule reagiert darauf mit abgeflachter LWS-Lordose und verstärkter BWS-Kyphose.

In der akuten Phase muss das ISG zur Schmerzreduktion entlastet und stabilisiert werden. Nach Abklingen akuter Symptome steht im Vordergrund der Therapie die Mobilisation des Beckens und der ISG sowie das Erarbeiten der Extension und Rotation der BWS.

Die Schulung der physiologischen Haltung wird mit einem individuellen Übungsprogramm in den Alltag integriert und sorgt für kurze Übungseinheiten über den ganzen Tag verteilt.

Literatur

1. Cantieni B.: Tiger Feeling, Das sinnliche Beckenbodentraining, Verlag Gesundheit Berlin, 1997
2. Donhauser-Gruber U., Mathies H., Gruber A.: Rheumatologie, Lehrbuch für Physiotherapeuten, Pflaum Verlag München, 1996
3. Kapandji I A.: Funktionelle Anatomie der Gelenke, Band 3, Rumpf und Wirbelsäule, Enke Verlag Stuttgart, 1985
4. Larsen Ch.: Wirbelsäule – Prävention durch 3D-Bewegungsqualität, Krankengymnastik Zeitschrift für Physiotherapeuten, 826–837, Pflaum Verlag München, 1998
5. Lewit K.: Manuelle Medizin. Urban und Schwarzenberg Verlag München, Wien, Baltimore, 1977
6. Maitland G.D.: Manipulation der Wirbelsäule, Springer Verlag Berlin, Heidelberg, 1994
7. Seyfried A.: Pathophysiologische Grundlagen der Bewegungstherapie chronisch entzündlicher Gelenk- und Wirbelsäulenerkrankungen, Eular Verlag Basel, 1984

Die Hüfte – das zentrale Gelenk

MARIANNE SPAMER

Die chronische Entzündung des Hüftgelenkes kann anfangs unbemerkt zu Funktionseinbußen, im weiteren Verlauf rasch zu Destruktionen führen. Die Hüftgelenke können bei allen Formen der chronischen Arthritis im Kindesalter betroffen sein. Gefährdet sind sie vor allem bei Kindern und Jugendlichen mit der systemischen Form und der HLA B27 assoziierten Arthritis.

Das Hüftgelenk erfüllt zwei Aufgaben. Es trägt das Gewicht des Rumpfes und überträgt die Bewegungskräfte der Beine bei der Fortbewegung. Die Stellung des Hüftkopfes zur Pfanne wirkt sich entscheidend auf die Beinachsen und somit auf die Funktion und Belastung der übrigen Gelenke aus.

13.1 ANATOMIE UND BIOMECHANIK

Das Hüftgelenk ist ein Kugelgelenk. Es setzt sich aus dem Femurkopf (Caput femoris) und der Pfanne (Acetabulum coxae) zusammen. Trotz der tiefen Pfanne und einem festen Kapselbandapparat weist das Hüftgelenk ein weites Bewegungsspektrum auf. Im Kindesalter ist das Bewegungsausmaß größer als beim Erwachsenen.

13 Die Hüfte – das zentrale Gelenk

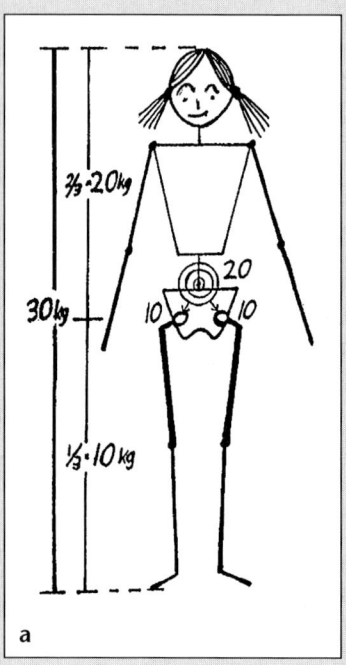 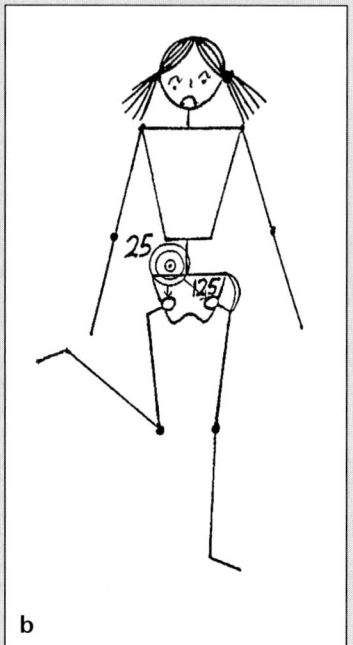 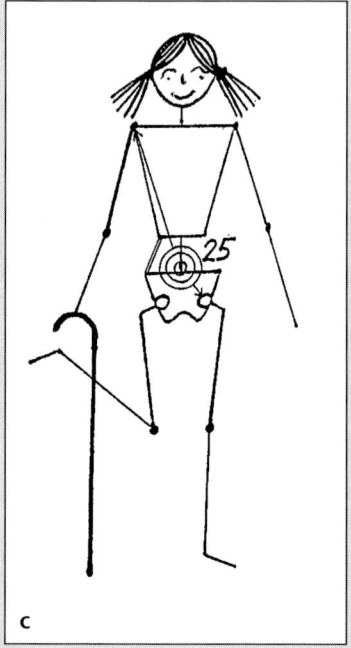

Abb. 13.1 Schematische Darstellung der Gewichtsverteilung auf die Hüftgelenke eines Mädchens mit 30 kg Körpergewicht
a) im Zweibeinstand 10 kg Belastung auf jedem Hüftgelenk
b) im Einbeinstand 125 kg Belastung auf dem linken Hüftgelenk
c) im Einbeinstand mit kontralateraler Stütze 25 kg Belastung

Das aufgerichtete Becken vermittelt eine gute knöcherne und muskuläre Stabilität beim Gehen. Die nach kranial wirkenden Belastungskräfte treffen auf das pfeilerartig verstärkte Pfannendach des Os ilium. Durch die Aktivität der kleinen Glutäen sowie der pelvitrochanteren Muskulatur im Zusammenspiel mit dem Iliotibialtrakt wird der Kopf in der Pfanne zentriert. Gleichzeitig wird die Beckenschaufel zu der Seite des Standbeines geneigt. Dadurch schiebt sich die Gelenkpfanne vermehrt über den Femurkopf und verbessert die knöcherne Überdachung (6).

Die knöcherne Ausformung, der straffe Kapselbandapparat und vor allem die muskuläre Ausstattung des Hüftgelenkes gewährleisten eine gute Stabilität zur gelenkschonenden Kraftübertragung.

Die Funktion und Stabilität der Hüftgelenke wird durch die Beckenstellung entscheidend beeinflusst. Bei aufgerichtetem Becken bewegen die kleinen Glutäen das Bein in Abduktion und unterstützen die Außenrotation und Extension(8). Wird dagegen das Becken nach vorne gekippt, verlagert sich der Ursprung des vorderen Teiles der kleinen Glutäen vor den Drehpunkt des Hüftgelenkes. Sie beteiligen sich nun an der Flexion und Innenrotation.

Große Kräfte wirken auf das Hüftgelenk. Im Zweibeinstand verteilt sich das Gewicht des Rumpfes, das mit Zweidrittel des Körpergewichtes zu veranschlagen ist, gleichmäßig auf beide Hüftgelenke. Bei dem Beispiel eines 30 kg schweren Kindes wird jede Hüfte mit 10 kg belastet *(Abb. 13.1a)* (2).

Im Einbeinstand erhöht sich diese Kraft erheblich. Die Ursache dafür liegt in den Hebelkräften der kleinen Glutäen, die das Becken stabilisieren. In diesem Beispiel steigt somit die Belastung von 10 kg auf 125 kg an *(Abb. 13.1b)* (2). Das entspricht in etwa dem vierfachen Körpergewicht.

Gehen, Rennen, besonders Springen und andere sportliche Aktivitäten vervielfachen diese Kräfte bis zum Zehnfachen des Körpergewichtes und mehr.

13.2 PATHOMECHANIK

Eine Arthritis erhöht den Gelenkinnendruck beträchtlich. Die Raumforderung durch Synovialisverdickung und Erguss kann die straffen umgebenden Strukturen nur geringfügig dehnen. Daher steigt der intraartikuläre Druck durch eine Coxarthritis erheblich an. Schon das normale Gehen verstärkt diesen Druck zusätzlich. **Durch reflektorisches Hemmen einzelner Muskeln »hilft sich das Gelenk selbst« den Gelenkinnendruck zu senken.**

Spannt die parallel zum Schenkelhals verlaufende Muskulatur an, wird der Femurkopf in der Pfanne zentriert. Dadurch erhöht sich der intraartikuläre Druck. Bei einer Synovialitis induziert die zusätzliche Druckerhöhung zusammen mit dem Schmerz reflektorisch eine Hypotonie der pelvitrochantären Muskulatur, so dass sich der Gelenkinnendruck vermindert.

Im Einbeinstand erhöht sich physiologischerweise der Gelenkinnendruck durch Anspannen der kleinen Glutäen. Diese Reaktion wird bei der Coxarthritis reflektorisch gehemmt. Sie wird dadurch kompensiert, dass sich der Oberkörper vermehrt über die Standbeinseite neigt. Auf diese Weise trifft die Kraftlinie senkrecht auf das Bein *(Abb. 13.2)*. Auch beim Gehen stabilisiert sich das Standbein durch Neigen des Oberkörpers zur gleichen Seite (Duchenne-Hinken).

Durch das gestörte Muskelgleichgewicht entwickelt sich eine Schonhaltung, ein Teufelskreis kommt in Gang. Die Schonhaltung der Hüfte besteht in einer Flexion und Innenrotation. Sie wird hervorgerufen durch die Inaktivität der Glutäalmuskulatur und der pelvitrochanteren Muskeln. Bei Belastung im Stehen gelangt das Bein infolge der unzureichenden Muskelkontrolle in die Flexion und Innenrotation entsprechend dem Inaktivitätsmuster (3). Die ventralen Muskeln und Strukturen verkürzen zunehmend. Als Folge nimmt die Beckenkippung zu. Immer mehr ventrale Anteile der kleinen Glutäen wirken als Flexoren und Innenrotatoren.

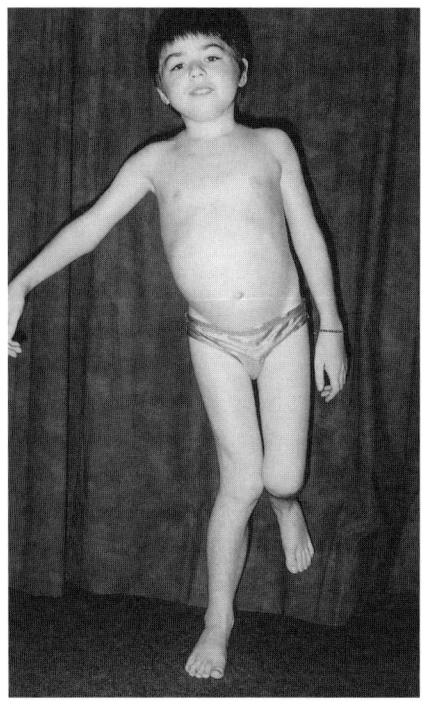

Abb. 13.2 Neigen des Oberkörpers über die Standbeinseite

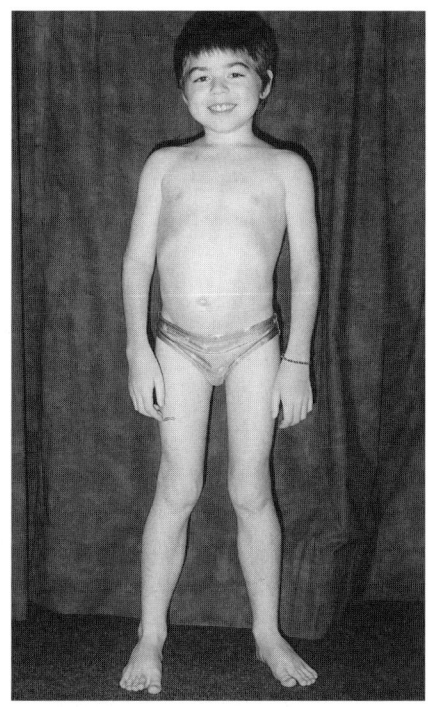

Abb. 13.3 Schonhaltung beider Hüftgelenke in Flexion und Innenrotation

Da im Alltag beim Gehen, Stehen oder Liegen die Hüftextension durch Dehnung der vorderen Kapsel Schmerzen bereitet, werden die Hüftflexoren ständig angespannt. Schon nach kurzer Zeit verkürzen die Flexoren, es entwickelt sich eine Hüftbeugekontraktur.

Je weiter die Hüfte flektiert ist, desto mehr Muskelanteile der kleinen Glutäen werden vor die Drehachse verlagert, so dass sie flektierend und innenrotierend wirken.

Mit zunehmender Innenrotation des Oberschenkels verlagert sich die Beinachse nach medial. Als Folge übernehmen die Adduktoren immer mehr die Stabilisation des Hüftgelenkes. Durch das ständige Anspannen verkürzen schließlich auch die Adduktoren. Zusammen mit einer fortdauernd falschen Belastung der Hüfte führt die anfängliche Schonhaltung zu einer fixierten Fehlstellung *(Abb. 13.3)*.

Die chronische Arthritis des Hüftgelenkes bereitet auf Grund rascher Destruktion erhebliche therapeutische Probleme. Je nach Wachstumsphase kann sich der Schenkelhalswinkel verändern. Für die rasche Destruktion wird der hohe intraartikuläre Druck verantwortlich gemacht.

Zur Ausbildung des physiologischen Schenkelhalswinkels ist die ständige Aktivität der kleinen Glutäen notwendig (3). Da diese durch die Arthritis gehemmt werden, muss mit Wachstumsstörungen und allen ihren Folgen gerechnet werden. Es überwiegt eine Coxa valga.

MERKE

Hypertone Muskelgruppen

- **Hüftflexoren**
  mit zunehmender Hüftflexion nehmen die flexorisch wirksamen Muskelfasern zu.
- **Innenrotatoren,** im physiologischen Stand, bei 0-Stellung des Hüftgelenkes, arbeiten nur wenige Muskelfasern als Innenrotatoren. Erst mit zunehmender Hüftflexion werden die kleinen Glutäen innenrotatorisch wirksam.
- **Adduktoren**

Hypotone Muskelgruppen

- **Pelvitrochantere Muskulatur**
- **Glutäalmuskulatur**

13.3 BEFUND

13.3.1 Anamnese

Kleines Kind
- weint beim Wickeln
- will vermehrt getragen werden
- läuft ungern, auch bisher mühelos bewältigte Strecken.

Älteres Kind
- hat Beschwerden beim Treppensteigen, vor allem nach oben.
- hat Schmerzen in der Leiste nach längerem Gehen, Stehen oder Sitzen
- Anlaufschmerzen
- asymmetrischer Gang.

13.3.2 Orientierender Befund

In Rückenlage

Maximale Flexion
- Treten gleichseitige Leistenschmerzen auf?
- Treten Leistendehnschmerzen der gegenüberliegenden Seite auf?

Überhorizontale Flexion, Adduktion, Innenrotation *(Abb. 13.4)*
- Treten gleichseitige Leistenschmerzen auf ?

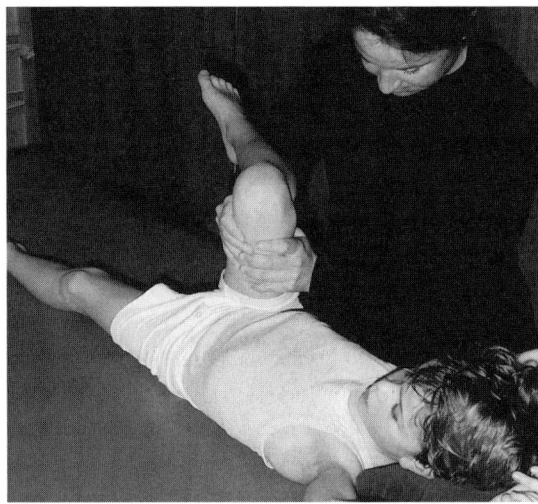

Abb. 13.4 Überhorizontale Flexion, Adduktion, Innenrotation

In Bauchlage

Aktive Extension
- Gelingt das Abheben des Beines ohne Ausweichbewegung des Beckens?

> **MERKE**
> Sind alle drei Untersuchungen schmerzfrei möglich, kann ein floride Entzündung des Hüftgelenkes ausgeschlossen werden.

13.3.3 Genauer Befund

Messen der passiven Gelenkbeweglichkeit
Kinder weisen gerade an der Hüfte eine deutlich bessere Beweglichkeit auf als Erwachsene. Die Normwerte der Neutral-Null-Methode müssen dem erweiterten Bewegungsausmaß des Kindesalters angepasst werden, um auch leichte Bewegungseinschränkungen erfassen zu können.

Flex/Ext   150–160 / 0 / 20–30
Abd/Add   50 / 0 / 40 bei kleinen Kindern
AR/IR   60 / 0 / 60 in Bauchlage

Besonders die Außenrotation von 80–90° bei kleinen Kindern übersteigt das spätere Bewegungsausmaß.

> **MERKE**
> Schon geringe Einschränkungen der Beweglichkeit oder Schmerzen in der Leiste bei der Untersuchung, können auf eine Coxarthritis hinweisen. Sie spielen für die Frühdiagnose eine wichtige Rolle.

Beurteilen der Beckenstellung und der Beinachsen

Von hinten:
- Ist die Falte unterhalb des Gesäßes beidseitig erkennbar?
- Ist die Falte auf beiden Seiten gleich lang und tief?
  Die Gesäßfalte zeigt eine Außenrotations- und Extensionsstellung der Hüfte an. Ist sie nur gering oder fehlt völlig, weist dies auf eine Schonhaltung in Innenrotation und Flexion hin.
- Steht die Kniekehle in der Frontalebene?
  Ist sie lateral nach vorne gekippt, steht der Femur in Innenrotation.

Von der Seite
- Ist das Becken gekippt oder aufgerichtet?
- Steht die Hüfte in Flexion oder in Extension?

Bei längerem Verlauf sind ein gekipptes Becken und eine flektierte Hüfte leicht zu erkennen. Im Frühstadium der Arthritis ist die Schonhaltung von der Seite jedoch kaum zu sehen.

Von vorne
- Wie stark ist die Leistengrube ausgebildet?
  Je tiefer die Leistengrube, desto stärker befindet sich die Hüfte in Flexion.
- Zeigen Knie und Patella nach vorne oder nach medial?
  Je mehr das Knie nach medial gerichtet ist, desto mehr steht die Hüfte in Innenrotation.

Stufenweises Prüfen der Korrekturmöglichkeit
- Im Stand soll das Kind mit taktiler Hilfe sein Becken aufrichten und die Hüfte in die Extension und Außenrotation korrigieren können.
- *Wenn nicht*: Ist die Fehlhaltung aktiv in Teilentlastung mit Stützen oder Gehwagen korrigierbar?
- *Gelingt dies nicht*: Kann das Kind im Liegen die Fehlstellung aktiv korrigieren?
- *Ist auch dies nicht möglich*: Kann die Fehlstellung aktiv unterstützt oder passiv korrigiert werden?

Beurteilen des Ganges
Beim Gehen wird vor allem geachtet auf:
- Seitliches Neigen des Oberkörpers (Duchenne)
- mangelnde Rotation und Extension der Hüfte in der Standbeinphase
- verminderte isolierte Bewegung des Hüftgelenkes
- vermehrte Mitbewegung des Beckens.

13.3.4 Spezielle Untersuchungen

Die Ultraschalluntersuchung gibt Auskunft über Ergüsse oder Schwellungen der Synovialis im Hüftgelenk. Das Röntgenbild hilft, Wachstumsstörungen, den Schenkelhalswinkel sowie die Gelenkspaltverhältnisse und knöcherne Destruktionen zu beurteilen. Dabei hinkt der radiologische Befund der augenblicklichen Situation nach. Aktuelle aggressive Entzündungsprozesse zeigen sich oft erst nach Monaten in Form von Gelenkspaltverschmälerung (Knorpeldestruktionen) oder knöchernen Destruktionen im Röntgenbild.

> **MERKE**
> Bei Kindern stimmen Röntgenbild und Funktion häufig nicht überein. Trotz deutlicher röntgenologischer Veränderungen kann das Hüftgelenk gut beweglich sein. Umgekehrt lässt eine schlechte Funktion nicht immer auf Knorpel- oder Knochenläsionen schließen.

13.4 THERAPEUTISCHES VORGEHEN (Tab. 13.1)

13.4.1 Schmerzlinderung und Muskelentspannung

Tabelle 13.1 Physiotherapie der Hüfte

Schmerzlinderung und Muskelentspannung
• Physikalische Maßnahmen
• Teilentlastung
• passives Bewegen
• Traktion (evtl.)
• Abnahme der Schwere des Beines in der Schlinge
Bewegungserweiterung
• Passives Bewegen in alle Bewegungsrichtungen
• Dehnen: – Hüftflexoren
– Adduktoren
• Aktivieren: – Glutäalmuskulatur
– Außenrotatoren
Bahnen der physiologischen Haltung
• korrigierte Beckenstellung
• korrigierte Beinachsen
Bahnen des physiologischen Gehens
Anpassen der entlastenden Hilfsmittel

Lagerung
Bei Kindern mit einem akut entzündeten Hüftgelenk bereitet im Liegen vor allem die Extension durch Dehnung der ventralen Strukturen Schmerzen. Die richtige Lagerung hilft, die Schmerzen zu lindern. Der als Schonhaltung meist in Flexion gehaltene Oberschenkel wird so weit

unterlagert, bis er locker aufliegen kann. In dieser Position entspannen die Hüftbeugemuskeln. Die Schmerzen gehen zurück.

Entlastung

Entlastende Hilfsmittel wie Schedepferdchen, Gehroller und Gehstützen helfen den Gelenkinnendruck beim Stehen und Gehen zu senken *(Abb. 13.1c)* (2). Durch entlastende Hilfsmittel bei der Fortbewegung wird der Entwicklung von Schonhaltungen mit gestörtem Muskelgleichgewicht wirkungsvoll entgegengewirkt.

Traktion

Meist empfinden die Kinder eine Traktion am Oberschenkel als angenehm und schmerzlindernd. Sie kann manuell, mit Gewichten oder mittels eines Gerätes, z. B. dem Tru-Trac, durchgeführt werden. Die intermittierende Traktion wird meist dem konstanten Zug vorgezogen. Der Griff oder das Anlegen des Gurtes sollte immer am Oberschenkel erfolgen. Dies ermöglicht eine direkte Kraftübertragung und schont das Kniegelenk.

Klagt das Kind während der Traktion über Schmerzen, sollte diese Therapiemaßnahme abgebrochen werden. Ursächlich könnte ein intraartikulärer Erguss bestehen. Dadurch kann bei Traktion der Gelenkinnendruck zusätzlich ansteigen (9).

Passives evtl. aktiv-assistives Bewegen

Über das Bein:

Langsames Bewegen aus der Schonhaltung heraus entspannt die Muskulatur und lindert die Schmerzen. Mit gelenknahem Griff am Oberschenkel kann die Hüfte in alle Richtungen gleichmäßig bewegt werden.

Über das Becken:

Bei sehr schmerzhaften Hüftgelenken lassen sich durch Bewegen des Beckens in Seitlage bei gelagertem Bein die Schmerzen vermindern.

Schlinge

Mit Hilfe der Schlingenaufhängung kann die Hüfte hubfrei mit großer Amplitude bewegt werden. Das konstante Schwingen des Beines mit großem Bewegungsausmaß reguliert den Muskeltonus und verbessert den Gelenkstoffwechsel sowie die Ernährung des Gelenkknorpels.

Nach bisherigen Erfahrungen kann tägliches Üben in der Schlinge destruktiven Veränderungen an der Hüfte vorbeugen und helfen, zerstörten Knorpel oder sogar Knochen wieder aufzubauen.

13.4 Therapeutisches Vorgehen

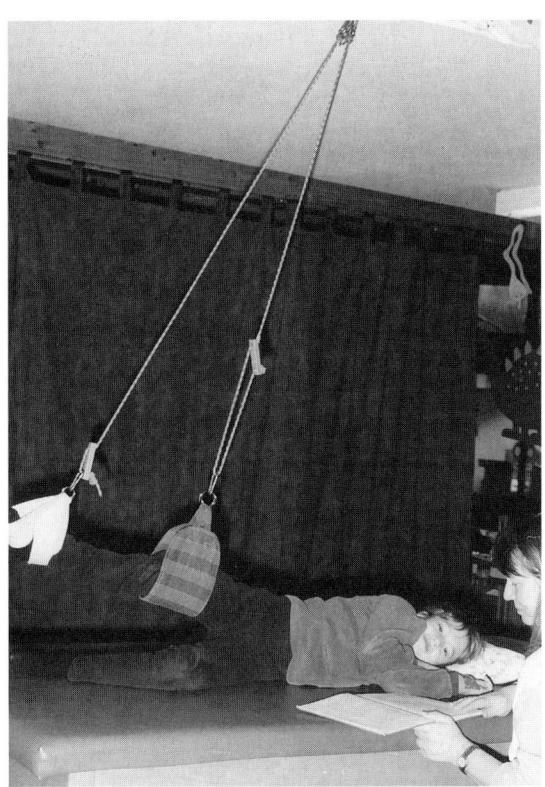

Abb. 13.5 Schlingenaufhängung für zu Hause

Für das tägliche Üben zu Hause reicht eine einfache Schlingenaufhängung mit einem Haken in der Decke. Der Umgang mit der Vorrichtung muss eingeübt werden *(Abb. 13.5)*.

Bewegungsbad

Rheumakranke Kinder schwimmen und toben mit Begeisterung im warmen Wasser. Therapeutisch gesehen entspannt das warme Wasser mit einer Temperatur von 30–32° die Muskulatur. Die Auftriebskraft hilft den Kindern, ihre Hüften freier zu bewegen und ihre Schonhaltung zu überwinden.

Massage und Elektrotherapie: (s. S. 316 ff)

13.4.2 Mobilisation des Hüftgelenkes

Verbessern der Beckenstellung

Das Hüftgelenk lässt sich erst effektiv mobilisieren, nachdem die Beckenstellung korrigiert wurde. Hierzu wird das Os ilium, von der hinteren Spina aus gesehen, nach hinten unten und außen bewegt. Dadurch wird erreicht, dass die kleinen Glutäen hinter dem Drehpunkt des Hüftgelenkes liegen (6, 7). Als Ausgangsstellung eignet sich zunächst die Seitlage bis die aufgerichtete Beckenposition auch in Rückenlage eingenommen werden kann.

Passives, aktiv-assistives Bewegen

In Rückenlage wird unter leichter Traktion langsam in alle Bewegungsrichtungen mobilisiert.

Das kontralaterale Bein soll hierbei gestreckt auf der Unterlage liegen bleiben. Fällt es den Kindern schwer, das Bein auf der Unterlage zu halten, sollen sie die Spannung bewusst wahrnehmen und versuchen, die Hüftbeuger in Gedanken wie ein Gummiband zu verlängern. Größere Kinder können ihre Hüftextension auf diese Weise deutlich verbessern.

Sind die Hüftflexoren soweit verkürzt, dass die 0-Stellung nicht erreicht wird, muss der Oberschenkel bis zur bestmöglichen Extension unterlagert werden *(Abb. 13.6)*. Erst jetzt können die Beugemuskeln ihre Spannung loslassen.

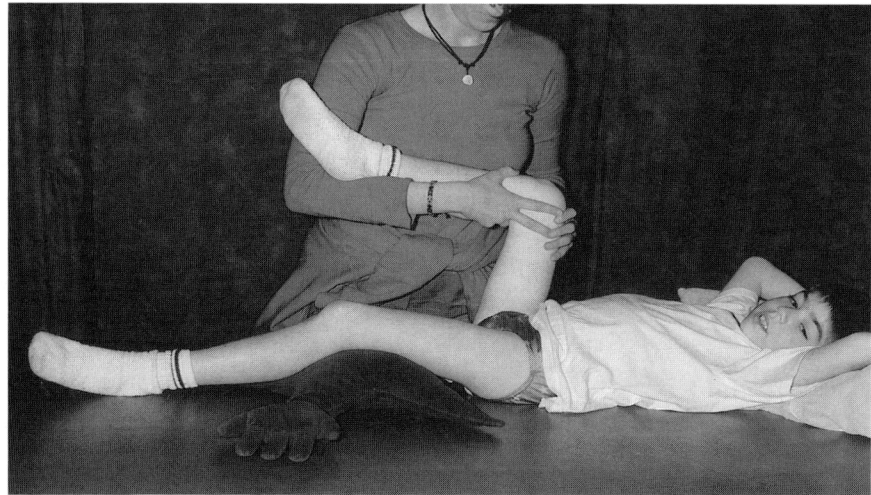

Abb. 13.6 Unterlagerung des extendierten Beines bei Hüftbeugekontraktur

> **VORSICHT**
> Schmerzgrenze beachten. Alle Bewegungen finden nur im Hüftgelenk statt, das Becken darf nicht ausweichen.

13.4.3 Wiederherstellen des muskulären Gleichgewichtes

Sobald die Hüftflexoren gedehnt sind und die Glutäalmuskulatur aktiv arbeitet, kann sich an der Hüfte wieder ein muskuläres Gleichgewicht entwickeln.

Dehnen der verkürzten Muskulatur
Gedehnte Hüftflexoren bilden für den aufrechten gelenkschonenden Stand und für das physiologische Gehen eine wichtige Voraussetzung.

Die Lagerung in Bauchlage eignet sich gut zur Vordehnung der Flexoren. Sind die Hüftbeuger stärker verkürzt, sollte die Hüfte soweit unterpolstert werden, dass die Kinder entspannt aufliegen können. Nach 10 Minuten lassen sich die Polster häufig verschmälern und schließlich entfernen. Anschließend bietet sich als Ausgangsposition die Seitlage an. Das gebeugte untere Bein fixiert das Becken in der Aufrichtung.

Zum Schulen der Wahrnehmung beugen die Kinder das in Streckung gehaltene obere Bein leicht an und spüren das Anspannen der Flexoren. Dann strecken sie es wieder nach hinten und versuchen bewusst, die Flexoren zu entspannen *(Abb. 13.7)*. Eine Quermassage der einzelnen

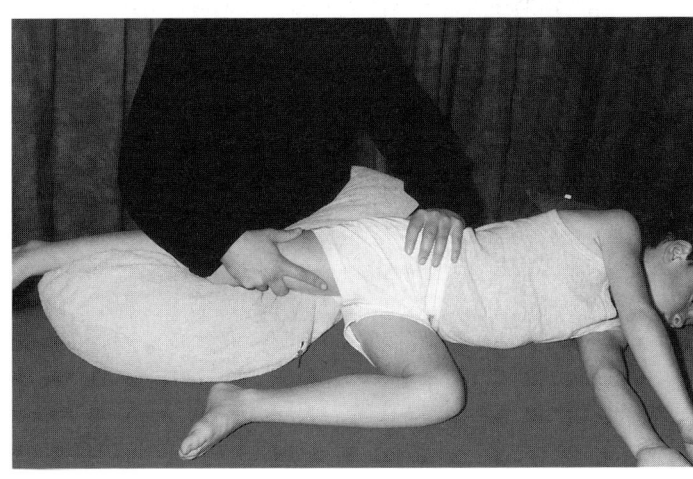

Abb. 13.7 Hüftextension in Seitlage; bewusstes Entspannen der Hüftflexoren

13 Die Hüfte – das zentrale Gelenk

Hüftflexoren in dieser Phase unterstützt das Loslassen der Muskelspannung.

Von den aktiven Dehntechniken belastet das reziproke Hemmen der Antagonisten das Hüftgelenk am wenigsten(1). Über das Spannen des M. glutaeus maximus können die Flexoren entspannt und anschließend gedehnt werden.

Gemeinsam mit den Flexoren werden auch die Innenrotatoren gedehnt. Die hypertonen Adduktoren werden in die Dehnung einbezogen, sobald die Hüftextension erarbeitet ist.

Bei kleinen Kindern können die verkürzten Muskeln meist nur passiv gedehnt werden. Die Ausgangsstellungen werden den Wünschen des Kindes bestmöglich angepasst. Große Stofftiere oder der Pezziball eignen sich wunderbar als Unterlage zum Dehnen der Hüftflexoren *(Abb. 13.8)*.

Aktivieren der hypotonen Muskulatur

Für das physiologische Gehen ist die Aktivität der Glutäalmuskulatur sowie der tiefen Außenrotatoren unbedingt notwendig. Durch die Arthritis verlieren die Kinder die Möglichkeit, diese Muskeln anzuspan-

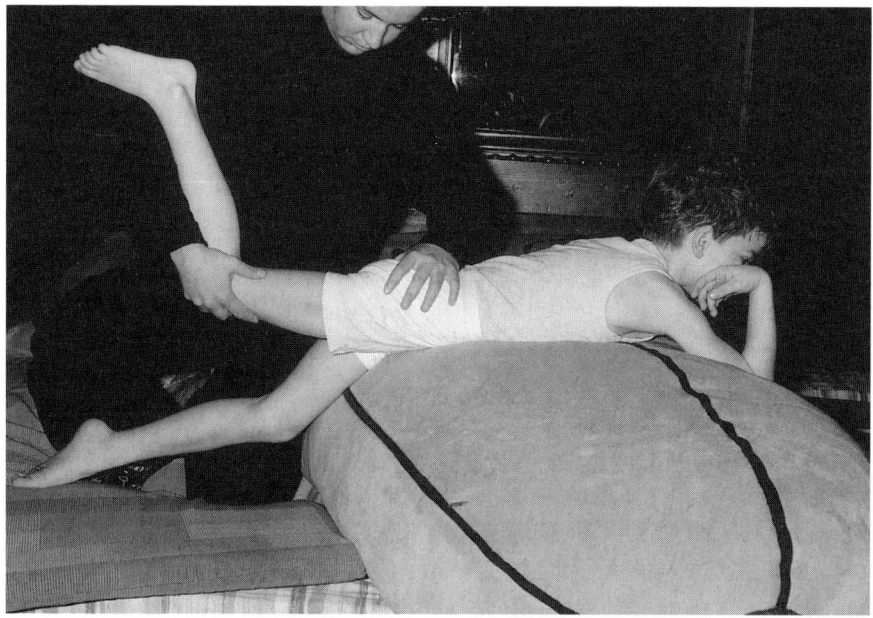

Abb. 13.8 Hüftextension in Bauchlage über einer »Riesenbanane«

nen, da sie zum Schutz vor zu hohem Gelenkinnendruck reflektorisch dystrophiert sind. Das Bewusstsein für die hypotone Muskulatur muss wieder neu erarbeitet werden.

Auch in der entzündlichen Phase sollte daher aktiv assistiv oder isometrisch die Extension, sowie die Abduktion und die Außenrotation bei gestreckter Hüfte geübt werden. Verbessert sich die Gelenksituation, können die Kinder zunehmend auch aktiv gegen die Schwerkraft arbeiten. Ausweichbewegungen v. a. des Beckens zeigen sehr schnell an, ob die Belastung zu groß oder die Bewegung zu schwierig ist.

M. glutaeus maximus

In Rückenlage
- **Schere:** Bei Flexion des einen Beines wird das andere aktiv durch isometrisches Spannen auf die Unterlage gedrückt.
- **Brücke:** Mit angestellten Beinen heben die Kinder ihr Gesäß soweit an, wie es mit aufgerichtetem Becken und ohne LWS-Lordose möglich ist.

Kleine Kinder können motiviert werden, indem Stofftiere, Schiffe oder Autos sich durch den entstandenen Tunnel bewegen *(Abb. 13.9)*.

In Bauchlage
Mit den Beinen im Überhang hebt das Kind ein Bein gegen die Schwerkraft nach oben. Das erfolgt anfangs immer vom Therapeuten unterstützt. Gleichzeitig zieht das andere Bein zur Beckenstabilisation in die Flexion unter das Niveau der Behandlungsliege.

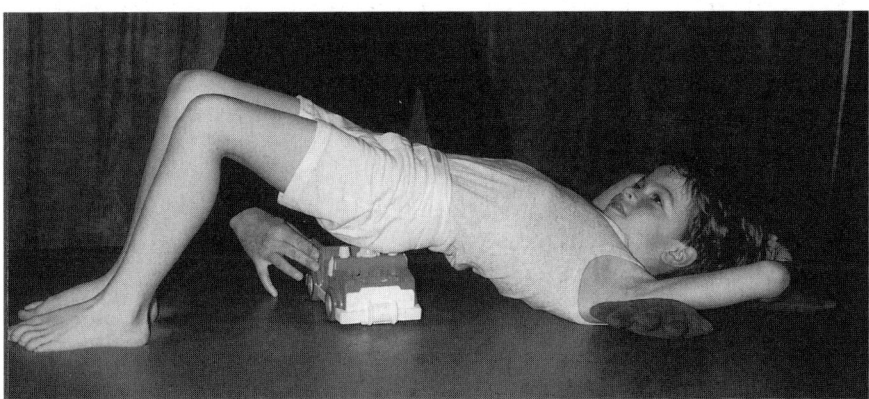

Abb. 13.9 »Brücke«; die Feuerwehr fährt unten durch

13 Die Hüfte – das zentrale Gelenk

In Seitlage
- **Seitliche Schere:** Das Kind bewegt sein oberes Bein unter Abnahme der Eigenschwere aktiv unterstützt in die Extension. Am Bewegungsende kann durch vorsichtigen Haltewiderstand die Muskelaktivität des M. glutaeus maximus noch verstärkt werden. Zur Fixation des Beckens wird das unten liegende Bein maximal gebeugt.
- **Im Schlingenkäfig:** In Seitlage zieht das obere Bein über Rollenzüge ein angepasst leichtes Gewicht in die Extension. Das Becken lässt sich durch Flexion des unteren Beines fixieren *(Abb. 13.10)*.

Kleine Glutäen
- Besonders wirksam lassen sich die kleinen Glutäen in Seitlage nach dem Dehnen der Hüftflexoren aktivieren. Wie bei der »seitlichen Schere« hält das Kind sein Bein in der erreichten Extension. Im gleichen Bewegungsablauf halten die Abduktoren das Bein mit der notwendigen Unterstützung gegen die Schwerkraft oben *(Abb. 13.11)*.

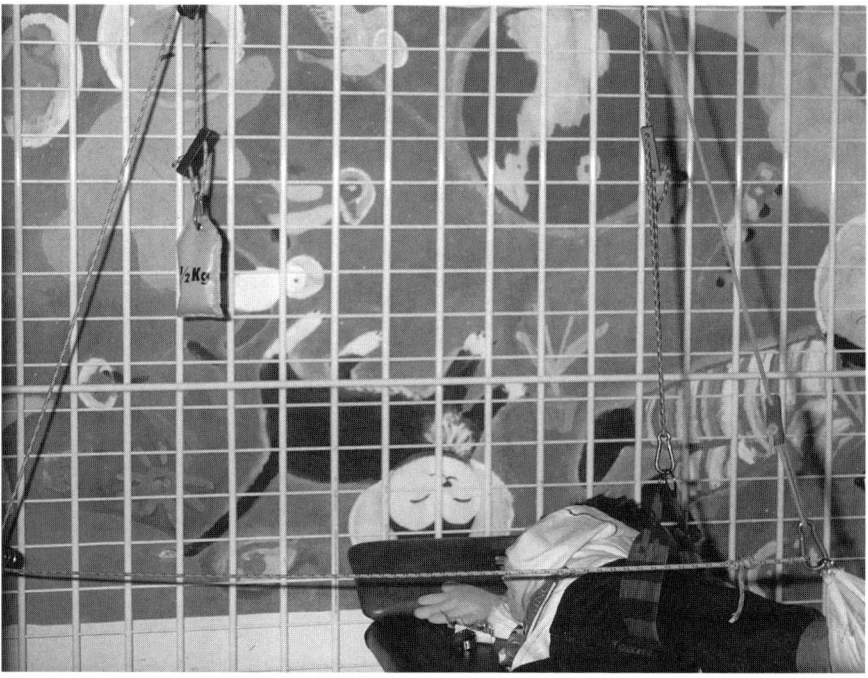

Abb. 13.10 *Aktivieren des M. glutaeus maximus im Schlingenkäfig durch Beinextension gegen ein geringes Gewicht*

13.4 Therapeutisches Vorgehen

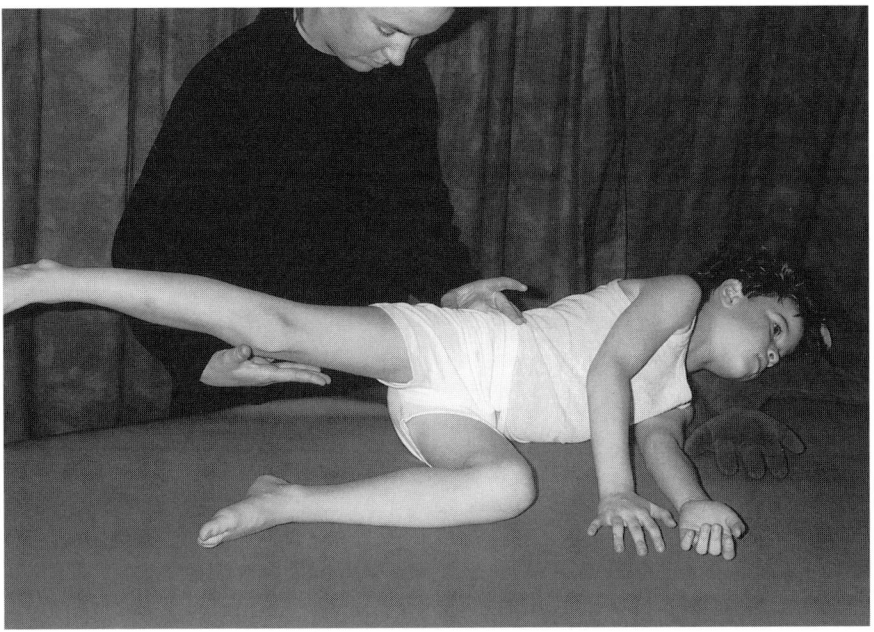

Abb. 13.11 Aktivieren der kleinen Glutäen in Seitlage

- Verbessert sich der Gelenkzustand, kann zusätzlich der Wechsel zwischen exzentrischer und konzentrischer Muskelarbeit geschult werden. Hierzu wird das Bein langsam aktiv abgesenkt und wieder angehoben. Weicht das Kind jedoch aus, indem es sein Becken seitlich hochzieht oder nach vorne kippt, ist diese Übung noch zu schwierig.

Außenrotatoren
- In Seitlage lässt sich die seitliche Schere mit der Außenrotation kombinieren. Das Bein darf dabei nicht durch Rückwärtskippen des Beckens in Flexion ziehen.
- Eine andere Übung in Seitlage aktiviert v. a. die pelvitrochantere Muskulatur. Das untere Bein liegt leicht gebeugt, das obere wird in ca. 90° Flexion etwas angehoben und Richtung Knie vorgeschoben. Bei einem destruierenden Prozess muss der Oberschenkel in dieser horizontalen Position unterstützt werden. Nun dreht der Unterschenkel nach unten bis der Fuß die Unterlage erreicht, um dann wieder in die Ausgangsposition zurückzukehren. Das Knie soll dabei weder angehoben, noch abgesenkt werden *(Abb. 13.12)* (6).

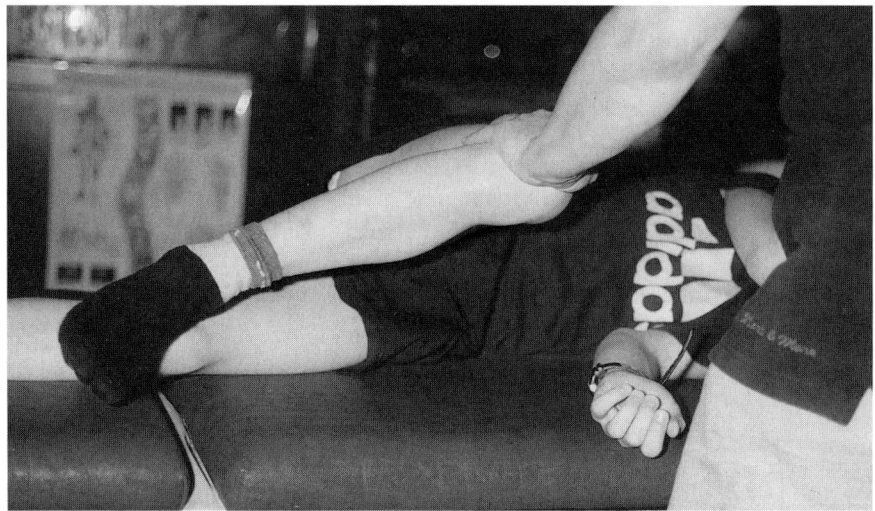

Abb. 13.12 Aktivieren der Außenrotatoren in Seitlage

> **MERKE**
> Zeigt der Röntgenbefund destruktive Gelenkveränderungen gilt äußerste Vorsicht mit Übungen gegen die Schwerkraft oder gegen Widerstand.

13.4.4 Bahnen physiologischer Bewegungsabläufe

Dieser Schritt des Behandlungskonzeptes darf erst begonnen werden, wenn der Rückgang von Schmerzen und Gelenkerguss eine Belastung der Hüfte erlaubt. Solange Entzündungszeichen vorhanden sind, sollte durch Stützen oder Gehwagen die Belastung reduziert werden.

Die Kinder müssen lernen, im Stehen und beim Gehen ihr Becken in der physiologischen Position zu stabilisieren und ihre Fehlhaltung aktiv zu korrigieren. Hier gilt es vor allem die erarbeitete Hüftextension umzusetzen.

Im Sitzen
Die Korrektur der Beckenposition wird zunächst durch Aufrichten und Kippen des Beckens geübt. Besonderes Gewicht wird auf das physiologisch aufgerichtete Becken gelegt. Die Kinder sollen diese Position bewusst wahrnehmen und wiederholt selbstständig einnehmen.

13.4 Therapeutisches Vorgehen

Im Stand
Das Becken wird aufgerichtet, so weit es die Hüftextension zulässt, das Hüftgelenk in Extension und leichter Außenrotation stabilisiert. Zur Kontrolle der Rotation dienen die gerade nach vorne zeigenden Knie. Mittels Rhythmischer Stabilisation nach PNF lernt das Kind diese Korrekturstellung zu halten. Gelingt dies gut, können labile Standflächen wie z. B. Schaumstoff, Ballkissen oder Trampolin die Schwierigkeit erhöhen. Im nächsten Schritt beginnt das Kind langsam das Gewicht von einem Bein vermehrt auf das andere zu verlagern.

> **VORSICHT**
> Der Oberkörper darf sich nicht zum mehr belasteten Bein neigen. Erst wenn das Kind diese Übung beherrscht, kann die eigentliche Gangschulung beginnen. Sofern ein Gelenkerguss oder Gelenkdestruktionen vorhanden sind, sollte die Gangschulung jedoch teilentlastet mit Stützen durchgeführt werden.

In Schrittstellung
Das jeweils vorne stehende Bein lernt den Wechsel vom Spiel- zum Standbein mit der entsprechenden Beckenbewegung. Im Bewegungsablauf kippt das Becken seitlich über das Standbein, während es sich auf der Spielbeinseite hebt. Zugleich sollte sich das Becken aufrichten und das Hüftgelenk des Standbeines in Extension stabilisieren. Erst in dieser Stellung wird der Femurkopf bestmöglich überdacht. Diese Sequenz muss intensiv geübt werden, bevor einzelne und dann mehrere Schritte aneinander gereiht werden können.

Gang
Beim Gehen ist entsprechend auf die Beckenstellung, die Beckenbewegung, die Hüftextension und die Beinachsen zu achten.

KURZ UND BÜNDIG
Die kleinen Glutäen und die pelvitrochantere Muskulatur reagieren reflektorisch mit verminderter Aktivität auf den entzündungsbedingt erhöhten Gelenkinnendruck. Dieser Entwicklung kann man durch frühzeitige Teilentlastung entgegenwirken.
   Das Hüftgelenk muss vor allem in die Extension mobilisiert werden. Die Glutäalmuskulatur wird aktiviert. Immer muss das Becken in die Be-

handlung einbezogen werden. Seine Position wirkt sich vor allem unter Belastung entscheidend auf die Funktion und Stabilität des Hüftgelenkes aus.

Literatur

1. Eder M., Tischler H.: Chirotherapie vom Befund zur Behandlung, Hippokrates Verlag Stuttgart, 1987
2. Donhauser-Gruber U., Mathies H., Gruber A.: Rheumatologie, Lehrbuch für Physiotherapeuten, Pflaum Verlag München, 1996
3. Heimkes B., Posel P., Plitz W., Zimmer M.: Die altersabhängige Kräfteverteilung am koxalen Femurende des normal wachsenden Kindes, Z Orthopädie 135, 17–23, 1997
4. Kapandji I A.: Funktionelle Anatomie der Gelenke, Band 2, Enke Verlag Stuttgart, 1985
5. Klein-Vogelbach S.: Funktionelle Bewegungslehre, 4. Auflage, Springer Verlag Heidelberg, 1990
6. Larsen Ch.: Koxarthrose: Periphere Dämpfung – zentrale Belastung, Krankengymnastik Zeitschrift für Physiotherapeuten, 1884–1893, Pflaum Verlag München, 1998
7. Larsen Ch.: Wirbelsäule-Prävention durch 3D-Bewegungsqualität, Krankengymnastik Zeitschrift für Physiotherapeuten, 826–837, Pflaum Verlag München, 1998
8. Rauber A./Kopsch F.: Anatomie des Menschen, Bewegungsapparat Band I, Georg Thieme Verlag Stuttgart, 1987
9. Svalagosta E., Kier T., Jensen PE.: The effect of intracapsular pressure and extension of the hip on oxygenation of the juvenile femoral epiphysis, J Bone Joint Surg. 7B, 222–6, 1989
10. Werbeck B.: Ganganalyse bei Hüftgelenkproblemen und therapeutische Übungen zur Behandlung von Patienten mit Hüftproblemen, Krankengymnastik Zeitschrift für Physiotherapeuten, 1855–1860, Pflaum Verlag München, 1999

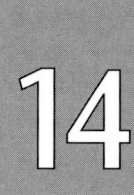

Das Kniegelenk

mobiler und stabiler Mittelpunkt des Beines

CAROLA BEISKEN

Das Kniegelenk ist das bei der JCA am häufigsten betroffene Gelenk. Vor allem bei Kleinkindern mit ihrem großen Spieltrieb und Bewegungsdrang können sich bei Entzündungen des Kniegelenkes aus einer anfänglichen schmerzentlastenden Schonhaltung gravierende Achsenfehlstellungen entwickeln (1).

Es kommt zur Fehlbelastung des Kniegelenkes und der Nachbargelenke. Der altersgemäße Entwicklungsprozess der Beinachsen ist gestört.

Achsenfehlstellungen des Kniegelenkes sowie entzündungsbedingte Wachstumsstörungen beeinträchtigen die normale Statik und Funktion der gesamten unteren Extremität und können sich auch auf die Wirbelsäule und den Schultergürtel auswirken.

Das gesamte Haltungs- und Bewegungsmuster verändert sich, am deutlichsten sichtbar am gestörten Gang.

14.1 ANATOMIE UND BIOMECHANIK

Das Kniegelenk ist das größte Gelenk unseres Körpers (7). Es ist ein zusammengesetztes Gelenk, in dem Femur, Tibia und Patella sowie die Menisken in zwei Gelenkanteilen miteinander artikulieren (5).
– Articulatio femorotibialis
– Articulatio femoropatellaris.

Die artikulierenden Gelenkkörper sind nicht kongruent. Die beiden Menisken gleichen die bestehende Inkongruenz aus. Sie verschieben sich bei den Bewegungen des Kniegelenkes so, dass die Kondylen des Oberschenkels eine möglichst breite Unterstützungsfläche erhalten (6). In Streckung haben die Femurkondylen des Oberschenkels großflächigen Kontakt, in Beugung ist ihre Berührungsfläche relativ klein. Daher ist das Kniegelenk in Beugestellung sehr labil (6).

Das Kniegelenk, das zu den bandgeführten Gelenken zählt, ist mit kräftigen Bändern ausgestattet, die seine Stabilität gewährleisten (2). Die Stabilisation vor allem in anterior-posteriorer Richtung erfolgt durch die Kreuzbänder. Die Seitenbänder verstärken die Gelenkkapsel medial und lateral. Sie sind für die Seitenstabilität des Kniegelenkes in Streckstellung verantwortlich (4).

Muskeln unterstützen sozusagen als »aktive Bänder« die dynamische Stabilisation des belasteten Kniegelenkes, wie z. B. beim Gehen oder Rennen (4). Das laterale Seitenband wird durch den Tractus iliotibialis verstärkt, der durch den M. tensor fasciae latae angespannt wird. Das mediale Seitenband wird durch die Muskeln unterstützt, deren Ansätze den Pes anserinus superficialis bilden. Dazu gehören der M. sartorius, M. semitendinosus und M. gracilis. Der M. quadriceps ist wesentlich an der Gelenkstabilisierung beteiligt. Seine Atrophie bewirkt eine Instabilität des Kniegelenkes.

Das Kniegelenk ist ein 2-achsiges Gelenk, das Flexion/Extension sowie Rotationsbewegungen erlaubt (6).
– Flexion und Extension erfolgen als Rollgleiten im meniskofemoralen Gelenk.
– Die Rotationen finden als Gleitbewegungen im Meniskotibialgelenk statt (3). Drehungen sind, ausgenommen die Schlussrotation, nur in Beugestellung möglich, da die Seitenbänder dann entspannt sind.

Mit dem Kniegelenk in Streckstellung wird das Bein zu einer festen, gesicherten Tragsäule. Der M. quadriceps, der als alleiniger Kniestrecker gegen das Körpergewicht arbeitet, dient der Wiederherstellung der Tragsäule. Seine Funktion ist wesentlich für die Aufrichtung (6).

14.2 PATHOMECHANIK

Eine Entzündung des Kniegelenkes mit Schwellung und Ergussbildung führt zur Drucksteigerung und Schmerzen im Gelenk. Reflektorisch entwickelt sich eine schmerzentlastende Schonhaltung in **Beugestellung.** In leichter Beugestellung ist der intraartikuläre Druck am geringsten (4). Die **ischiocrurale Muskulatur,** insbesondere der M. biceps femoris, ziehen das Kniegelenk in die Schonhaltung und fixieren es in Beugestellung, die während aller Bewegungsabläufe beibehalten wird; verstärkt unter Belastung *(Abb. 14.1).* Diese Muskelgruppe wird entzündungsbedingt reflektorisch **hyperton.**

Gleichzeitig wird der **M. quadriceps** als Antagonist **hypoton.** Vor allem im Bereich des M. vastus medialis entwickelt sich, bedingt durch seine Inaktivität, rasch eine Dystrophie, bzw. bei längerem Verlauf eine Atrophie.

Als Folge des gestörten Muskelgleichgewichtes verändert sich der Gang.

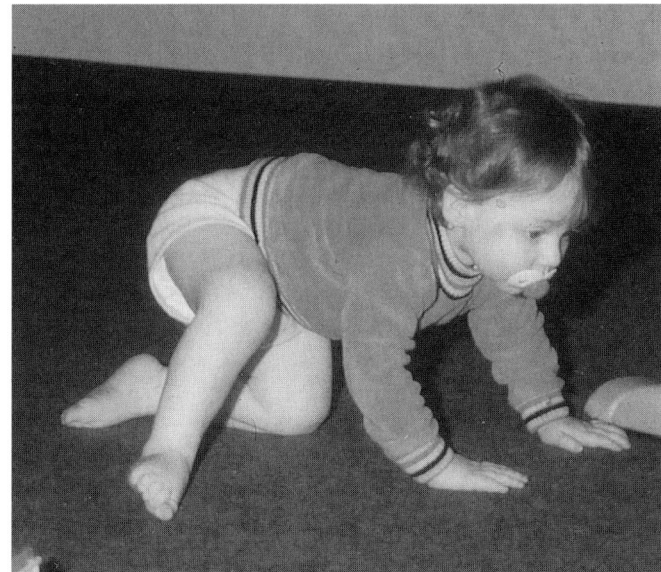

Abb. 14.1
Schmerzschonhaltung in Kniebeugestellung beim »Krabbeln«

14 Das Kniegelenk

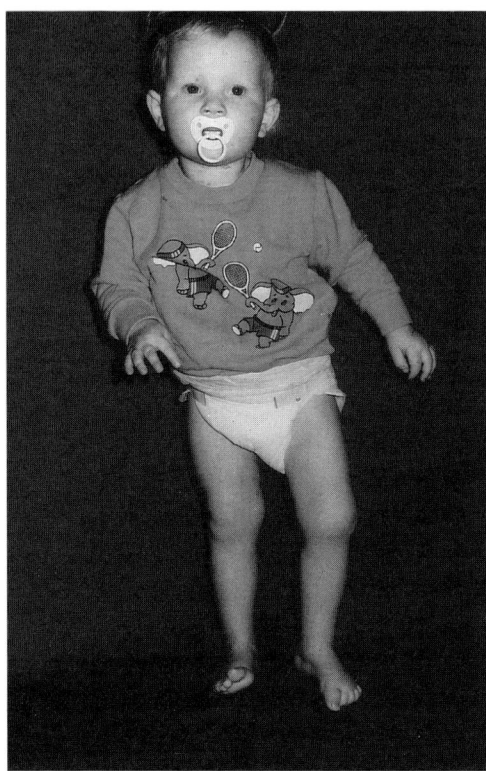

Abb. 14.2 Schmerzschonhaltung in Knieflexion beim Gehen; kompensatorische Hüftabduktion, -außenrotation und Plantarflexion des Fußes

Das Bein wird aus dem Hüftgelenk heraus in Außenrotation und Abduktion bewegt *(Abb. 14.2)*. Das Kniegelenk bleibt dabei permanent in Beugestellung fixiert. Der Fuß wird über seinen Innenrand »abgerollt«. Während der Spiel- und Standbeinphase findet im Kniegelenk keine physiologische Beugung und Streckung mehr statt.

Bei ausgeprägter Flexionsstellung des Kniegelenkes kann der Fuß nur in Plantarflexion auf dem Vorfuß aufgesetzt werden *(Abb. 14.2)*.

MERKE

Schonhaltung: Knieflexion

Hypertone Muskulatur
Knieflexoren, v. a. Caput breve des M. biceps femoris

Hypotone Muskulatur
M. quadriceps, v. a. M. vastus medialis

Fixierte Flexionsstellung

Im Frühstadium kann das Kniegelenk in Entlastung passiv noch gestreckt werden. Kommt das Entzündungsgeschehen nicht zur Ruhe und stabilisiert das Kind sein Kniegelenk bei allen Alltagsbewegungen in der Beugestellung, kann sich aus der anfänglich muskulären Schonhaltung eine Beugekontraktur entwickeln *(Abb. 14.3)*.

Das ständige Anspannen der bereits verkürzten Flexoren führt bei jedem Schritt zur Zunahme der Fehlstellung und weiteren Bahnung eines pathologischen Ganges.

Außenrotation des Unterschenkels

Die Arthritis des Kniegelenkes führt häufig zu einer vermehrten Außenrotation des Unterschenkels. Sie entsteht durch den verstärkten Zug des Caput breve des M. biceps femoris. Er stabilisiert das Knie in Beugestellung, rotiert den Unterschenkel bei gebeugtem Knie aber gleichzeitig nach außen.

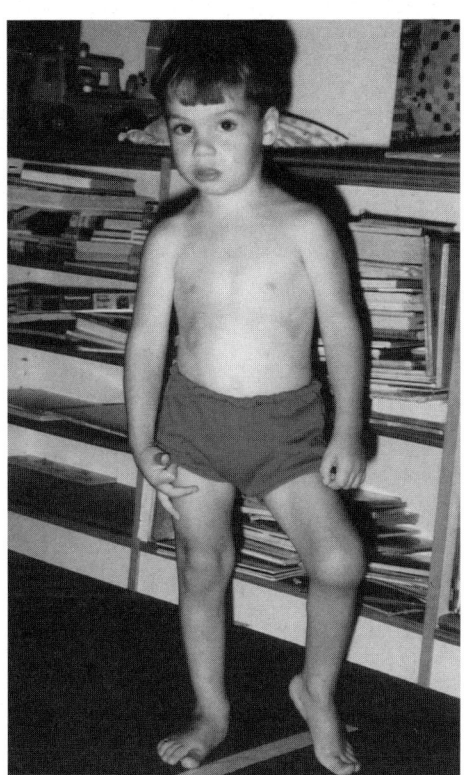

Abb. 14.3 Beugekontraktur des linken Kniegelenkes

Pseudovalgusstellung

Häufig kompensieren die Kinder die vermehrte Außenrotation des Unterschenkels mittels Einwärtsdrehen des Oberschenkels. Dieses Bild einer scheinbaren Valgusstellung wird als Pseudovalgusstellung bezeichnet *(Abb. 14.4)*.

Eine Pseudovalgusstellung kann zur Lateralisation der Patella führen. Die Patella gleitet dabei aus der Fossa intercondylaris heraus und wandert bei Anspannen des M. quadriceps nach lateral.

Subluxation des Tibiakopfes nach dorsal

Bei länger bestehender Beugekontraktur kann sich unter Belastung eine Subluxation des Tibiakopfes nach dorsal entwickeln *(Abb. 14.5)*. Sie entsteht durch den permanenten Zug der Knieflexoren bei unzureichender Aktivität des M. quadriceps und gleichzeitiger entzündungsbedingter Lockerung des Kapselbandapparates. Begünstigt wird die Subluxation durch eine Arthritis des gleichseitigen oberen Sprunggelenkes, da der M. gastrocnemius, der normalerweise den Tibiakopf von dorsal sichert, atrophiert.

Valgusstellung des Kniegelenkes

Gelegentlich entwickelt sich aufgrund eines entzündlich verstärkten medialen Knochenwachstums eine Valgusstellung des Kniegelenkes.

Wachstumsstörungen

Die Arthritis des Kniegelenkes führt im Kindesalter zu einem vermehrten Längenwachstum von Femur und Tibia. Das Bein der erkrankten Seite wird länger (s. Kap. Wachstumsstörungen S. 50 ff).

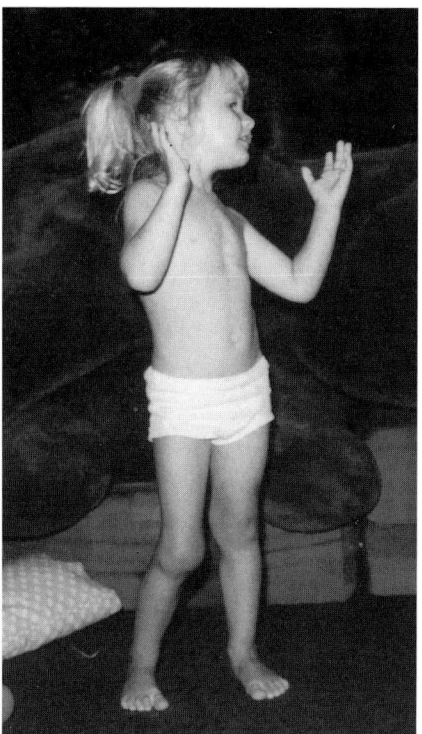

Abb. 14.4 Pseudovalgusstellung; Innenrotation im Hüftgelenk als Kompensation der vermehrten Außenrotation des Unterschenkels

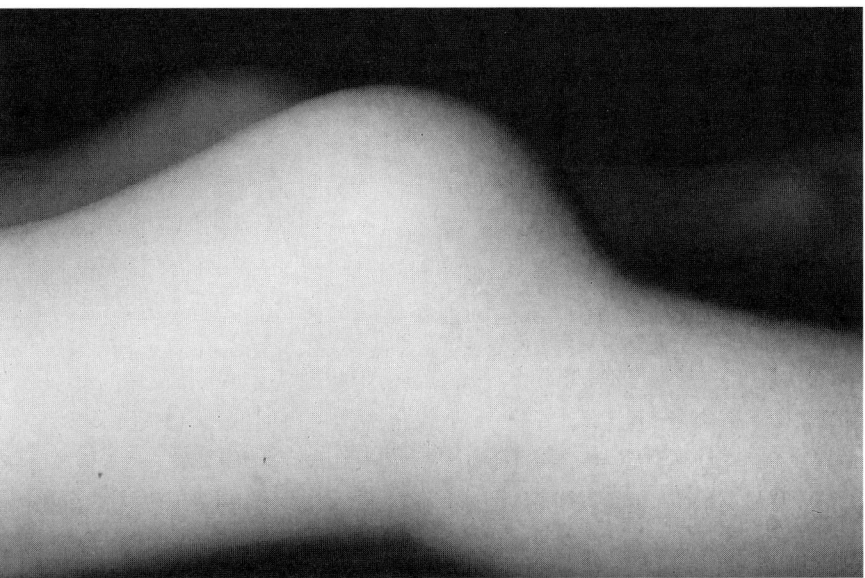

Abb. 14.5 Subluxation des Tibiakopfes nach dorsal

MERKE
Die verschiedenen Fehlstellungen des Kniegelenkes kommen häufig kombiniert vor. Sie werden verstärkt durch vermehrtes Längenwachstum bei asymmetrischer Arthritis sowie durch Fehlstellungen im Fußbereich.

14.3 BEFUND

14.3.1 Anamnese

Kleines Kind
- Hält das betroffene Bein v.a. im Stand gebeugt, häufig nach innen oder außen gedreht.
- Bewegt sich unphysiologisch z. B. beim Krabbeln, Aufstehen, Hinsetzen und Gehen.
- Läuft ungern, will vermehrt getragen werden.
- Weint, wenn es sich am Kniegelenk stößt.

Älteres Kind
- Klagt über Anlaufschmerzen, Beschwerden beim Gehen, Treppensteigen, beim »in die Hocke gehen« und Hinknien.
- Geht asymmetrisch.
- Beschwerden verstärken sich nach Belastung.

14.3.2 Orientierender Befund

Folgende Schnelltests helfen bei der Untersuchung des Kniegelenkes:

Im Langsitz: Knieextension
- Die Ferse muss bei gestrecktem Knie leicht von der Unterlage abheben; Seitenvergleich!
- Treten dabei Schmerzen auf?

Maximale Knieflexion im Sitzen (die Ferse sollte das Gesäß berühren)
- Ist die Flexion eingeschränkt, macht das Kind Ausweichbewegungen?
- Treten dabei Schmerzen auf?

Hocke
Treten dabei Ausweichbewegungen oder Schmerzen auf?

Inspektion
- Schwellung
- Muskelatrophie des M. quadriceps v. a. im Bereich des M. vastus medialis
- Achsenabweichungen

Tastbefund
- Überwärmung
- Schwellung, Erguss – »tanzende Patella«
- in der Kniekehle Bakerzysten
- eingeschränkte Patellabeweglichkeit.

14.3.3 Genauer Befund

Hat der orientierende Befund Auffälligkeiten ergeben, müssen die Kniegelenke genauer untersucht werden.

Messen der passiven Gelenkbeweglichkeit
Am Kniegelenk wird die passive und aktive Beweglichkeit gemessen. Bei Kleinkindern ist oft nur die passive Messung möglich.

Flexion/Extension   160°/0/5–10°

AR/IR   40°/0/30°
bei 90° Knieflexion

Messen der Beinlängendifferenz
Die Beinlängen werden im Liegen und Stehen untersucht. Im Stand lässt sich durch Unterlagern des kürzeren Beines mit Brettchen die beste Ausgleichhöhe für die Beinlängendifferenz ermitteln.

Beurteilen der Fehlstellung

Im Stand von vorne und hinten
- Ist ein- oder beidseits der Unterschenkel im Verhältnis zum Oberschenkel auswärts gedreht?
  Hinweis auf eine Außenrotationsfehlstellung des Unterschenkels oder eine Pseudovalgusstellung
- Ist ein- oder beidseits eine verstärkte Valgusstellung zu erkennen?
- Belastet das Kind eine Seite mehr als die andere?
- Stehen Knie- und Gesäßfalten symmetrisch horizontal?
  Bei Asymmetrie besteht evtl. eine Beinlängendifferenz.

Im Stand von lateral
- Sind beide Kniegelenke gestreckt?
- Ist eine Subluxation der Tibia nach dorsal zu erkennen?

Stufenweises Prüfen der Korrekturmöglichkeit der Fehlstellung
Im Stand soll das Kind mit taktiler Hilfe seine Kniefehlstellungen korrigieren.
- Die Füße sollen in Gangrichtung, die Kniescheiben nach ventral zeigen. Die Kniegelenke sollen leicht gebeugt, die Hüftgelenke extendiert und leicht außenrotiert sein.
- Gelingt die Korrektur unter Belastung nicht, wird stufenweise die Belastung reduziert.
- Kann das Kind die Fehlstellung auch in Entlastung nicht selbständig korrigieren, wird die Korrekturmöglichkeit aktiv unterstützt oder passiv untersucht.

Beurteilen des Ganges

Auffällige Befunde
– Wird beim Gehen das Kniegelenk in Beugestellung fixiert?
– Erfolgen die Schritte ohne Kniegelenksbewegung nur durch Flexion, Abduktion und Außenrotation in der Hüfte?
– Wird der Fuß bei außenrotiertem und abduziertem Hüftgelenk über die Fußinnenkante abgerollt?
– Wird das im Kniegelenk gebeugte Bein durch Plantarflexion des Fußes verlängert, so dass beim Gehen nur der Vorfuß aufsetzt (s. Abb. 14.2)?

14.3.4 Spezielle Untersuchungen

Im Röntgenbild zeigt sich im Kleinkindalter häufig schon nach kurzem Krankheitsverlauf eine Wachstumsbeschleunigung.

14.4 THERAPEUTISCHES VORGEHEN (s. Tab. 14.1)

14.3.1 Schmerzlinderung und Muskelentspannung

Entlastung
Entlastende Hilfsmittel vermindern die Gelenkschmerzen und senken somit den Tonus der hypertonen ischiocruralen Muskulatur. Unter Belastung eingeschliffene unphysiologische Bewegungsabläufe verringern sich. Häufig können die Kinder durch die Teilentlastung ihre muskulär fixierte Kniebeugestellung auflösen. Sie bewegen ihr Knie zunehmend und verbessern damit ihr Bewegungsausmaß (s. Kap. Hilfsmittel S. 312 ff und Hüfte S. 223 ff).

Lagerung
Ein akut entzündetes Kniegelenk sollte im Liegen und im Langsitz soweit unterlagert werden, bis es entspannt aufliegt. Nur so können die Kniebeugemuskeln locker lassen. Auf diese Weise verringern sich die Schmerzen sowie die muskuläre Schonhaltung.

Abnahme der Schwere
Allein die Abnahme der Schwere des Unterschenkels ermöglicht eine Entspannung der hypertonen Kniebeugemuskeln. Der Griff sollte dabei großflächig und gelenknah unter dem Tibiakopf erfolgen. Der Unterarm des Behandlers unterstützt dabei den Unterschenkel des Kindes *(Abb. 14.6)*.

14.4 Therapeutisches Vorgehen

Tabelle 14.1 Physiotherapie des Kniegelenkes

Schmerzlinderung und Muskelentspannung
- Physikalische Maßnahmen
- Teilentlastung
- Lagerung
- Abnahme der Schwere des Unterschenkels
- Passives Bewegen
- (evtl. Traktion)

Mobilisation des Kniegelenkes
- Passives Bewegen
- Patellamobilisation
- (evtl. translatorische Gleitmobilisation nach ventral-medial)

Wiederherstellen des muskulären Gleichgewichtes
- Dehnen der ischiocruralen Muskulatur
  v. a. des M. biceps femoris
- Aktivieren des M. quadriceps

Bahnen des physiologischen Gehens
- Beinachsentraining
- Gangschulung

Hilfsmittel
- Gipslagerungsschienen
- Entlastende Hilfsmittel
- Ggf. einseitige Sohlenerhöhung zum Beinlängenausgleich
- Dämpfende Einlagen

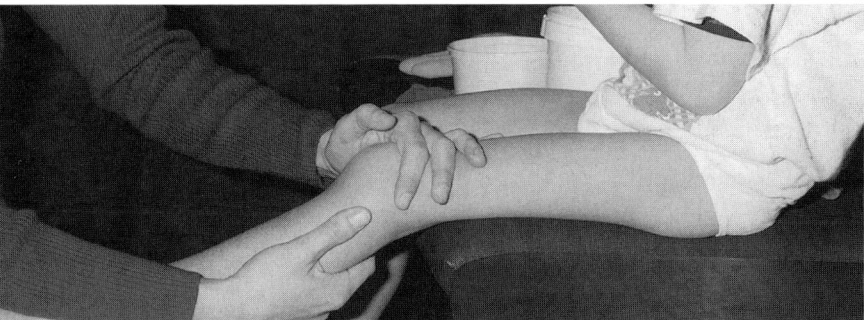

Abb. 14.6 Abnahme der Schwere, Passives Bewegen; gelenknahes, großflächiges Greifen von dorsal unter dem Tibiakopf

Passives Bewegen
Langsames Bewegen aus der Flexionshaltung heraus ist erst dann sinnvoll, wenn das Kind das Gewicht des schmerzhaften Beines an den Behandler abgeben kann. Dies bedeutet, dass das Kind entspannt sein muss und die hypertone Muskulatur locker lassen kann.

Als Ausgangsstellung wird eine Position gewählt, die dem Kind angenehm ist. Im Sitzen lassen sich die Kinder meist besser ablenken als im Liegen.

Traktion
Größere Kinder empfinden eine Traktion des Kniegelenkes bis Stufe II als angenehm und schmerzlindernd. Dabei wird die intermittierende Traktion meist der kontinuierlichen vorgezogen. Als Ausgangsstellung bewährt sich der Sitz an der Kante der Behandlungsbank mit aufliegendem Oberschenkel. Die Traktion erfolgt in ca. 70° Knieflexion in Längsrichtung des Unterschenkels mit Griff am Tibiakopf.

Als Möglichkeit zum selbständigen Durchführen einer Traktion bietet sich langsames Pendeln des Unterschenkels mit leichtem Gewicht an. Hierzu wird bei gleicher Ausgangsstellung wie oben am Unterschenkel ein Gewicht von ca. 1kg, je nach Größe des Kindes, befestigt.

> **VORSICHT**
> Bei Instabilität des Kniegelenkes sowie bei Kleinkindern sollte keine Traktion durchgeführt werden.

Physikalische Maßnahmen, Massage und Bewegungsbad (s. S. 316 ff)

14.4.2 Mobilisation des Kniegelenkes

Ziel der Mobilisation ist eine verbesserte Kniegelenksbeweglichkeit, insbesondere der Knieextension bis zur physiologischen Überstreckung.

Passives Bewegen
Das erkrankte Kniegelenk wird langsam und gleichmäßig unter bestmöglich korrigierter Achse aus der Beugestellung heraus in die Extension bewegt. Der Griff erfolgt gelenknah von dorsal unter dem Tibiakopf, um einer Subluxation der Tibia nach dorsal vorzubeugen. Die Griffhand kann während des Bewegens die Spannung der Knieflexoren fühlen und kontrollieren. Auf diese Weise lässt sich eine muskuläre Abwehrspannung als Zeichen einer nonverbalen Schmerzäußerung recht-

zeitig erfassen. Der Behandler reagiert darauf mit geringfügigem Nachlassen der Extension.

Auf die Mobilisation der Kniebeugung wird im akut entzündlichen Stadium verzichtet. Die damit verbundene Druckerhöhung im Gelenk führt unweigerlich zu Schmerzen im Kniegelenk und überdehnt den entzündungsbedingt instabilen Kapselbandapparat zusätzlich.

Auch im subakuten Stadium sollte die volle Flexion nicht forciert geübt werden. Dies kann ein erneutes Entzündungsgeschehen provozieren. Erfahrungsgemäß bessert sich die Knieflexion nach Abklingen der Entzündungsaktivität und Wiedererlangen der vollen Knieextension von alleine.

Besteht eine **Außenrotationsfehlstellung** des Unterschenkels ist es wichtig, vor dem passiven Bewegen in die Extension den Unterschenkel bei gebeugtem Kniegelenk in die Mittelstellung zu korrigieren. Diese Korrekturstellung wird während der gesamten Mobilisation in die Extension gehalten.

Manuelle Therapie
Aus der Manuellen Therapie kann bei größeren Kindern und Jugendlichen mit einer hartnäckigen Außenrotationsfehlstellung des Unterschenkels eine translatorische Gleitmobilisation nach ventral-medial durchgeführt werden. Der Griff erfolgt von dorsal um den lateralen Teil des Tibiakopfes.

> **VORSICHT**
> Im Hinblick auf die Subluxationsgefahr der Tibia nach dorsal darf keine Gleitmobilisation der Tibia nach dorsal erfolgen.

Patellamobilisation
Bei eingeschränkter Patellabeweglichkeit sollte diese in die eingeschränkte Richtung mobilisiert werden.

14.4.3 Wiederherstellen des muskulären Gleichgewichtes

Am Kniegelenk kann sich das muskuläre Gleichgewicht erst wieder einstellen, wenn die verkürzten Beugemuskeln ihre Länge wiedererlangt haben und die Kniestrecker die volle Extension stabilisieren können. Begonnen wird mit dem Dehnen der Knieflexoren, erst anschließend folgt das Aktivieren des M. quadriceps.

Dehnen der verkürzten Muskulatur

Als Erstes wird die Gelenkachse korrigiert. Mit dem gleichen Griff, wie beim passiven Bewegen beschrieben, werden die ischiocruralen Muskeln, insbesondere der M. biceps femoris, gedehnt. Die Intensität der Dehnung lässt sich durch Palpieren der Beugesehnenspannung mit der Hand unter dem Tibiakopf kontrollieren. Die andere Hand kann gleichzeitig eine weiche Quer- oder Funktionsmassage durchführen.

> **VORSICHT**
> Bei kleinen Kindern dürfen keine Muskeldehnschmerzen auftreten, da sie sofort mit Gegenspannung der Knieflexoren reagieren.

Während bei kleinen Kindern die Knieflexoren passiv gedehnt werden, kann man größere Kinder aktiv in die Muskeldehnung einbeziehen.
Über Anspannen des M. quadriceps entspannen die Kniebeuger. Sie werden als Antagonisten reziprok gehemmt. Während der Entspannungsphase können die Kniebeuger langsam passiv gedehnt werden.

> **VORSICHT**
> Bei Anspannung des M. quadriceps sollte kein Haltewiderstand gegeben werden, da dieser den Gelenkinnendruck erhöht.

Die Dehnung ist nur dann effektiv, wenn der M. quadriceps anschließend in der erreichten Extension anspannt.

Gipsschienen (s. S. 262 ff)

Im Anschluss an die Behandlung, wenn die Kniebeuger gedehnt sind, werden selbstgefertigte Gipsschienen für ca. 30 Minuten angewickelt. Hierdurch wird die erreichte Dehnung über die Behandlung hinaus gehalten *(Abb. 14.7a, b)*.

Aktivieren der hypotonen Muskulatur

Durch das reflektorische Ausschalten des M. quadriceps haben die Kinder meist das Gefühl für das richtige Anspannen dieses Muskels verloren.
  Bereits in der akut entzündlichen Phase kann das isometrische Anspannen geübt werden.
  Hierzu wird das Kniegelenk passiv soweit wie möglich in die Extension bewegt. Am Bewegungsende soll das Kind den M. quadriceps isometrisch anspannen.

14.4 Therapeutisches Vorgehen

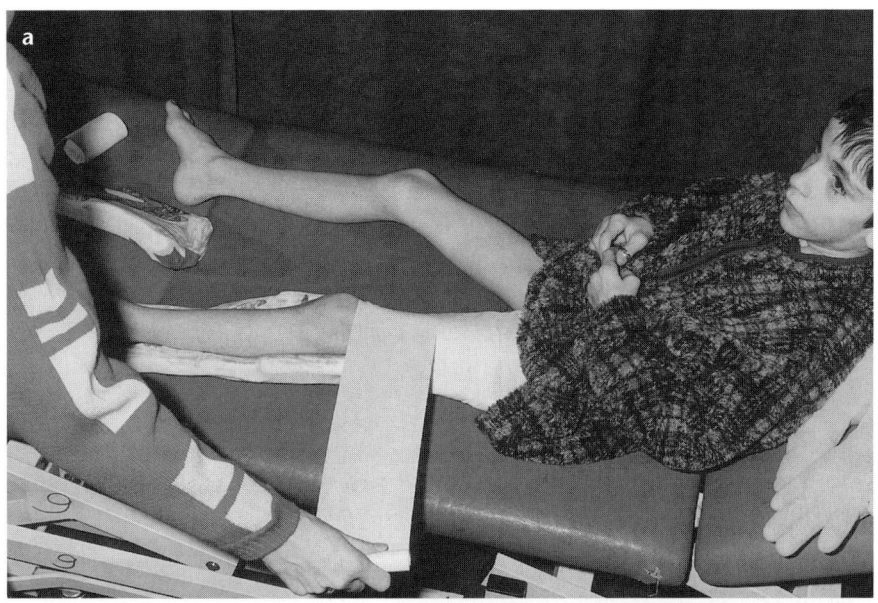

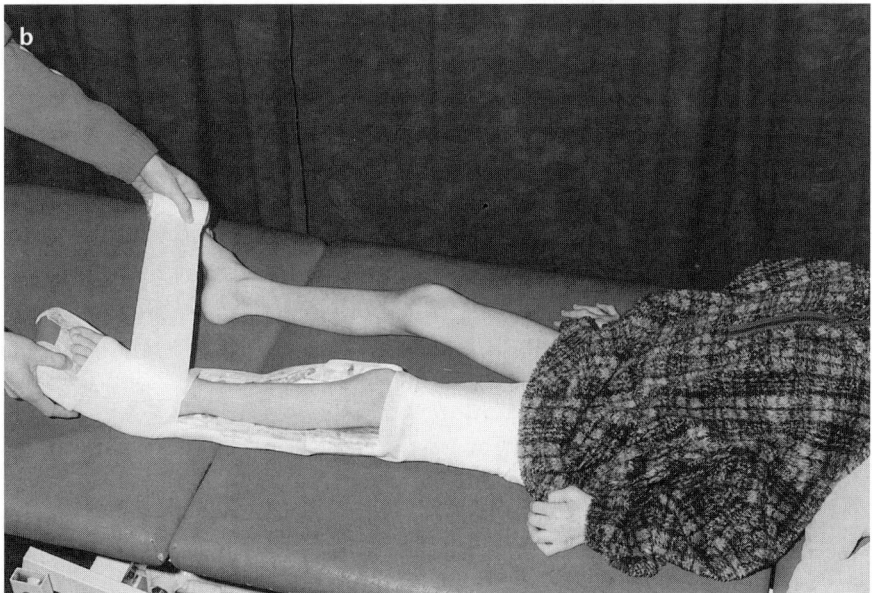

Abb. 14.7 Spezielle Wickeltechnik der Gipslagerungsschienen entgegen der Fehlstellung:
a) Oberschenkel von innen nach außen
b) Fuß von außen nach innen, Unterschenkel und Zehen bleiben frei

Bei **größeren Kindern** gelingt dies an der Kante der Behandlungsliege durch Halten des Unterschenkels.

Im Langsitz wird die Kniekehle auf die Unterlage gedrückt und die Ferse bei dorsalextendiertem Fuß angehoben. An der Patella kann ein leichter Führungswiderstand gegeben werden.

Bei **kleinen Kindern** erleichtern spielerische Varianten das Anspannen(1):
- Festhalten von Stofftieren unter der Kniekehle mit abgehobener Ferse *(Abb. 14.8a)*.
- Gemaltes Gesicht auf dem Knie mit dem Mund am oberen Patellarand; durch die Kranialbewegung der Patella bei Anspannung des M. quadriceps lacht der Mund *(Abb. 14.8b)*.

> **VORSICHT**
> Häufig kompensieren die Kinder die unzureichende Aktivität des M.quadrizeps, indem sie durch Anspannen des M. glutaeus maximus das gesamte Bein in die Unterlage drücken.

Sobald das Kind seine maximal mögliche Extension statisch halten kann, beginnt es zunächst aktiv unterstützt, später auch aktiv das Knie aus der Beugung in die Streckung zu bewegen. Hierbei soll das gesamte wiedergewonnnene Bewegungsausmaß durchlaufen werden. Folgende spielerische Übungen eignen sich:

In entlasteter Ausgangstellung
- Im Sitzen mit aufliegendem Oberschenkel werden **auf die gestreckten Beine kleine Bälle** gelegt *(Abb. 14.9)*. Im Anschluss an diese statische Extension muss der M. quadriceps exzentrisch anspannen. Das Kind soll die Knie langsam beugen und die Füße lang machen, so dass die kleinen Bälle in einen daruntergehaltenen Eimer rollen.
- Im Sitzen mit aufliegendem, anfangs evtl. fixiertem Oberschenkel soll das Kind ihm zugeworfene Luftballons mit dem Fuß wegkicken.
- **Im Sitzen** am Schwimmbadrand mit aufliegendem, fixiertem Oberschenkel **strampelt das Kind mit den Füßen im Wasser** *(Abb. 14.10)*.
- Wird das Kind etwas hochgehalten, schult es beim lockeren **Strampeln in der Luft oder im Wasser** das koordinierte Muskelzusammenspiel während schneller Bewegungen *(Abb. 14.11)*. Ziel hierbei ist es, die volle Knieextension in einen harmonischen Bewegungsablauf zu integrieren.

14.4 Therapeutisches Vorgehen

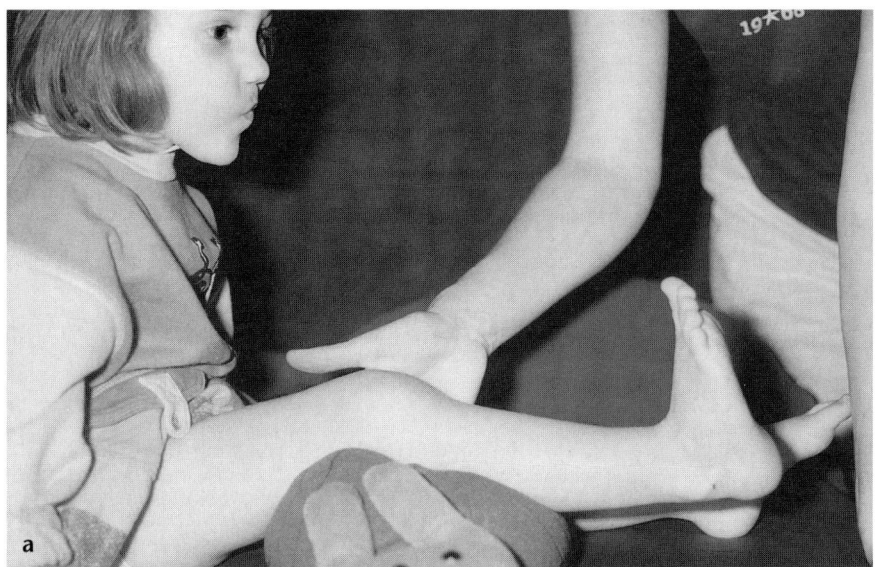

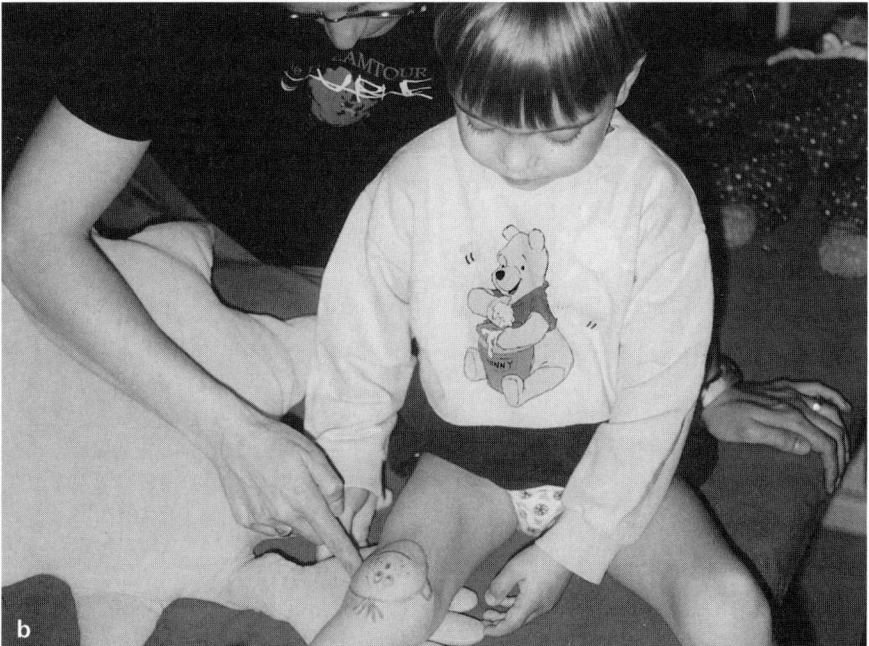

Abb. 14.8 Spielerisches Aktivieren des M. quadriceps:
a) Festhalten eines Stofftieres unter der Kniekehle mit Abheben der Ferse
b) »Lachender Mund«; beim Hochziehen der Patella beginnt der Mund zu lachen

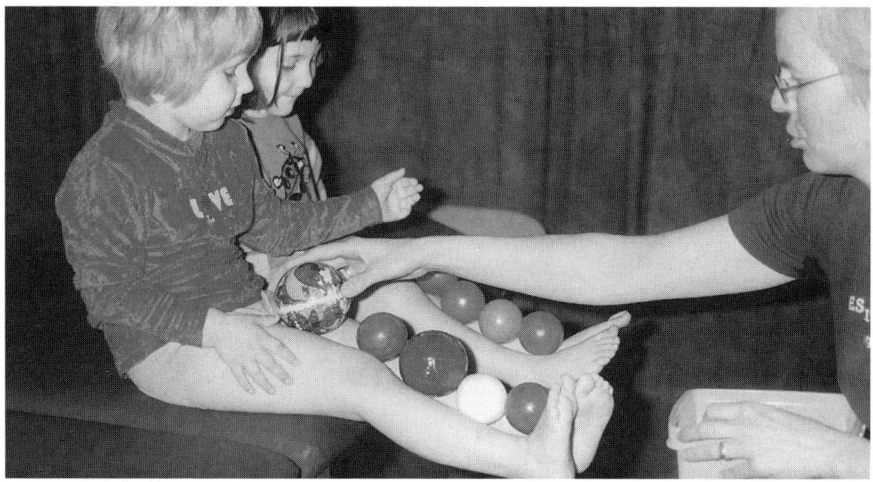

Abb. 14.9 Isometrisches Anspannen des M. quadriceps beim Halten der Bälle mit aufliegendem Oberschenkel, exzentrisches Anspannen beim Absenken der Unterschenkel

In teilbelasteter Ausgangsstellung
- Durch **Üben im »geschlossenen System«** kann das Kniegelenk schonend mobilisiert werden. Gleichzeitig wird das koordinierte Muskelzusammenspiel gefördert. Das Kind sitzt hierzu auf einem Stuhl. Der Fuß der betroffenen Seite wird auf einen Ball, z. B. einen Igelball, gestellt. Der Fuß rollt nun den Ball soweit nach vorne, dass das Knie maximal gestreckt wird und wieder zurück bis in ca. 90° Kniebeugung. Der Behandler korrigiert dabei taktil die Beinachsen.
- **Fahrradfahren** in leichtem Gang mit Pedalschlaufen eignet sich gut für ältere Kinder und Jugendliche zum Schulen des Muskelgleichgewichtes.
- Weitere Möglichkeiten bieten Übungen aus PNF oder FBL, im Schlingenkäfig und auf dem Pezziball.

> **MERKE**
> Sobald das Muskelgleichgewicht zwischen der ischiocruralen Muskulatur und dem M. quadrizeps wiederhergestellt ist, können sich physiologische Bewegungsabläufe entwickeln. Allein durch qualitativ koordinierte Alltagsbewegungen kommt es ohne jegliches Krafttraining zur Normalisierung der Muskelkraft.

14.4 Therapeutisches Vorgehen

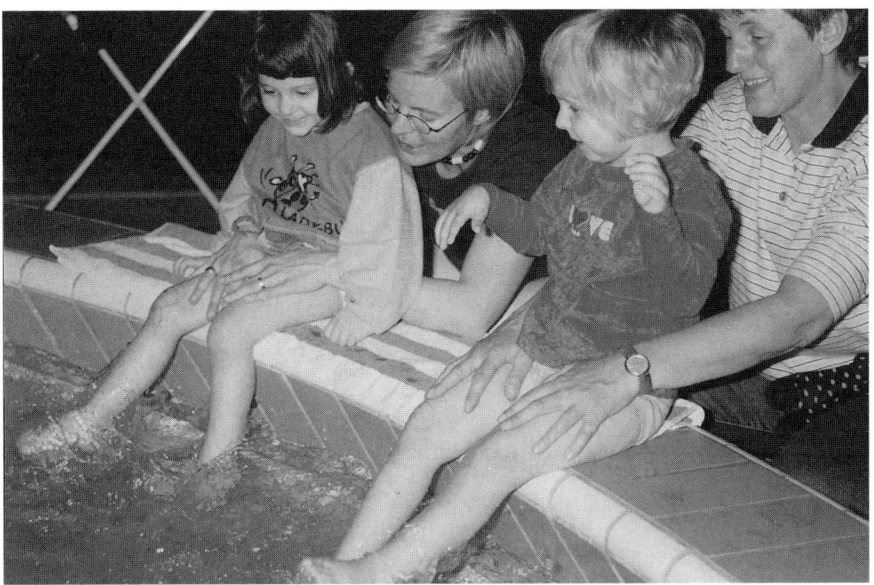

Abb. 14.10 Dynamisches Anspannen des M. quadriceps beim Strampeln im Wasser mit aufliegenden Oberschenkeln

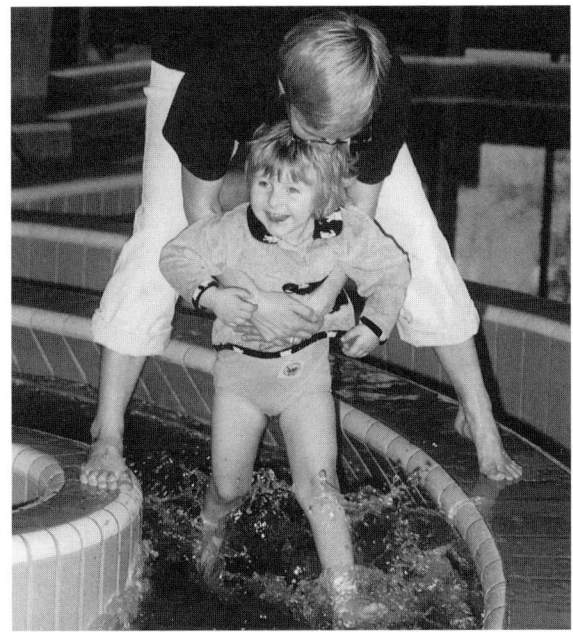

Abb. 14.11 Schulen des schnellen koordinierten Muskelzusammenspiels ohne Belastung durch Strampeln im Wasser

14.4.4 Bahnen physiologischer Bewegungsabläufe

Solange Entzündungszeichen vorhanden sind, sollte nur unter Teilbelastung geübt werden, z. B. mit Gehstützen oder im Gehbarren.

Die Kinder sollen lernen, im Stand und beim Gehen die Fehlstellung aktiv zu korrigieren und die wiedergewonnene Kniegelenksbeweglichkeit in alle Alltagsbewegungen umzusetzen.

Beinachsentraining

Mit taktiler Hilfe übt das Kind, seine Beinachsen im Stand physiologisch auszurichten. Bei physiologisch aufgerichtetem Becken sollen die Hüftgelenke in Extension und leichter Außenrotation stehen, die Knie und Füße gerade nach vorne zeigen (s. Kap. Hüfte S. 240 ff).

Ein leichter Führungskontakt an der Außenseite der Oberschenkel hilft den Kindern, die Pseudovalgusstellung zu korrigieren *(Abb. 14.12)*.

Zum **selbständigen Üben** kann ein Theraband als taktile Hilfe um die Oberschenkel gebunden werden. Durch Anspannen der Hüftabduktoren und -außenrotatoren wird das Theraband gestrafft und die Beinachsen aktiv korrigiert.

Gelingt die aktive Korrektur, kann erschwerend auf labilem Untergrund, wie z. B. einer Gymnastikmatte oder dem Ballkissen, gearbeitet werden.

Gangschulung

Das Gehen lässt sich gut auf einer Linie üben, da das »Balancieren« die Aufmerksamkeit des Kindes auf das Gehen lenkt. Kleine Kinder nennen die Gangschulung »Tip Tap«.

Die physiologische Kniebewegung wird vom Therapeuten manuell unterstützt und korrigiert. Insbesondere in der Aufsetzphase soll das Kind durch geführtes Aufsetzen der Ferse die wiedergewonnene Knieextension in den Bewegungsablauf umsetzen *(Abb. 14.13)*.

In der Schwungphase ist auf das lockere Beugen des Kniegelenkes zu achten. Das Anbahnen des physiologischen Gehens erfordert v. a. beim Kleinkind häufiges Üben.

14.4.5 Hilfsmittel

Entlastende Hilfsmittel (s. S. 89 ff)

Gipslagerungsschienen unterstützen v. a. bei kleineren Kindern das Dehnen der verkürzten Kniebeugemuskulatur. Die Schienen werden in

14.4 Therapeutisches Vorgehen

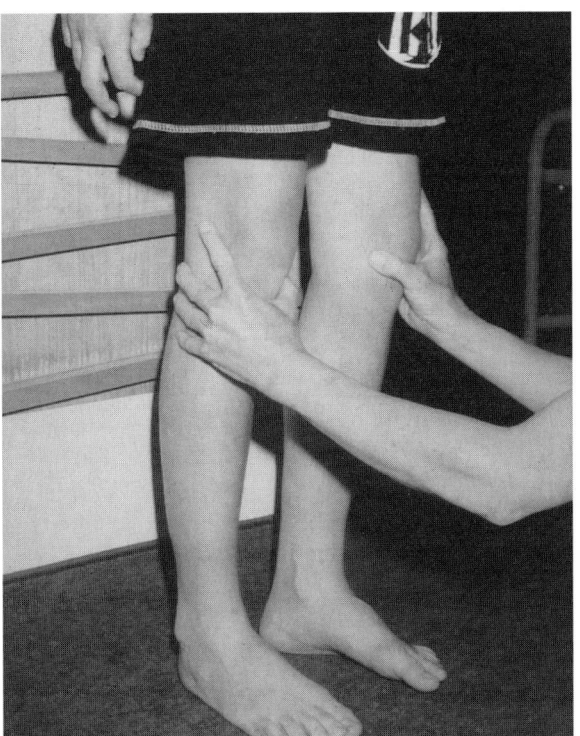

Abb. 14.12 Beinachsentraining durch Korrektur der Pseudovalgusstellung über leichten Führungskontakt an der Außenseite des Oberschenkels

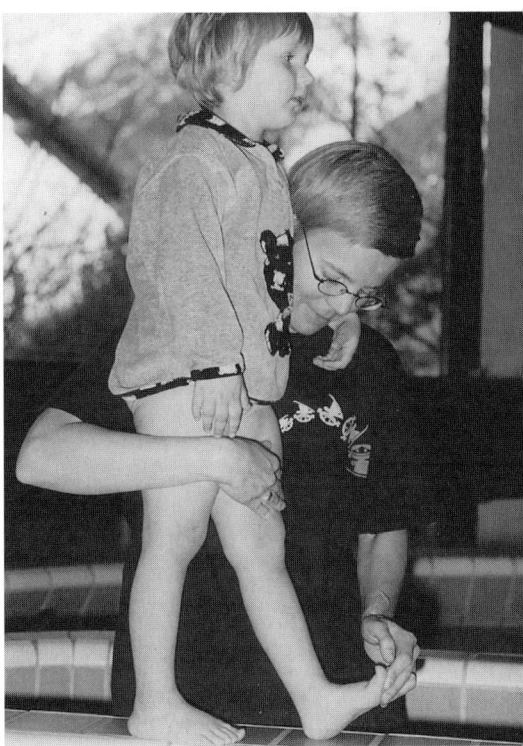

Abb. 14.13 Gangschule »TIP-TAP«: Manuelle Korrektur für die maximale Knieextension in der Aufsetzphase

der bestmöglichen Extensionsstellung angefertigt, so dass die Kniekehle in der angewickelten Schiene aufliegt. Nur dann können die Knieflexoren locker lassen.

Beim Auspolstern muss der Tibiakopf gut unterlagert und beim Anwickeln ausgespart werden, mit dem Ziel einer Subluxation nach dorsal entgegenzuwirken. Um der Pseudovalgusstellung zu begegnen, wird der Oberschenkel von innen nach außen, der Fuß von außen nach innen in die Schiene gewickelt. Patella, Unterschenkel sowie Zehen bleiben frei (Abb. 14.7a, b).

Idealerweise wird die Schiene nach der Behandlung für 20–30 min angewickelt.

Verbessert sich die Knieextension, muss die Schiene dem neuen Befund entsprechend angepasst oder erneuert werden.

> **VORSICHT**
> Die Gipslagerungsschiene darf nicht quengeln und keine Schmerzen verursachen.

In Einzelfällen können bei schweren Kniebeugekontrakturen dorsale Gipsschienen ohne Fuß hilfreich sein. Sie unterstützen das Kniegelenk bei der Aufrichtung im Stand.

Sohlenerhöhung

Besteht eine Beinlängendifferenz muss die ermittelte Ausgleichshöhe als Sohlenerhöhung am Schuh angebracht werden. Bei kleinen Kindern ist gelegentlich eine Erhöhung von nur 0,3 cm wesentlich, wenn Becken und Wirbelsäule dann besser ausgerichtet sind.

KURZ UND BÜNDIG

Die Arthritis des Kniegelenkes führt zu einem gestörten Muskelzusammenspiel mit Hypertonie der ischiocruralen Muskulatur und verminderter Aktivität des M. quadriceps. Frühzeitige Teilentlastung der Kniegelenke hilft, das Muskelgleichgewicht zu erhalten und das Einschleifen eines unphysiologischen Ganges zu vermeiden.

Für die Körperstatik entscheidend ist das Wiederherstellen der vollen Knieextension. Hierzu werden die Knieflexoren gedehnt und anschließend der M. quadriceps aktiviert. Nach Wiedererlangen des Muskelgleichgewichtes wird an der Qualität des Ganges gefeilt. Beinachsentraining und Gangschulung werden solange durchgeführt, bis sich ein physiologischer Gang einstellt.

Erst dann ist eine altersgemäße Entwicklung der Beinachsen möglich.

Literatur

1. Altenbockum C.v., Hibler M., Spamer M., Truckenbrodt H.: Juvenile chronische Arthritis, Hans Marseille Verlag München, 1993
2. Donhauser-Gruber U., Mathies H., Gruber A.: Rheumatologie, Lehrbuch für Physiotherapeuten, Pflaum Verlag München, 1996
3. Kaltenborn F.M.: Manuelle Mobilisation der Extremitätengelenke, Olaf Norlis Bokhandel Osterkamp-Druck GmbH und Verlag, Oberhausen Deutschland, 1992

4. Kapandji I A.: Funktionelle Anatomie der Gelenke, Band II, untere Extremität, Enke Verlag Stuttgart, 1985
5. Rauber A./Kopsch F.: Anatomie des Menschen, Bewegungsapparat Band I, Georg Thieme Verlag Stuttgart, 1987
6. Rohen J.W.: Funktionelle Anatomie des Menschen, F.K. Schattauer Verlag Stuttgart, New York, 1977
7. Voss H., Herrlinger R.: Taschenbuch der Anatomie, Band I, 4. Auflage, Piscator Verlag Stuttgart, 1952

15

Der Fuß
vielseitiger Lastesel und Antilope zugleich

CAROLA BEISKEN

Bei allen Verlaufsformen der JCA sind die Fußgelenke häufig betroffen. Gelenkentzündungen im Fußbereich führen zu spezifischen Fuß- und Zehenfehlstellungen und beeinträchtigen die physiologische Entwicklung des kindlichen Fußes. Da die Füße in den Schuhen verschwinden, fallen Fehlstellungen weniger auf als beispielsweise an der Hand. Aus diesem Grund werden die Füße häufig vernachlässigt.

Die Bein- und Fußachsen unterliegen vom Neugeborenen- bis zum Schulkindalter einem ständigen altersabhängigen Entwicklungsprozess. Ein Neugeborenes hat die Füße in Pronation. Der Kalkaneus ist noch nicht unter den Talus gewandert (8). Im Säuglingsalter stellt sich der Fuß durch seine Greiffunktion *in Supination* um.

Mit Beginn des Stehens ändern sich Beanspruchung und Belastung der unteren Extremität. Zunächst senken sich im Stand die Gewölbe. Beim Erreichen des Gehens weicht bei jedem Kind der Kalkaneus in Valgusstellung ab (physiologischer Knicksenkfuß). Das Kleinkind belastet vor allem die Ferse und die Metatarsalia II und III. Das knöcherne Skelett ist im medialen Bereich noch wenig ausgebildet (3).

Ab dem 4. Lebensjahr richten sich die Längs- und Quergewölbe sowie die Fußachsen über die Muskelfunktionsdifferenzierung der gesamten Skelettmuskulatur allmählich auf (8). Der Fuß wird zunehmend medial belastet. Der Großzehenballen wird zum aktiven Belastungspunkt.

Mit 6,5 Jahren ist der Reifungsprozess des kindlichen Fußes abgeschlossen.

15.1 ANATOMIE UND BIOMECHANIK

Für seine vielfältigen Aufgaben ist der Fuß mit einer Reihe von Gelenken ausgestattet.
- Das obere Sprunggelenk als zusammengesetztes Scharniergelenk ermöglicht die Flexion und Extension des Fußes.
- Das untere Sprunggelenk mit dem Subtalar- und Talonavikulargelenk arbeitet funktionell zusammen mit
- den Gelenken des Mittelfußes. Sie können zusammen die Supination mit Adduktion sowie die Pronation mit Abduktion durchführen.

Die Fußgelenke sind als bandgeführte Gelenke durch einen komplexen Kapselbandapparat gesichert (2).

Durch seine Gewölbekonstruktion kann der Fuß große Kräfte auf eine kleine Fläche übertragen und gleichzeitig die Unebenheiten des Bodens ausgleichen (1). Die Knochen der Fußwurzel, des Mittelfußes und der Zehen formen das Quer- und Längsgewölbe. Ein fester Kapselbandapparat sorgt zusammen mit den Fußmuskeln für Stabilität und gewährt gleichzeitig die notwendige Beweglichkeit.

Der Fuß kann funktionell als Basisdreieck mit drei Stützpunkten gesehen werden: Ferse – Metatarsale IV und V – Metatarsale I.

Der Großzehenballen stellt in Belastung den einzigen aktiven Belastungspunkt dar (2). Seine physiologische Belastung erfolgt bei stabilem Rückfuß durch eine Pronationsbewegung des Vorfußes. Diese führt der M. peroneus longus aus. Er senkt das Köpfchen von Metatarsale I und gewährleistet so eine dynamische Abrollphase. Gleichzeitig sichert er das Längs- und Quergewölbe (5).

Beim Gehen wird der Fuß mit der Ferse aufgesetzt, über die Ferse und den Außenrand abgerollt und über den Großzehenballen abgestoßen. Es laufen drei dynamische Bewegungen ab (6).
– Die **Aufsetzphase** erfordert einen stabilen Rückfuß.

- Während der **Belastungsphase** wird das Körpergewicht mittels Plantarflexion und Pronation des Fußes auf die drei Belastungspunkte übertragen.
- Ein korrekter **Abstoß** erfordert eine freie Plantarflexion im oberen Sprunggelenk bei stabilem Rückfuß, die Fähigkeit der aktiven pronatorischen Verwringung des Vorfußes sowie die freie Extension der Zehengrundgelenke.

15.2 PATHOMECHANIK

Die entzündliche Schwellung bei Arthritis erhöht den Gelenkinnendruck in den betroffenen Fußgelenken und verursacht Schmerzen, verstärkt bei Belastung. Die erkrankten Gelenke werden reflektorisch muskulär in einer schmerzentlastenden Schonhaltung stabilisiert.

Auch wenn nur ein einzelnes Fußgelenk erkrankt ist, entwickelt sich ein pathologisches Bewegungsmuster mit oft erheblicher Störung des Gehens. Als Erstes wird die Abrollbewegung gestört, besonders deutlich in der Abstoßphase.

Entsprechend der Lokalisation der Arthritis entstehen bei anhaltender Entzündungsaktivität aus der anfänglichen muskulären Schonhaltung die typischen kindlichen Achsenfehlstellungen des Fußes:
- Knicksenkfuß
- Hohlfuß
- Hackenfuß
- Hallux flexus/rigidus
- Hallux valgus
- Vorfußadduktion
- Krallen-/Hammerzehen.

Wenn mehrere Fußgelenke betroffen sind, treten die verschiedenen Fußfehlstellungen kombiniert auf. In der Regel steht aber eine Fehlstellung im Vordergrund.

Bei genauer Kenntnis der Pathomechanik des rheumatischen Kinderfußes lässt die Fehlstellung auf das am meisten betroffene Gelenk schließen.

Knicksenkfuß

Primärer Knicksenkfuß

Die Ursache des rheumatischen Knicksenkfußes ist eine Entzündung des unteren Sprunggelenkes, v.a. des Talonavikulargelenkes. Die Schwellung befindet sich typischerweise mehr medial, lateral kommt es zur Faltenbildung *(Abb. 15.1)*.

Die Schonhaltung besteht in einer leichten Dorsalextension und Supination mit vermehrtem Anspannen des M. tibialis anterior. Insbesondere unter Belastung stabilisiert sich das Kind in der Schonhaltung. Der M. peroneus longus, M. tibialis posterior und M. triceps surae werden zunehmend inaktiv. Durch die Lockerung des Kapselbandapparates und Störung des Muskelgleichgewichtes gerät die Ferse in eine Valgusstellung *(Abb. 15.2)*.

Im Stand wird der Fußinnenrand vermehrt belastet. Beim Gehen weichen die Kinder dem Schmerz aus, indem sie den Fuß als Ganzes mit außenrotiertem Bein aufsetzen und über den medialen Fußrand abrollen *(Abb. 15.3)*. Bei ausgeprägter Arthritis kann der Abrollvorgang völlig aufgehoben sein.

Diese Fehlbelastung führt zusammen mit der Dysfunktion des Steigbügels zur Abflachung des Längsgewölbes. Mit abnehmender Aktivität des M. peroneus longus wird die physiologische pronatorische Torsion des Vorfußes gegen den Rückfuß eingeschränkt. Der Vorfuß steht dann in Relation zum Rückfuß in Supination. Dies zeigt sich erst, wenn man die Ferse bis zur Mittelstellung passiv aufrichtet *(Abb. 15.4a, b)*.

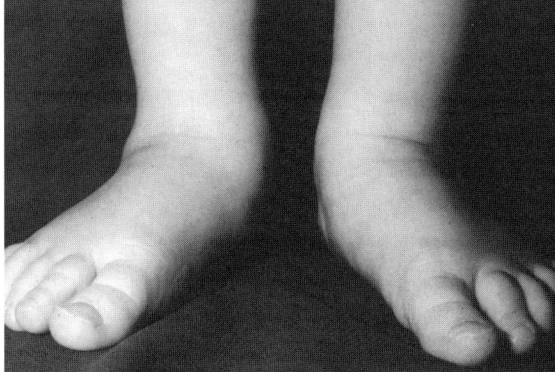

Abb. 15.1 *Rheumatischer Knicksenkfuß; Schwellung medial über dem Talonavikulargelenk, Faltenbildung lateral, Fußinnenrandbelastung*

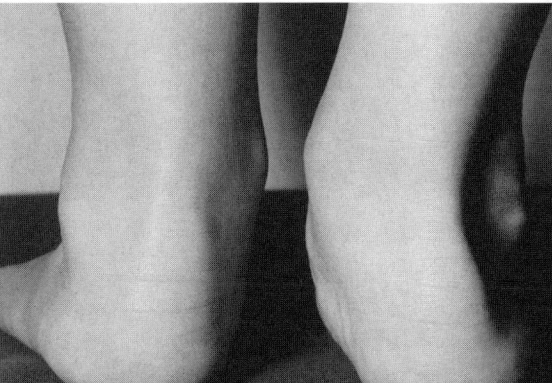

Abb. 15.2 *Valgusstellung des Kalkaneus bei rheumatischem Knicksenkfuß rechts mehr als links*

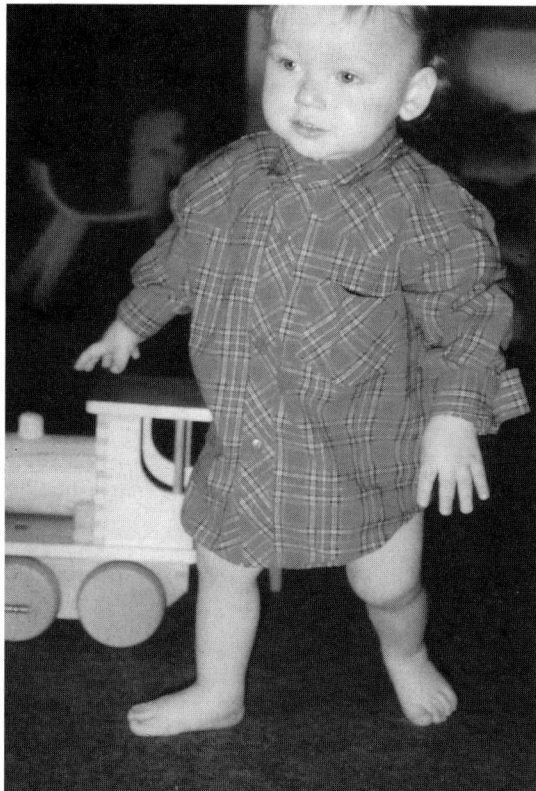

Abb. 15.3 Typischer Gang bei rheumatischem Knicksenkfuß: Aufsetzen des Fußes als Ganzes mit außenrotiertem Bein und Abrollen über den medialen Fußrand

---

MERKE

Schonhaltung: leichte Dorsalextension, Supination

Hypertone Muskulatur	**Hypotone Muskulatur**
– M. tibialis anterior	– M. peroneus longus
	– M. tibialis posterior
	– M. triceps surae

Im Gegensatz zum physiologischen Knicksenkfuß des Kleinkindes, bei dem sich im Zehenstand die Ferse in Mittelstellung aufrichtet, gleicht sich die rheumatisch bedingte Valgusstellung der Ferse im Zehenstand nicht aus. Bei länger andauernder Fehlbelastung entwickelt sich ein fixierter Knicksenkfuß.

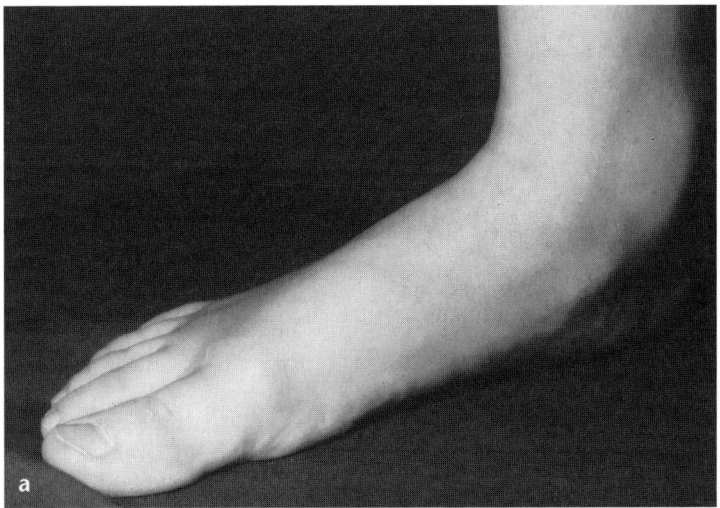

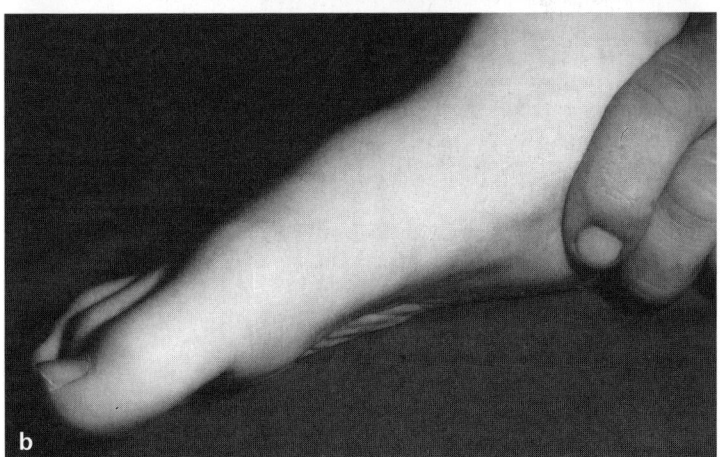

Abb. 15.4 Rheumatischer Knicksenkfuß:
a) Mit dem Kalkaneus in Valgusstellung scheinbare Pronation des Vorfußes
b) Nach passivem Aufrichten der Ferse in die Mittelstellung deutliche Supinationsstellung des Vorfußes

Sekundärer Knicksenkfuß

Gelenkentzündungen im Bereich der unteren Extremität können durch Fehl- oder Überlastung an einem nicht betroffenen Fuß einen sekundären Knicksenkfuß verursachen.

Hohlfuß

Eine schmerzhafte Arthritis im Bereich des Mittelfußes, v. a. der Intertarsal- und Tarso-Metatarsalgelenke ist die Ursache des rheumatischen Hohlfußes. Unter Belastung führen die entzündungsbedingten Schmerzen reflektorisch zu einer vermehrten Anspannung des M. quadratus plantae und der kurzen Zehenflexoren. Ein überhöhtes Längsgewölbe ist die Folge.

Im Verlauf verkürzt sich die plantare Muskulatur zunehmend und tritt als harter Strang hervor *(Abb. 15.5)*.

Die beim Hohlfuß steilgestellten Metatarsalia führen zu einer vermehrten Belastung des gesamten Ballenbereiches. Durch diese Überlastung flacht das Quergewölbe ab und begünstigt die Entwicklung von Krallenzehen. Mit abnehmender Aktivität der Mm. lumbricales und Mm. interossei plantares ziehen die Zehen im Grundgelenk weiter in die Hyperextension. Gelegentlich führt die veränderte Mechanik zur Subluxation der Metatarsalköpfchen nach plantar.

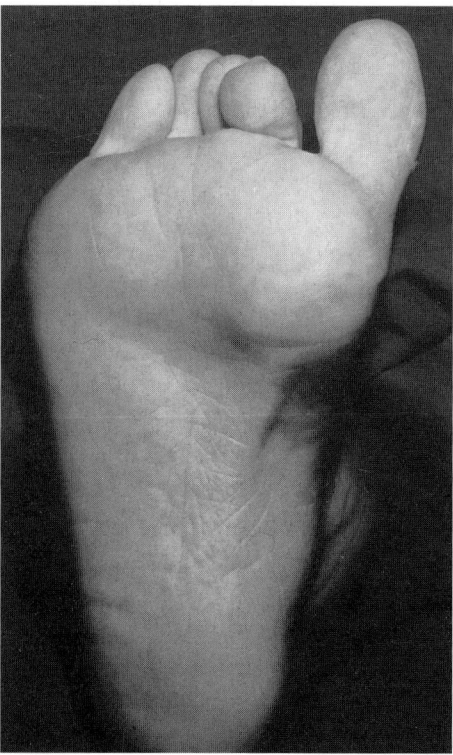

Abb. 15.5 *Rheumatischer Hohlfuß mit verkürzter plantarer Fußmuskulatur, als Strang hervortretend und Hypertrophie des Fußballens*

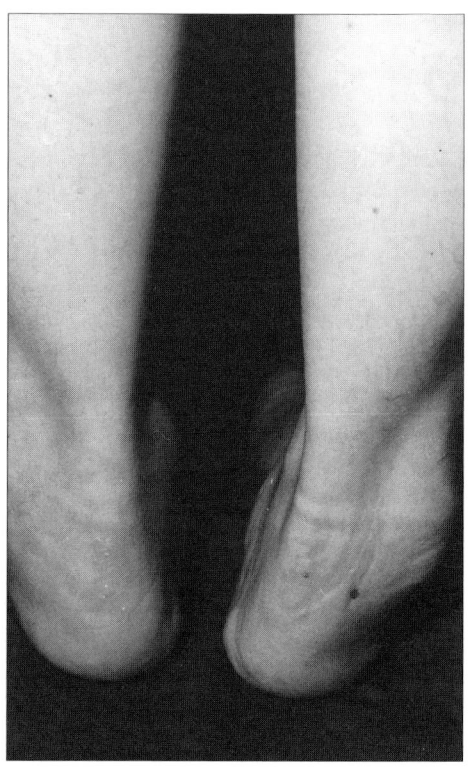

Abb. 15.6 *Varusstellung des Kalkaneus bei rheumatischem Hohlfuß*

Betrifft die Arthritis v. a. den medialen Fußwurzelbereich, belasten die Kinder vermehrt den Fußaußenrand. Es entwickelt sich eine Varusstellung des Kalkaneus *(Abb. 15.6)*.

Das Gehen wirkt stelzend. Die Ursache liegt in der kontrakten plantaren Fußmuskulatur, die die Abrollphase behindert. Die mangelnde Abrollbewegung führt zur Inaktivität des M. triceps surae, die oft als deutliche Wadenatrophie zu erkennen ist.

> **MERKE**
> **Schonhaltung:** Überhöhtes und verkürztes Längsgewölbe
>
> **Hypertone Muskulatur**
> – M. quadratus plantae
> – M. flexor digitorum brevis
>
> **Hypotone Muskulatur**
> – Mm. lumbricales und -interossei plantares

Rheumatischer Hackenfuß

Eine Arthritis des oberen Sprunggelenkes ist die Ursache des rheumatischen Hackenfußes. Es entwickelt sich eine Schmerzschonhaltung in leichter Dorsalextension, erreicht durch vermehrte Spannung des M. tibialis anterior *(Abb. 15.7)*. Seine Gegenspieler, der M. triceps surae und der M. peroneus longus, werden inaktiv.

Es kommt zunächst zur Einschränkung der aktiven Plantarflexion und Pronation. Im weiteren Verlauf schränkt auch die passive Beweglichkeit ein. Auffallend ist die mangelnde Kranialbewegung der Ferse. Die eingeschränkte Plantarflexion wird durch vermehrte Flexion der Großzehe im Grundgelenk kompensiert.

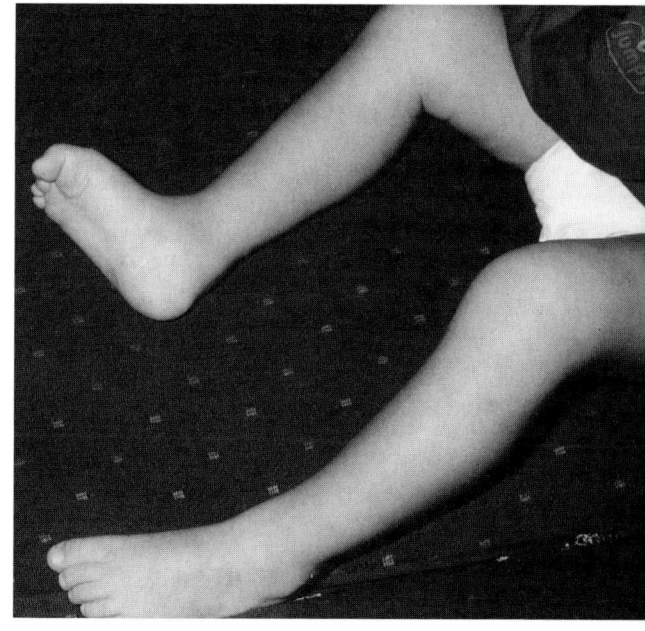

Abb. 15.7 Schonhaltung des rheumatischen Hackenfußes rechts: leichte Dorsalextension, Supination und Flexion des MTP I

15 Der Fuß

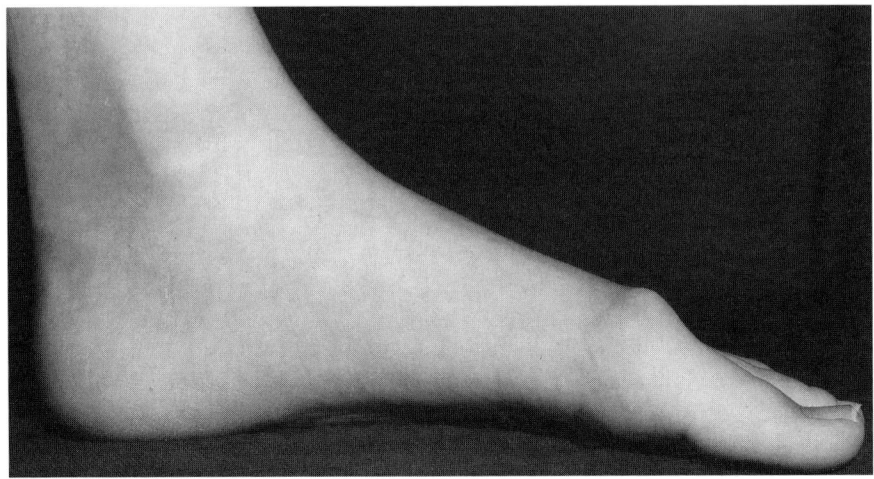

Abb. 15.8 Rheumatischer Hackenfuß im Stand ohne Bodenkontakt des Großzehenballens bei sekundärem Hallux flexus

Im Stand kommt es durch die Supinationsstellung des Vorfußes zum Hochstand des ersten Strahls, mit verminderter Belastung des Großzehenballens. Kompensatorisch zieht die Großzehe im MTP I in Flexion *(Abb. 15.8)*. Der M. flexor hallucis longus wird hyperton.

Es entwickelt sich ein sekundärer Hallux flexus mit Belastung des Großzehenendgelenkes. Beim Gehen setzt die Ferse »hart« auf, meist in leichter Varusstellung. Während der Belastungsphase wird der Fuß über den Außenrand und das Großzehenendgelenk unzureichend abgerollt. Die Abstoßphase ist auf Grund der mangelnden Plantarflexion des Fußes und der fehlenden Belastung des Großzehenballens weitgehend aufgehoben (Abb. 15.10).

MERKE

Schonhaltung
- leichte Dorsalextension und Supination des Fußes
- kompensatorische Flexion im MTP I

Hypertone Muskulatur
- M. tibialis anterior
- als Kompensation M. flexor hallucis longus

Hypotone Muskulatur
- M. triceps surae
- M. peroneus longus

Hallux flexus

Sekundär entwickelt sich ein Hallux flexus häufig als Kompensation bei einem Hackenfuß. Der primäre Hallux flexus geht mit einer Arthritis des MTP I einher, die zu einer Schmerzschonhaltung in Großzehenflexion führt. Beide Fehlstellungen treten häufig in Kombination auf.

Nach längerem Verlauf kann sich ein Hallux flexus rigidus entwickeln. Das Großzehengrundgelenk ist in Beugestellung fixiert, die Extension im MTP I ist auch passiv eingeschränkt. Selbst im Zehenstand bleibt das Großzehengrundgelenk in Beugestellung fixiert. Der Großzehenballen wird nicht mehr belastet. Die Belastung wird auf das Großzehenendgelenk verlagert, was zu einer Überstreckung des Endgliedes führt, dem typischen Befund eines Hallux rigidus.

Hallux valgus

Ein Hallux valgus entwickelt sich bei Arthritis des MTP I v. a. dann, wenn andere Zehengrundgelenke mitbetroffen sind. Entzündungsbedingt kommt es zur Lockerung der Kapselbandstrukturen in den Grundgelenken mit Abflachung des Quergewölbes. Dies führt zu einer Abduktion und Innenrotation des Metatarsale I (5). Eine veränderte Gelenkebene des MTP I ist die Folge.

Als stabilisierender Muskel des Quergewölbes baut der M. adductor hallucis bei Abflachung eine erhöhte Spannung auf. Diese bewirkt zusammen mit der veränderten Gelenkmechanik eine Adduktion der Großzehe. Ein Hallux valgus entwickelt sich.

Ein pathologisch veränderter Gang, insbesondere das Auswärtsdrehen des Fußes mit Abrollen über den medialen Fußrand, begünstigt die Entstehung eines Hallux valgus.

Vorfußadduktion

Die Vorfußadduktion tritt häufig sekundär als Kompensation anderer Fehlstellungen auf. Dies kann ein Knicksenkfuß, die Varusstellung des Kalkaneus oder eine Pseudovalgusstellung des Kniegelenkes sein.

Durch die Adduktion des Vorfußes wird die Unterstützungsfläche vergrößert, meist wird auch der Gang breitspuriger *(Abb. 15.9)*.

Eine primäre Vorfußadduktion liegt vor bei Arthritis des Großzehengrundgelenkes mit Hallux flexus.

15 Der Fuß

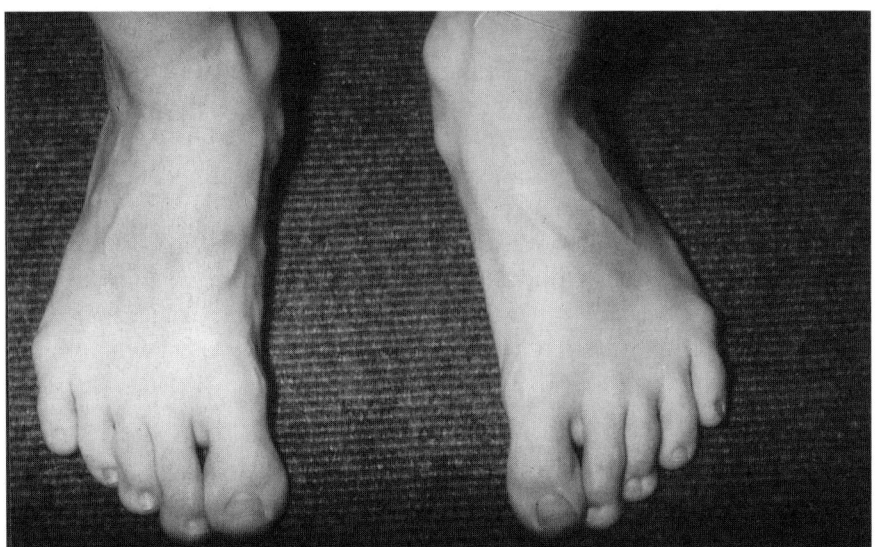

Abb. 15.9 Vorfußadduktion

Krallenzehen

Krallenzehen können sich **primär** entwickeln aufgrund einer Arthritis der Zehengrundgelenke mit Kapselbandlockerung. **Sekundär** entstehen Krallenzehen schmerzbedingt als Kompensation anderer Arthritiden im Fußbereich.

> **MERKE**
> Am häufigsten tritt der Hackenfuß bei polyarthritischem Verlauf der JCA auf. Ein Knicksenkfuß entsteht bevorzugt bei Kleinkindern mit Oligoarthritis. Der Hohlfuß findet sich beim Kind relativ selten. Er entwickelt sich am ehesten bei Kindern mit Polyarthritis und HLA B27 assoziierter Oligoarthritis.

15.3 BEFUND

15.3.1 Anamnese

Kleines Kind
- Weint beim An- und Ausziehen von Schuhen und Strümpfen.
- Will vermehrt getragen werden.
- Läuft ungern, auch früher mühelos bewältigte Strecken.
- Stolpert und fällt öfter hin.
- Hinkt, humpelt, zeigt veränderten Gang.

Älteres Kind
- Hat Beschwerden beim Stehen und Gehen.
- Hat Anlaufschmerzen.
- Schafft früher bewältigte Gehstrecken nicht mehr.
- Hat Schwierigkeiten beim treppab Gehen.
- Hat verstärkt Schmerzen nach Belastung.
- Bisher passendes Schuhwerk passt nicht mehr.
- Zeigt einen unphysiologischen Gang.

15.3.2 Orientierender Befund

Inspektion
- Schwellungen – an welcher Stelle des Fußes?
- Hornhautbildung an der Fußsohle, Fußabdruck in Sandalen oder auf getragenen Einlagen spiegeln Fehlbelastungen des Fußes wieder *(Abb. 15.10)*.
- Fehlstellungen

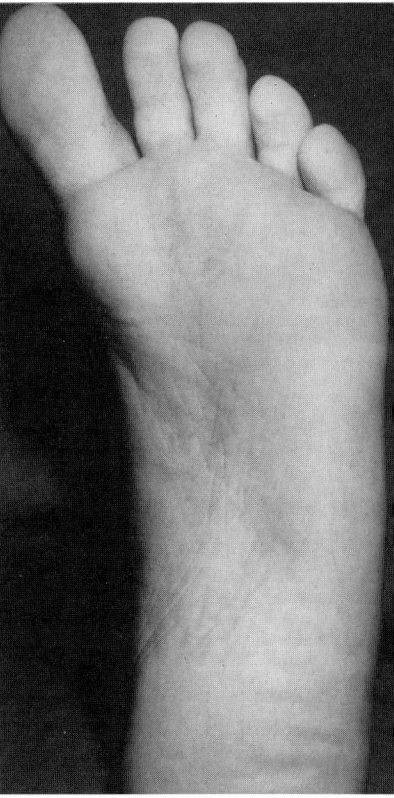

Abb. 15.10 Fehlende Hornhautbildung unter dem MTP I als drittem Belastungspunkt als Folge der Fehlbelastung beim Hackenfuß

Maximale Plantarflexion (im Seitenvergleich)
Unterschenkel und Fußrücken sollen nahezu eine Linie ergeben (s. S. 69). Durch die Kranialbewegung des Kalkaneus müssen sich proximal der Ferse Falten bilden.
- Treten dabei Schmerzen auf?
- Wird der Vorfuß als Kompensation einer mangelnden Plantarflexion gebeugt?
- Kommt es zum verstärkten Krallen der Zehen?

Pronation des Vorfußes bei passiv fixiertem Kalkaneus
- Treten dabei Schmerzen auf?
- Wie ist die Beweglichkeit/das Endgefühl?
- Ist die aktive Pronation möglich?

Gaenslen-Test
Mit Hilfe dieses Druckschmerzprovokationstests lässt sich eine Entzündung in den Zehengrundgelenken feststellen.

Dazu werden die Zehengrundgelenke vom Behandler mit einer Hand von medial und lateral langsam komprimiert. Die Kinder geben bei positivem Befund Schmerzen an, die sie allerdings nicht immer gezielt auf das betroffene Gelenk projizieren können.

Zehenstand
- Ist er schmerzfrei möglich?
- Richtet sich die Ferse in Mittelstellung auf?
- Kommt es zur Faltenbildung proximal der Ferse?
- Besteht eine Seitendifferenz?

3-Punkt-Belastung des Fußes im Stand
Kann die Großzehe bei aufgerichteter Ferse und belastetem Großzehenballen extendiert werden?

Sind diese Untersuchungen uneingeschränkt und schmerzfrei möglich, kann eine akute Entzündung der Fuß- und Zehengelenke ausgeschlossen werden.

15.3.3 Genauer Befund

Zeigt der orientierende Befund Auffälligkeiten, werden die Füße genauer untersucht.

Messen der passiven Beweglichkeit
Das Bewegungsausmaß des kindlichen Fußes beträgt:

– im oberen Sprunggelenk	Dorsalextension	10°–20°
Plantarflexion		60°–70°
– im unteren Sprunggelenk		
Subtalargelenk	Inversion	20°
	Eversion	10°
Talonavikulargelenk	Pronation	30°
(bei fixiertem Kalkaneus)	Supination	50°–60°

Beurteilen der Achsenfehlstellungen des Fußes (von dorsal im Stand)
Beim gesunden Fuß verläuft die Traglinie des Beines durch die Mitte des Kalkaneus bis zu seiner Unterfläche. Weicht die Achse des Kalkaneus von der Unterschenkellängsachse ab:
- proximal nach innen (medial), distal nach außen (lateral).
  Es besteht eine *Valgusstellung* der Ferse (typisch beim Knicksenkfuß).
- proximal nach außen (lateral), distal nach innen (medial).
  Dies entspricht einer *Varusstellung* des Kalkaneus.

Stufenweises Prüfen der Korrekturmöglichkeit
- Im Zehenstand soll das Kind bei maximaler Plantarflexion und Großzehenextension die Ferse in Mittelstellung aufrichten. Dabei sollte es zur Faltenbildung kranial der Ferse kommen.
- *Gelingt die Korrektur nicht,* kann das Kind im Stand aktiv die 3-Punkt-Belastung des Fußes bei in Mittelstellung aufgerichteter Ferse ausführen?
- *Gelingt dies nicht,* ist die Fehlstellung in Teilbelastung – im Sitzen – korrigierbar?
- *Gelingt dies nicht,* ist die Korrekturstellung durch den Therapeuten korrigierbar und kann das Kind die Korrekturstellung aktiv halten?
- *Ist auch dies nicht möglich,* kann das Kind in Entlastung aktiv unterstützt die Fehlstellung korrigieren? Der Therapeut korrigiert hierzu mit einer Hand die Ferse in Mittelstellung und setzt plantar am Großzehenballen einen leichten Führungskontakt. Das Kind sollte den Fuß nun in Vorfußpronation bei extendierter Großzehe bewegen können (*Abb. 15.14a*).
- *Gelingt dies nicht,* kann die Fehlstellung passiv korrigiert werden?

Beurteilen des Ganges (barfuß)
- Wie wird der Fuß aufgesetzt, belastet und wie erfolgt der Abstoß?
- Ist das Gangbild symmetrisch?
- Ist eine physiologische Abrollbewegung möglich?
- Wie ist die Schrittlänge und die Spurbreite?
- Wie hört sich das Gehen an?
- Gibt es Auffälligkeiten beim Rennen?
- In wieweit werden Schonhaltungen, Achsenabweichungen und Kompensationsmechanismen sichtbar?

15.3.4 Spezielle Untersuchungen

Das Röntgenbild zeigt Gelenkspaltverhältnisse, knöcherne Destruktionen sowie Wachstumsstörungen.

15.4 THERAPEUTISCHES VORGEHEN (Tab. 15.1)

15.4.1 Schmerzlinderung und Muskelentspannung

Entlastung
Die Teilentlastung vom Körpergewicht vermindert die Gelenkschmerzen und senkt die Spannung der hypertonen Muskulatur. Ein eingeschliffener unphysiologischer Gang verbessert sich durch das Benutzen entlastender Hilfsmittel. Häufig können die Kinder durch die Teilentlastung ihre muskulär fixierte Schonhaltung des Fußes in Dorsalextension auflösen und den Fuß vor Fehlbelastung schützen. Das Abrollen des Fußes wird wieder möglich. Das Bewegungsausmaß erweitert sich zunehmend.

Lagerung
Bei akuter Arthritis der Sprunggelenke wird im Liegen das Kniegelenk in leichter Beugung unterlagert. Weiche Kissen unterstützen den Fuß in Ruhestellung von plantar, so dass die schmerzhafte Dehnung der ventralen Kapsel vermieden wird. Schmerzen und muskuläre Schonhaltung nehmen ab. Im Sitzen sollte der Fuß nicht frei hängen, sondern immer locker aufgestellt sein.

Passives Bewegen (unter Abnahme der Schwere)
Langsames Bewegen aus der Dorsalextension heraus in Richtung Plantarflexion ist nur dann möglich, wenn das Kind das Gewicht des schmerzhaften Fußes an den Behandler abgeben kann. Das Knie sollte dabei stets unterlagert sein.

Physikalische Maßnahmen, Elektrotherapie, Bewegungsbad (s. S. 316 ff)

15.4.2 Mobilisation der Fuß- und Zehengelenke

Ziel der Mobilisation ist das Wiederherstellen der vollen Gelenkbeweglichkeit:

Tabelle 15.1 Physiotherapie der Fußgelenke

Entspannung und Schmerzlinderung
- Physikalische Maßnahmen
- Teilentlastung
- Lagerung
- Passives Bewegen unter Abnahme der Schwere

Mobilisation der Fuß- und Zehengelenke
- Passives Bewegen

Wiederherstellen des muskulären Gleichgewichtes
- Dehnen:
  – M. tibialis anterior
  – M. flexor hallucis longus
  – kurze plantare Muskulatur
- Aktivieren:
  – M. peroneus lonus
  – M. triceps surae
  – M. extensor hallucis longus

Bahnen physiologischer Bewegungsabläufe
- Bein- und Fußachsentraining
- Gangschulung

Hilfsmittel
- Entlastende Hilfsmittel
- Individuelle Einlagen und Schuhversorgung
- Gipslagerungsschienen

- Physiologische Plantarflexion mit dazugehöriger Bewegung der Ferse nach kranial
- Freie Vorfußpronation sowie frei bewegliche Zehengelenke.

Passives Bewegen

Plantarflexion

Zur Mobilisation des oberen Sprunggelenkes in Richtung der eingeschränkten Plantarflexion wird das passive Bewegen mit dem Dehnen des M. tibialis anterior verbunden. Dazu umfasst eine Hand großflächig den Kalkaneus von plantar und führt diesen nach dem Ausrichten in der Mittelstellung kranialwärts. Diese Hand ist der »Motor« der Plantarflexion. Sie unterstützt zudem den Fuß von plantar, so dass die Eigenschwere des Fußes abgenommen wird.

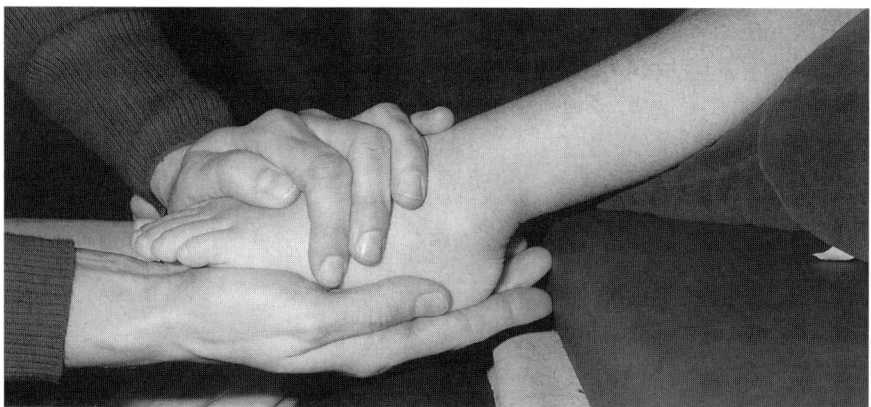

Abb. 15.11 *Passives Bewegen in die Plantarflexion vom Kalkaneus geführt*

Die andere Hand liegt gelenknah auf dem Fußrücken, umfasst weich den distalen Talus und unterstützt die Plantarflexion *(Abb. 15.11)*.

VORSICHT
- Im Mittelfußbereich darf auf keinen Fall zuviel Druck nach kaudal gegeben werden, anderenfalls kann sich hier eine Hypermobilität entwickeln.
- Zeigen kleine Kinder Zeichen einer nonverbalen Schmerzäußerung in Form von muskulärer Abwehrspannung oder einen veränderten Gesichtsausdruck, sollte der Therapeut umgehend die Plantarflexion etwas nachlassen.

Dorsalextension
Auf die Mobilisation der Dorsalextension kann fast immer verzichtet werden, da diese Bewegung selten eingeschränkt ist.

Vorfußpronation
Die Pronation des Vorfußes muss immer erarbeitet werden. Sie bewirkt die Verwringung des Vorfußes gegen den Rückfuß, die wiederum notwendig ist für den Aufbau der Fußgewölbe. Nur eine freie aktive Vorfußpronation gewährleistet die physiologische Belastung des Großzehenballens (5).

Zur Behandlung wird mit einer Hand der Kalkaneus in korrigierter Mittelstellung fixiert. Die andere Hand bewegt den Vorfuß passiv in Pronation *(Abb. 15.12)*.

15.4 Therapeutisches Vorgehen

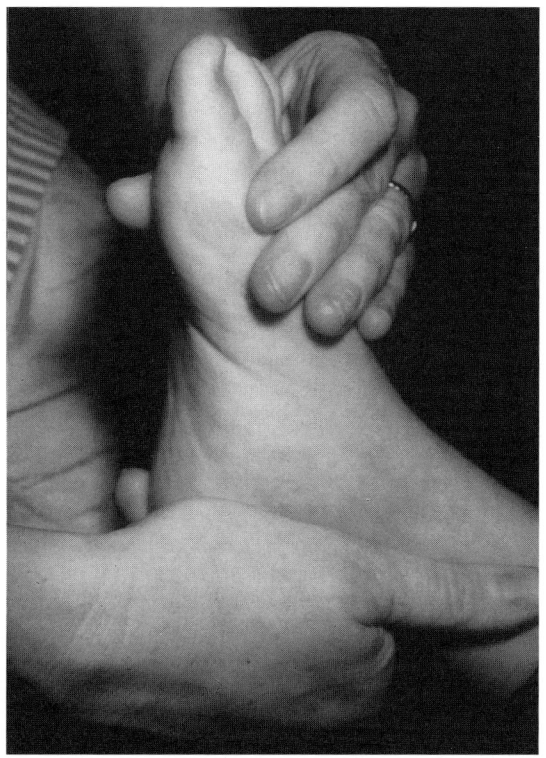

Abb. 15.12 Passives Bewegen in die Vorfußpronation mit fixiertem Kalkaneus

> **VORSICHT**
> Der Kalkaneus darf nicht in Valgusposition abweichen. Die Pronation soll in der Achse ohne Abduktion des Vorfußes erfolgen.

Beim **Hohlfuß** sollte die Pronation unter dem Aspekt der Verlängerung des Fußes und der plantaren Strukturen geübt werden. Sofern das Großzehengrundgelenk in Hyperextension steht, wird in Richtung der eingeschränkten Flexion mobilisiert.

Bei einem Hallux flexus wird das MTP I passiv in Richtung der eingeschränkten Extension bewegt.

15.4.3 Wiederherstellen des muskulären Gleichgewichts

Zuerst werden die verkürzten Muskeln gedehnt. Dies sind in Abhängigkeit der Fehlstellung:
- M. tibialis anterior
- M. flexor hallucis longus
- die kurze plantare Fußmuskulatur
- die langen Zehenextensoren.

Anschließend erfolgt das Aktivieren der hypotonen Muskulatur, vor allem:
- M. peroneus longus
- M. triceps surae
- Mm. lumbricales und interossei plantares.

Dehnen der verkürzten Muskulatur

Mit dem gleichen Griff wie beim passiven Bewegen beschrieben und unter den gleichen Gesichtspunkten werden der **M. tibialis anterior** und der **M. flexor hallucis longus** gedehnt.

Die erzielte Dehnung des M. tibialis anterior kann durch individuell angefertigte Gipsschienen für weitere 20 min. gehalten werden (s. Hilfsmittel S. 88 und S. 294).

Zum Dehnen der kurzen plantaren Fußmuskulatur eignet sich als Ausgangsstellung die Bauchlage. Das Knie ist 90° flektiert, das Sprunggelenk in Neutral-0-Stellung eingestellt.

Mittels weicher Funktions- oder Quermassage werden die plantaren Strukturen detonisiert und vorsichtig gedehnt *(Abb. 15.13)*. Als Eigendehnung bietet sich das langsame Rollen eines Igelballes, mit leichtem Druck des Fußes, an. Hierzu sollte die Großzehe hochgezogen werden.

Die langen Zehenextensoren werden bei Krallenzehen passiv mit gut unterstütztem Quergewölbe gedehnt. Sind die Zehengrundgelenke sehr schmerzhaft, lassen sich die zweigelenkigen Zehenmuskeln über die Plantarflexion im Sprunggelenk dehnen. Die Dehnung ist nur dann effektiv, wenn anschließend über das Anspannen der Antagonisten das erreichte Bewegungsausmaß isometrisch gehalten werden kann.

Aktivieren der hypotonen Muskulatur

Im Anschluss an die Dehnung des M. tibialis anterior und M. hallucis longus soll das Kind den Fuß in der passiv maximal möglichen Plantarflexion bei gestrecktem Großzeh isometrisch halten.

15.4 Therapeutisches Vorgehen

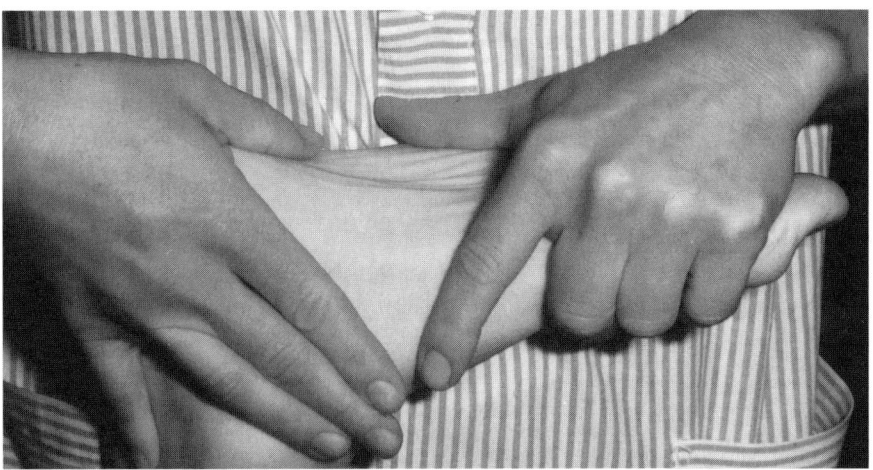

Abb. 15.13 Dehnen der kurzen plantaren Fußmuskulatur bei einem Hohlfuß in Bauchlage

Meist haben die Kinder das Gefühl für das richtige Anspannen des M. triceps surae gemeinsam mit dem M. peroneus longus und dem M. extensor hallucis longus verloren. Das isometrische Anspannen dieser Muskeln kann bereits in der akut entzündlichen Phase in Entlastung geübt werden. Sofern beide Füße betroffen sind, sollte zu Beginn jeder Fuß einzeln aktiviert werden. Gezielte taktile Reize helfen dem Kind die richtigen Muskeln anzuspannen.

- Durch leichten Führungskontakt am Großzehenballen soll der Fuß in Pronation und leichter Plantarflexion gehalten werden *(Abb. 15.14a)*.
- Für die Pronation kann auf der dorsalen Seite der kleinen Zehe ein taktiler Reiz gesetzt werden *(Abb. 15.14b)*.
- Leichtes Streichen auf der dorsalen Seite der Großzehe von distal nach proximal erleichtert die Dorsalextension der Großzehe.

Bei **kleinen Kindern** erleichtern **spielerische Aufgaben** das Anspannen:

- Ein länglicher Gegenstand (z. B. Bleistift, Lineal) wird quer über den dorsalen Vorfuß in Höhe der Zehengrundgelenke gelegt. Er soll möglichst waagrecht gehalten werden und darf nicht herunterfallen *(Abb. 15.15)*.
- Ein kleines Auto fährt das Bein herunter bis zur Großzehe als Straßensperre.

15 Der Fuß

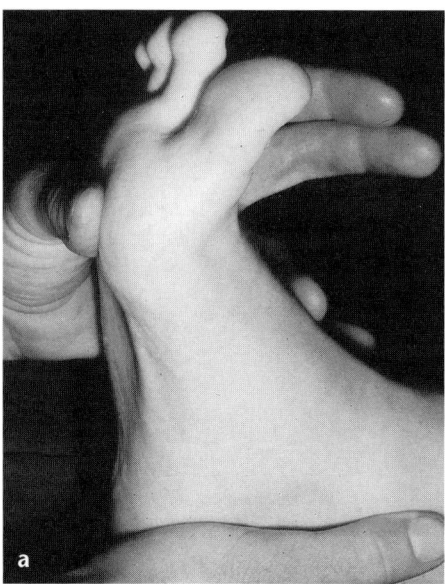
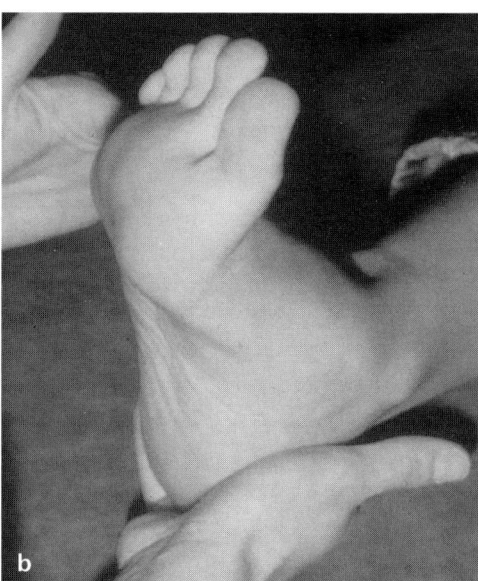

Abb. 15.14 Isometrisches Anspannen des M. peroneus longus und M. extensor hallucis mit fixiertem Kalkaneus:
a) mit leichtem Führungskontakt am Großzehenballen
b) mit taktilem Reiz auf der dorsalen Seite des Fußaußenrandes

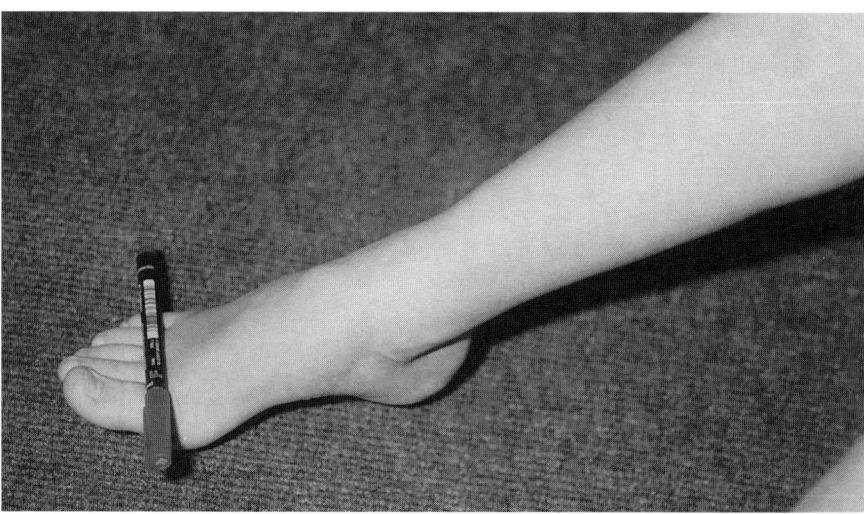

Abb. 15.15 Spielerisches Aktivieren des M. triceps surae und bei waagrecht gehaltenem Stift des M. peroneus longus

15.4 Therapeutisches Vorgehen

> **VORSICHT**
> Die Ferse muss möglichst in Mittelstellung bleiben. Sie kann manuell korrigiert werden oder dadurch, dass beide Fußinnenränder miteinander Kontakt haben.

Sobald das Kind seine maximal mögliche Plantarflexion/Vorfußpronation/Großzehenextension isometrisch halten kann, wird zunächst aktiv unterstützt, später auch aktiv geübt, den Fuß aus der Fehlhaltung in die eingeschränkte Richtung zu bewegen. Hierbei soll das gesamte wiedergewonnene Bewegungsausmaß durchlaufen werden. Die folgenden **spielerischen Übungen** eignen sich:

In entlasteter Ausgangsstellung

Bälle baggern
Im Sitzen mit aufliegendem Oberschenkel werden auf die gestreckten Beine leichte Bälle gelegt, die Füße sind zunächst in Dorsalextension. Nun soll das Kind die Knie beugen und die Füße lang machen, so dass die Bälle in einen daruntergehaltenen Eimer rollen.

Luftballon kicken
Im Sitzen mit aufliegendem Oberschenkel soll das Kind ihm zugeworfene Luftballons mit dem Fußrücken wegkicken.

In teilbelasteter Ausgangsstellung
Das Kind soll lernen, seine Fehlstellung unter Teilbelastung aktiv zu korrigieren. Im Sitzen mit aufgestelltem Fuß hilft der Therapeut dem Kind, über taktile Reize die Ferse in Mittelstellung aufzurichten. Gleichzeitig setzt das Kind den Vorfuß auf den Belastungspunkten MTP IV und V sowie dem Großzehenballen auf *(Abb. 15.16)*.
– Beim Knicksenkfuß soll sich das Längsgewölbe aufrichten, d. h. der Abstand zwischen Ferse und Großzehenballen soll sich etwas verkürzen
– Beim Hohlfuß ist auf das Erarbeiten der Fußlänge Wert zu legen, um das überhöhte Längsgewölbe etwas abzuflachen. Die Zehen sind dabei locker gestreckt. **Spielerisch** kann die korrekte Teilbelastung folgendermaßen geübt werden:

Üben im »geschlossenen System«
Hierzu stellt das Kind seinen Fuß auf einen Igelball o. Ä. Nun rollt der Fuß den Ball soweit wie möglich vor und zurück. Das Sprunggelenk

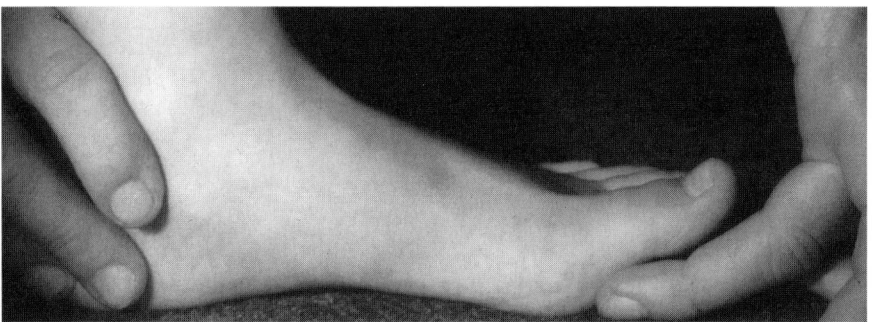

Abb. 15.16 Korrektur der Fehlstellung unter Teilbelastung

wird schonend mobilisiert, das koordinierte Muskelzusammenspiel gefördert.

Obstbaum
Zum Schulen des Bewusstseins für die Belastung des Großzehenballens wird dieser mit Fingerfarbe angemalt. Das Kind stempelt damit Äpfel oder Kirschen auf einen vorgemalten Baum *(Abb. 15.17)*.

> **VORSICHT**
> Die Ferse muss dabei in Mittelstellung bleiben, das Knie darf nicht nach medial ausweichen.

Pfennig sammeln
Man legt dem Kind unter den Großzehenballen einen Pfennig. Bei richtiger Ballenbelastung bleibt der Pfennig unter dem Großzeh kleben und kann angehoben werden.

Theraband halten
Die beiden fingerbreit doppelt eingerollten Enden des Therabandes werden unter den Großzehenballen des Kindes gelegt. Der Therapeut versucht nun das Band unter dem MTP I hervorzuziehen. Das Kind hält jedoch das Band mit dem Großzehenballen fest.

> **VORSICHT**
> Fuß- und Beinachsen müssen dabei aufgerichtet bleiben.

Hat sich das Muskelgleichgewicht des Fußes wieder eingestellt, muss das physiologische Gehen gebahnt werden.

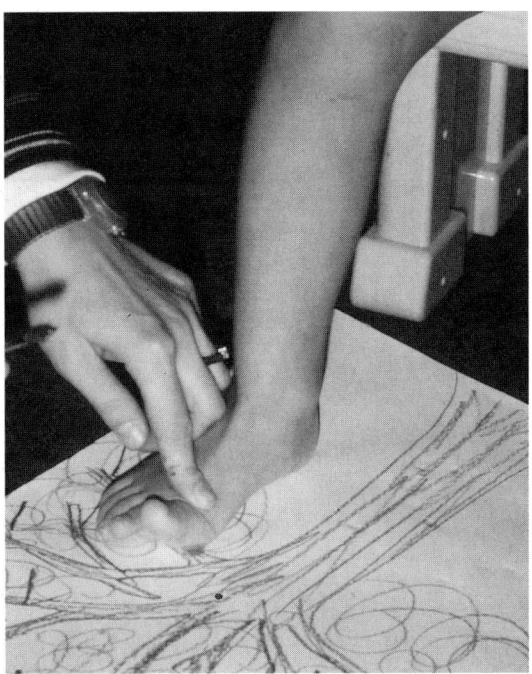

Abb. 15.17 *Spielerisches Aktivieren des M. peroneus longus unter Teilbelastung: Stempeln von Äpfeln mit dem Großzehenballen auf den »Obstbaum«*

15.4.4 Bahnen physiologischer Bewegungsabläufe

Die Kinder sollen lernen, im Stand und beim Gehen die Fehlstellung aktiv zu korrigieren und die wiedergewonnene Beweglichkeit des Fußes in Alltagsbewegungen umzusetzen.

Bein- und Fußachsentraining im Stand

Mit taktiler Hilfe übt das Kind, seine Bein- und Fußachsen im Stand physiologisch aufzurichten. Die Füße stehen hüftbreit auseinander und zeigen nach vorne in Gangrichtung, die Knie zeigen nach vorne, die Hüftgelenke stehen in Extension und leichter Außenrotation, das Becken ist physiologisch aufgerichtet. Die Ferse richtet sich in Verlängerung der Wade aus. MTP IV und V sowie der Großzehenballen sind belastet.

Zum selbständigen Üben kann ein Theraband als taktile Hilfe um die Oberschenkel gebunden und eines, wie zuvor bei »Theraband halten« beschrieben, unter die Großzehenballen gelegt werden. Das Kind strafft nun das obere Theraband durch leichte Hüftabduktion/-außenrotation und stabilisiert somit die Beinachsen. Gleichzeitig zieht es mit seinen

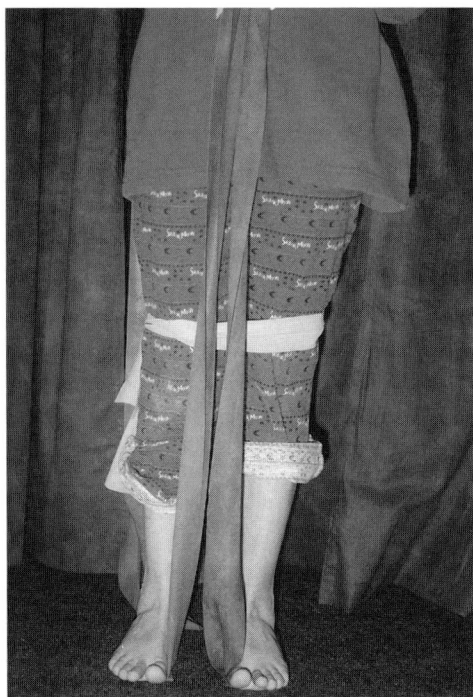

Abb. 15.18 Bein- und Fußachsentraining im Stand: selbständiges Üben mit dem Theraband

Händen am »Fußband«, das es mit den Großzehenballen festhalten muss *(Abb. 15.18)*. Rutscht ein Bandende heraus, war die Vorfußpronation nicht ausreichend. Mit dieser Übung werden Längs- und Quergewölbe bei aufgerichtetem Kalkaneus in Funktion des Fußes muskulär aufgebaut.

Gelingt die aktive Korrektur auf festem Boden, kann erschwerend auf labilem Untergrund, wie z.B. einer Gymnastikmatte oder einem Ballkissen gearbeitet werden *(Abb. 15.19)*.

Erst wenn die Fußgelenke vollkommen reizfrei sind, darf das Kind den Zehenstand und später den Zehengang üben.

Gangschulung

Das Anbahnen des physiologischen Gehens erfordert v.a. beim Kleinkind häufiges Üben (s. Kap. Knie S. 262). Das Aufsetzen, Belasten und Abrollen des Fußes wird vom Therapeuten manuell unterstützt und korrigiert *(Abb. 15.20)*.

– In der Aufsetzphase führt die eine Hand die Ferse und stabilisiert dabei den Rückfuß in Mittelstellung.

15.4 Therapeutisches Vorgehen

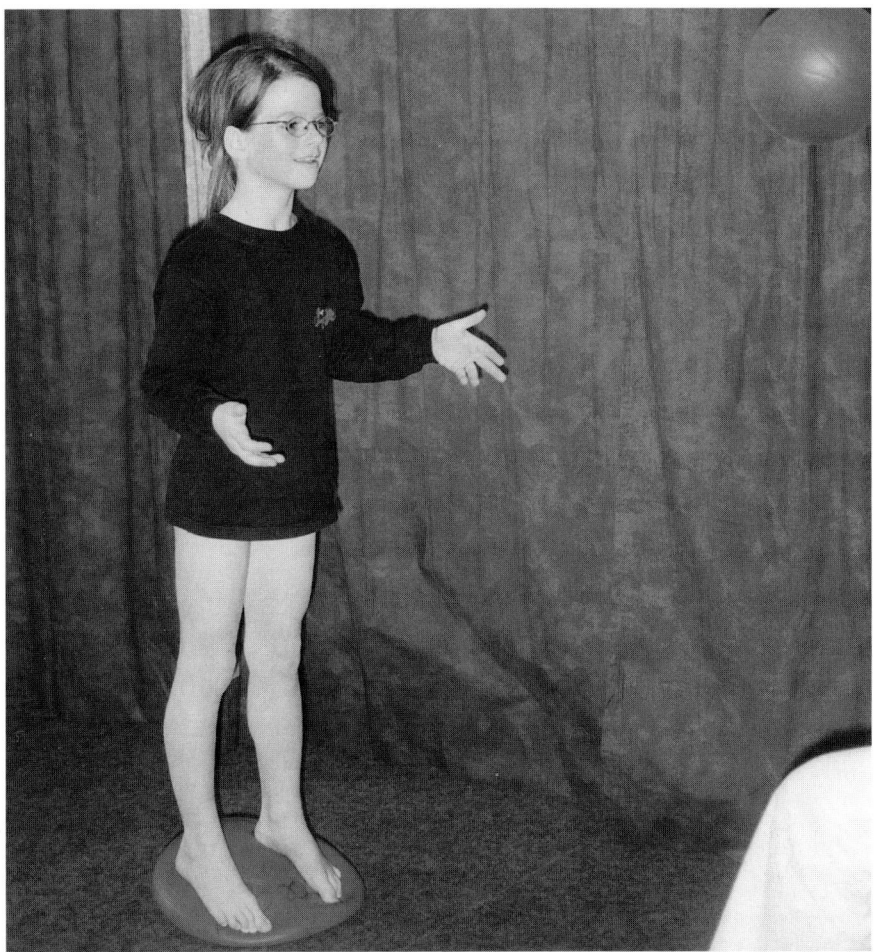

Abb. 15.19 Aktive Korrektur der Fußfehlstellung auf dem Ballkissen als labilem Untergrund

- In der Belastungsphase soll das Körpergewicht auf die drei Belastungspunkte Ferse, Kleinzehenballen und Großzehenballen übertragen werden. Eine Hand führt die Ferse, die andere Hand korrigiert die Belastung des Großzehenballens. Gleichzeitig steuert sie die Verkürzung der medialen Seite beim Knicksenkfuß, sowie die Verlängerung beim Hohlfuß.
- In der Abstoßphase korrigiert eine Hand des Therapeuten die Ferse, die andere die Extension der Großzehe im Grundgelenk (4).

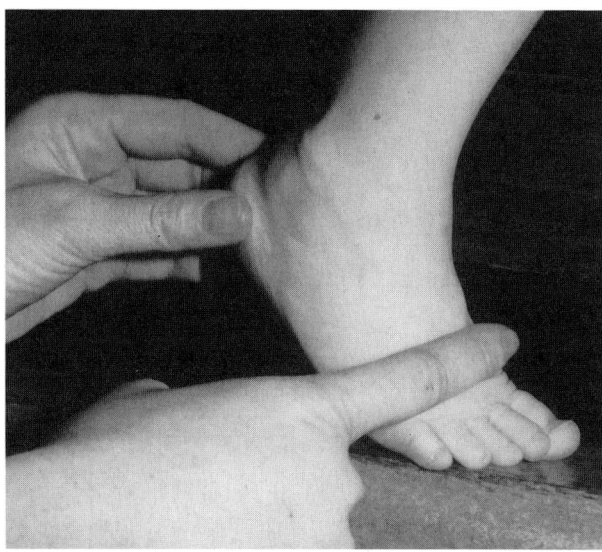

Abb. 15.20 Gangschulung; manuelle Korrektur in der Abstoßphase

15.4.5 Hilfsmittel

Entlastende Hilfsmittel (s. S. 89 ff)

Individuelle Einlagen- und Schuhversorgung
Wichtiger Bestandteil einer effektiven Behandlung betroffener Fuß- und Zehengelenke ist die individuelle Einlagen- und Schuhversorgung. Diese sollte Beschwerden mildern und Mobilität gewährleisten (9).

Je nach Entzündungsaktivität und Korrigierbarkeit der Fehlstellung unter Belastung werden individuelle Einlagen hergestellt.

Bettende Einlage: Schmerzhafte, nicht korrigierbare Füße werden mit einer weichen, bettenden Einlage versorgt. Hierzu wird die Fehlstellung zunächst unterfüttert, so dass die schmerzhaften Strukturen nicht mehr muskulär stabilisiert werden müssen und somit die Muskulatur entspannen kann *(Abb. 15.21)*.

Korrigierende Einlage: Lässt sich die Fehlstellung unter Belastung schmerzfrei korrigieren, wird eine korrigierende Einlage angefertigt (7).

Hergestellt werden die Einlagen nach Tintenabdruck, evtl. in Verbindung mit einem Gips- oder Schaumabdruck. Für den Schaum ist ein Körpergewicht von mindestens 20 kg notwendig.

Gemeinsam mit Eltern und Kind müssen für die Einlagen geeignete Schuhe gesucht und ggf. Veränderungen vorgenommen werden. Der

15.4 Therapeutisches Vorgehen

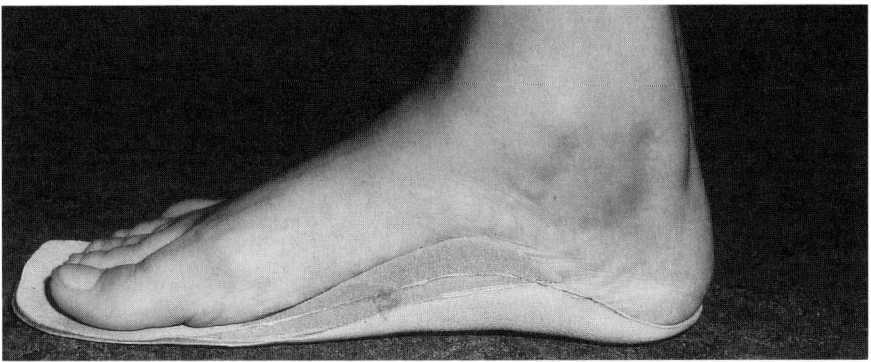

Abb. 15.21 Weiche, bettende Einlage

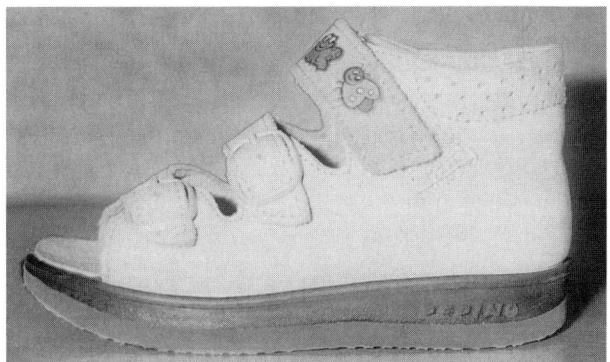

Abb. 15.22 Sandale mit Abrollsohle

Kinderfuß benötigt 0,8 cm Zehenspielraum im Schuh, um ein freies Abrollen zu gewährleisten.

MERKE
Der rheumatische Kinderfuß muss immer mit einer weichen, dämpfenden Einlage versorgt werden.

Abänderung von Konfektionsschuhen: Konfektionsschuhe können individuell orthopädieschuhtechnisch verändert werden:
- In *Sandalen* lassen sich Einlagen einbauen
- *Abrollsohlen* erleichtern bei deutlich eingeschränkten Fuß- und Zehengelenken den Abrollvorgang *(Abb. 15.22)*.

Orthopädische Schuhe: Bei schweren Fuß- und Zehendeformitäten erleichtern orthopädische Schuhe das Gehen. Diese müssen leicht sein, die Ferse führen, Fuß und Zehen weich betten und mit Abrollsohlen versehen sein. Orthopädische Maßschuhe sollten möglichst nach den Modevorstellungen der Kinder gefertigt werden, damit sie die Schuhe akzeptieren *(Abb. 15.23)*.

> **MERKE**
> Kinder wachsen und ihre Fehlstellungen verändern sich. Daher müssen Einlagen und Schuhe regelmäßig auf richtige Größe und Passform kontrolliert werden.

Hallux valgus Keil
Sofern ein Hallux valgus unter Belastung zu korrigieren ist, lässt sich mit einem Silikonkeil zwischen Großzeh und zweiter Zehe die Großzehenachse verbessern *(Abb. 15.24a, b)*.

Gipslagerungsschienen für den Fuß
Gipslagerungsschienen unterstützen das Dehnen des verkürzten M. tibialis anterior. Die Schienen werden in der bestmöglichen Plantarflexion angefertigt und weich ausgepolstert, so dass die Fußsohle in der angewickelten Schiene bequem aufliegt.

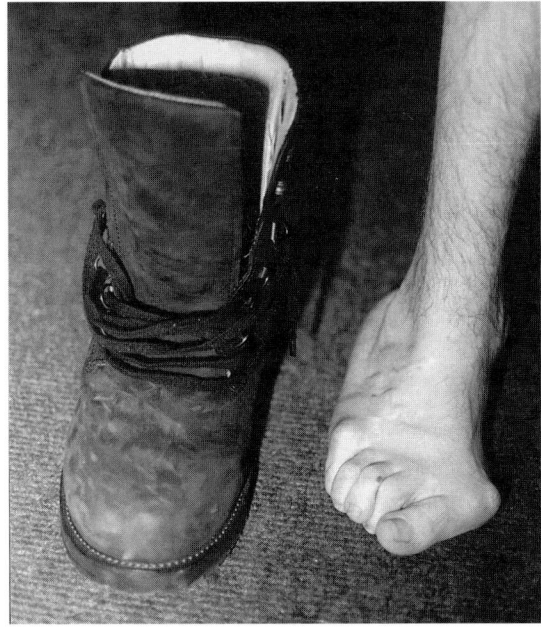

Abb. 15.23 Orthopädischer Schuh nach der modischen Vorstellung des Patienten

15.4 Therapeutisches Vorgehen

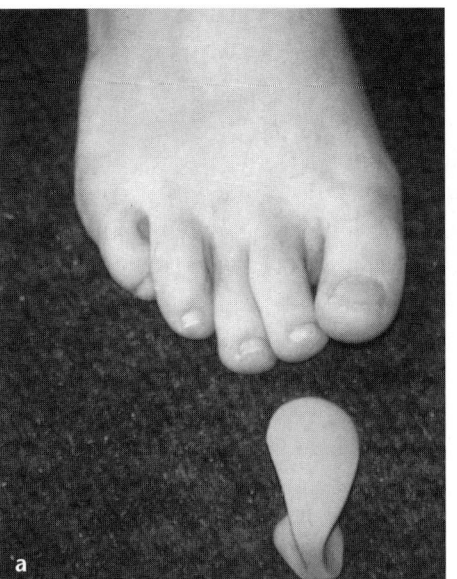
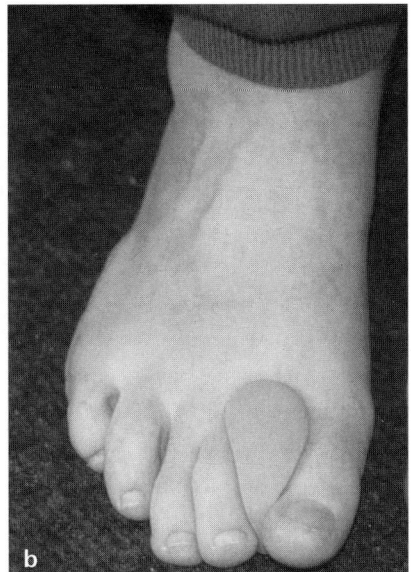

Abb. 15.24 Hallux valgus
a) ohne
b) mit Silikonkeil

Beim Anwickeln ist Folgendes zu beachten: Das Anwickeln beginnt am Fuß im Bereich des oberen Sprunggelenkes am Fußrücken mit Zug von außen nach innen. Die Ferse sollte in Mittelstellung in der Schiene liegen. Der ganze Fuß und Unterschenkel wird eingewickelt, nur die Zehen bleiben frei. Verbessert sich die Plantarflexion, muss die Schiene erneuert werden.

MERKE
Die Gipsschiene darf nicht quengeln und keine Schmerzen verursachen.

KURZ UND BÜNDIG

Die Gelenkentzündungen im Fußbereich können bei JCA zu typischen Fuß- und Zehenfehlstellungen führen. Eine konsequente Teilentlastung der Fußgelenke hilft, das Einschleifen eines unphysiologischen Ganges zu vermeiden und die Funktion des Fußes zu erhalten bzw. zu verbessern.

Je nach Fehlstellung wird das Muskelgleichgewicht wiederhergestellt durch gezieltes Dehnen des hypertonen M. tibialis anterior, der kurzen plantaren Fußmuskeln oder des M. flexor hallucis longus und anschließendes Aktivieren des M. triceps surae und M. peroneus longus.

In der Gangschulung muss an der Qualität der einzelnen Gangphasen solange gefeilt werden, bis sich das physiologische Gehen automatisiert hat.

Jedes Kind mit Arthritis im Bereich des Fußes muss mit individuellen weichen Einlagen versorgt werden.

Literatur

1. Altenbockum C.v., Hibler M., Spamer M., Truckenbrodt H.: Juvenile chronische Arthritis, Hans Marseille Verlag München, 1993
2. Donhauser-Gruber U., Mathies H., Gruber A.: Rheumatologie, Lehrbuch für Physiotherapeuten, Pflaum Verlag München, 1996
3. Gesellschaft medizinischer Assistenzberufe für Rheumatologie e.V., Hilbert H.D. (Hrsg): Leitlinien für Physiotherapie (Krankengymnastik, Physikalische Therapie) und Ergotherapie in der Rheumatologie, PVV-Verlag Ratingen, 1998
4. Häfner R., Spamer M.: Juvenile chronische Arthritis: Interdisziplinäre Zusammenarbeit verhindert Fußfehlstellungen und Deformitäten, Zeitschrift Orthopädieschuhtechnik 11/1996
5. Larsen, Ch.: Prävention von Fußdeformitäten, Krankengymnastik Zeitschrift für Physiotherapeuten, Pflaum Verlag München, 1998
6. Rauber A./Kopsch F.: Anatomie des Menschen, Bewegungsapparat Band I, Georg Thieme Verlag Stuttgart, 1987
7. Spamer M., Häfner R.: Physiotherapie bei Kindern mit chronischer Arthritis, Krankengymnastik, 622–640, Pflaum Verlag München, 1998
8. Vojta V., Peters A.: Das Vojta-Prinzip, Springer Verlag Berlin, Heidelberg, 1992
9. Wellinger D.: Beschwerden lindern, Mobilität gewährleisten – JCA und ihre orthopädieschuhtechnische Versorgung, Zeitschrift Orthopädieschuhtechnik 11/1996

16

Grundlagen der Ergotherapie

Kreativität als Brücke zur Behandlung

KARINA FISCHER

Die Ergotherapie bei Kindern und Jugendlichen mit chronischer Arthritis unterstützt maßgeblich den komplexen Aufgabenbereich, körperliche, seelische und soziale Folgeerscheinungen rheumatischer Erkrankungen zu beseitigen oder zu mindern.

Durch eine größtmögliche Selbstständigkeit und Unabhängigkeit sollen die Patienten in ihrem individuellen Schul-, Berufs-, Freizeit- und Alltagsleben gefördert werden. Als ergänzende Therapie, aufbauend auf der krankengymnastischen Behandlung, setzt die Ergotherapie die erreichten funktionellen Verbesserungen in die Aktivitäten des täglichen Lebens um. Sie unterstützt somit die soziale, schulische und berufliche Rehabilitation. Verlorengegangene Funktionen des Patienten sollen durch Gelenkmobilisation, Muskelkräftigung und Schulung der Bewegungskoordination wiedererlangt werden, immer unter Berücksichtigung des Gelenkschutzes! Besondere Schwerpunkte liegen hierbei:
- auf der Berücksichtigung ganzheitlicher Entwicklungskriterien,
- der integrativen Förderung verschiedener Bereiche (körperlich, geistig, emotional, sozial)

– sowie der Beachtung der gesamten Persönlichkeit des Patienten, nicht nur der gestörten Funktion.

Der Patient wird in der Ergotherapie entsprechend seinem Können und Leistungsvermögen behandelt. Die Ergotherapie nutzt die in jedem Menschen vorhandene Neigung zum »Schöpferischen«. Die Kinder und Jugendlichen äußern selbst ihre Interessen und Neigungen, welche die Ergotherapie dann zur funktionellen Zielsetzung nutzt. Dabei kommen unterschiedliche Materialien (Fingermalfarben, Peddigrohr, Ton, Papier) zum Einsatz.

Spezielle ergotherapeutische Techniken werden vor allem im Bereich der oberen Extremität eingesetzt. Die Gelenke der unteren Extremität werden vorwiegend in der Krankengymnastik behandelt.

16.1 INDIKATIONEN

Die Indikation zu ergotherapeutischen Maßnahmen ist bei allen Patienten mit Funktionseinschränkungen gegeben. Bei der juvenilen chronischen Arthritis sind dies im Besonderen:
– Eingeschränkte Beweglichkeit im Hand- und Fingerbereich
– Achsenfehlstellungen, insbes. an der oberen Extremität
– Mangelnder Einsatz der betroffenen Hand (Wachstumsrückstand)
– Sehnenscheidenentzündung, insbes. der Fingerflexoren
– Behinderung bei alltäglichen Anforderungen.

16.2 BEFUND

Eine effektive ergotherapeutische Behandlung erfordert einen individuellen Behandlungsplan. Voraussetzung dafür ist eine genaue Befundaufnahme. Sie dient außerdem zur Dokumentation und Verlaufskontrolle. Im Befund werden die Qualität und das Ausmaß einzelner Bewegungen geprüft:
– Passive und aktive Dorsalextension der Handgelenke
– Spreizen der Finger
– Extension und Flexion der einzelnen Fingergelenke
– Funktionen des Daumens
– Faustschluss
– Stabilität der einzelnen Fingergelenke

- Tenosynovitis
- Deviationen in Ruhestellung
- Beweglichkeit des Ellenbogens
- Beweglichkeit der Schulter
- Bewegungsanalyse bei Alltagsbewegungen, hier wird vor allem geachtet auf:
    - Ausweichbewegungen
    - Achsenabweichungen
    - Fehlbelastungen
    - Gelenkbelastenden Hand- und Fingereinsatz.

Anhand des Befundes werden die Therapieschwerpunkte festgelegt.

16.3 THERAPEUTISCHES VORGEHEN

Die Ergotherapie rheumakranker Kinder gliedert sich in vier verschiedene Bereiche:

16.3.1 Funktionelles Training
16.3.2 Anfertigung von Schienen
16.3.3 Eintrainieren des Umganges mit den Schienen
16.3.4 Gelenkschutz und Hilfsmittelversorgung

Je nach Befund und Tagesform des Kindes stehen einzelne Bereiche im Vordergrund der Therapie. Mit manchen Kindern wird nur in einzelnen Bereichen gearbeitet, während die Therapie bei anderen die gesamte Palette umfasst.

16.3.1 Funktionelles Training

Es steht bei der ergotherapeutischen Behandlung im Vordergrund.

Aufgabenbereiche des Funktionellen Trainings:
- Gelenkmobilisation und Dehnen verkürzter Strukturen
- Aktivieren von Muskelgruppen, die der Fehlstellung entgegen wirken
- Bahnen von physiologischen Bewegungsabläufen und des Muskelzusammenspiels
- Sensorische Stimulation.

Der Patient soll die wiedererlangte Beweglichkeit in den Ablauf seiner Alltagsbewegungen einbeziehen. Es wird der achsengerechte und schonende Einsatz von Hand und Fingern trainiert.

Beim Funktionellen Training verlieren die Kinder die passive Patientenrolle und werden zum aktiven Handeln angeregt. Ihr selbstgewähltes kreatives Tun steht im Vordergrund. Die Fähigkeiten der Patienten werden gefördert, und die gesunden und kreativen Anteile werden zum Ausdruck gebracht. Die fertigen Produkte fördern das Selbstwertgefühl der Kinder und steigern ihr psychisches Wohlbefinden. Während die Kinder handwerklich arbeiten, werden ihre Fehlstellungen immer wieder korrigiert. Somit wird ein Auftrainieren der Muskulatur im pathologischen Muster verhindert und gleichzeitig das physiologische Bewegungsmuster neu angebahnt.

Besonders zu erwähnen ist die Therapie zur sensomotorischen Stimulation der Handinnenflächen. Sie erfolgt durch Arbeiten mit Ton, Fingerfarben, Knete, Rasierschaum und Spielen mit unterschiedlichen Materialien, wie Kirschkernsäcke, Linsenbad u.a. Mit der sensomotorischen Stimulation wird erreicht, dass das Kind die erkrankte Hand wieder verstärkt einsetzt. Wachstums- und Entwicklungsstörungen der Hand, verursacht durch Mindergebrauch, können somit verbessert werden.

Gelenkbefund und Neigungen des Kindes bestimmen die handwerklichen Techniken und Materialien für das Funktionelle Training.

Arbeiten mit Ton und ähnlichen Materialien

Ton (Fimo, Knetmasse, Salzteig, Pappmachée) eignet sich durch seine variable Konsistenz und die unterschiedlichen Arbeitsschritte sehr gut zur Verwirklichung der Therapieziele. Knetarbeiten werden von vielen Kindern und Jugendlichen gerne angenommen, vor allem kleine Kinder sind davon fasziniert. Neben dem freien Arbeiten ohne Endprodukt lassen sich Gegenstände herstellen wie Tierfiguren, Tassen, Vasen, Türschilder, usw. Hier wird die Wulsttechnik, Aushöhl- oder Daumentechnik eingesetzt. Als Werkzeuge dienen Holzrolle, Messer und Modellierhölzer, welche mit Griffverdickungen (z. B. Moosgummi) versehen sind. Beim Kneten kann der Patient stehen oder sitzen (höhenverstellbarer Tisch). Während des Arbeitens mit Ton werden keine Handschienen getragen, daher ist es besonders wichtig, dass die Hand-Finger-Achsen ständig durch den Therapeuten korrigiert werden. Allein das Material Ton bietet unterschiedliche sensomotorische Reize: kalt, warm, feucht, trocken, rissig, matschig. Je nach Entzündungsaktivität und Temperaturempfinden, wird der Ton mit kaltem oder warmem Wasser erweicht und in weicher oder fester Konsistenz verarbeitet.

16.3 Therapeutisches Vorgehen

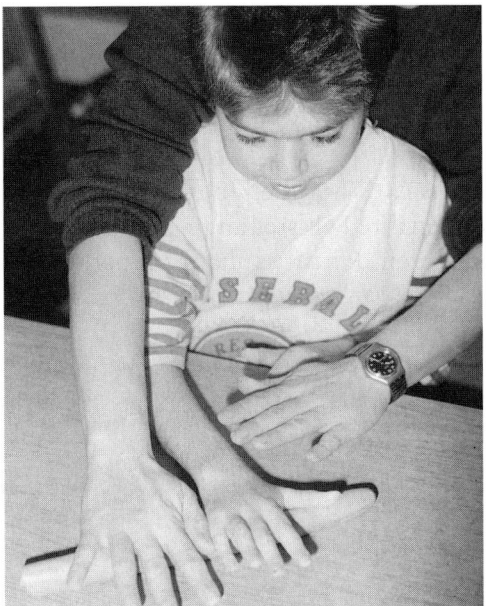

Abb. 16.1 Achsengerechtes Arbeiten mit Ton

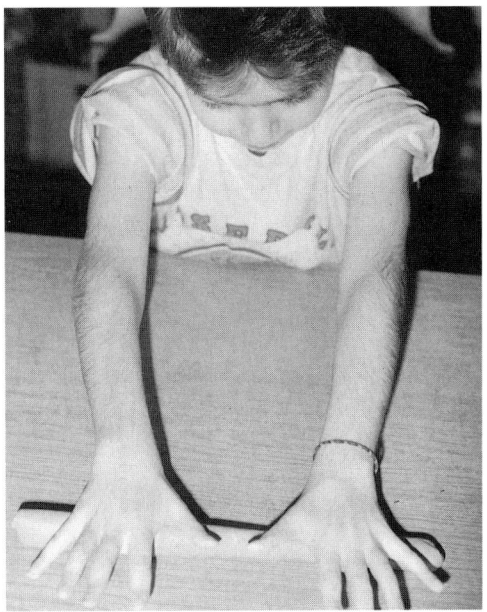

Abb. 16.2 Extendierte Ellenbogen- und Fingergelenke beim Ausrollen des Tons

Die einzelnen Arbeitsschritte wirken sich durch ihre spezifischen Bewegungsabläufe unterschiedlich auf die Gelenke aus. Je nach Befund wird daher auf bestimmte Abläufe besonderes Gewicht gelegt. Im Bedarfsfall können einzelne Arbeitsschritte verändert werden. So kann bei betroffenem Handgelenk zur Korrektur der Handachse der Ton diagonal ausgerollt werden *(Abb. 16.1)*.

Die **Bewegungsabläufe** in den einzelnen Gelenken:

Schulter
Abduktion-Adduktion, Flexion-Extension, Innen- und Außenrotation:
Diese Bewegungsabläufe können bei allen Arbeitsschritten (Ausrollen, Kugelformen, Verstreichen, Aufsetzen, usw.) vollzogen werden. Die Flexion der Schulter wird insbesondere beim Tonschlagen eingesetzt.

> **VORSICHT**
> Das Schulterblatt steht dabei hinten, unten, außen. Häufig weichen die Kinder mit einer Protraktion und Elevation des Schultergürtels aus.

Ellenbogen

Extension-Flexion: Diese Bewegungen können beim Tonschlagen, Auswalzen, Wülste Ausrollen, Verstreichen usw., ausgeführt werden *(Abb. 16.2).*
Pro- und Supination: Bei der Aushöhltechnik beispielsweise wird das Gefäß mit einer Hand in der Supinationsstellung gehalten, die andere höhlt mit der Schlinge in Pronationsstellung aus.

> **VORSICHT**
> Bei Extension-Flexion bewegen sich Schulter und Ellenbogen gleichzeitig. Ausweichen gelingt den Kindern über Bewegen des Schultergürtels oder des gesamten Oberkörpers.
> Bei Pro- und Supination den Ellenbogen aufstellen, sonst kann die Bewegung über die Abduktion-Adduktion der Schulter kompensiert werden.

Handgelenk

Achsengerechtes Arbeiten (Vermeiden der Ulnardeviation im Handgelenk und der Radialdeviation der Finger):
Dies wird z. B. durch einhändiges, diagonales Ausrollen der Wülste, bzw. mit der Holzrolle *(Abb. 16.1)* erreicht. Das seitliche Auflegen des Unterarmes und der Handkante auf den Tisch, beim Verstreichen oder Glätten des Tons (sowie zum Halten des »Kunstwerkes«), gewährleisten eine gerade Hand-Fingerachse.
Dorsalextension: Diese Bewegung wird beim Matschen sowie beim Plattdrücken des Tons (beim gezielten Ausrollen, auch mit der Holzrolle) durchgeführt *(Abb. 16.3).*

> **VORSICHT**
> Die Dorsalextension muss wirklich im Handgelenk stattfinden. Häufig täuscht ein Überstrecken der Fingergrundgelenke eine Handextension vor.

Stimulation der Handinnenfläche: Jeder großflächige Kontakt der Hand mit Ton stimuliert die Handinnenfläche. Dies geschieht beim Tonschlagen, beim Auswalzen oder Ausrollen, beim Verstreichen großer Flächen, sowie beim Plattdrücken des Tons.

> **VORSICHT**
> Es soll die ganze Handfläche eingesetzt werden, nicht nur die Fingerflächen bei extendierten MCP-Gelenken

16.3 Therapeutisches Vorgehen

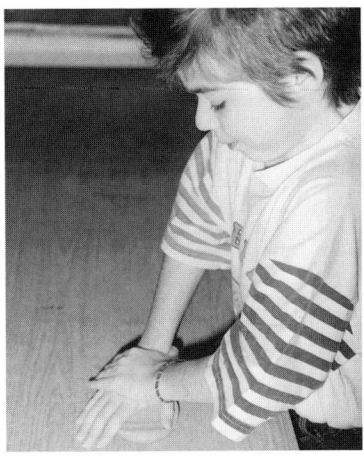

Abb. 16.3 *Aktive Dorsalextension beim Plattdrücken des Tons*

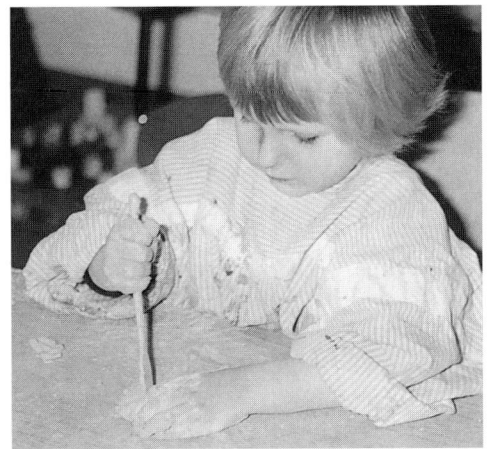

Abb. 16.4 *Halten des Werkzeuges mit Faustschluss*

Fingergelenke

Extension, Spreizen der Finger: Diese Bewegungen können wieder durch das Ausrollen, z. B. einer Tonplatte, mit einer Holzrolle, beim Rollen von Wülsten oder Kugeln, oder beim Aufsetzen oder Verstreichen des Tons ausgeübt werden.

> **VORSICHT**
> Bei der Fingerstreckung bleibt der transversale Handbogen erhalten. Unkontrolliertes Strecken oder Überstrecken der Finger fördert eine Instabilität der entsprechenden Gelenke.

Daumenabduktion und Extension-Flexion: Je nach Arbeitsanweisung wird beim Verstreichen der Wülste der Daumen abduziert, flektiert oder extendiert. Auch beim Auswalzen des Tons mit der Holzrolle und beim Rollen der Wülste, bzw. beim Formen einer Kugel, kann diese Bewegung gezielt geübt werden. Zusätzlich werden die Werkzeuge mit Griffverdickungen adaptiert, wodurch der Daumen beim Greifen im Grundgelenk gestreckt wird.

Faustschluss: Beim Tonschlagen wird der Klumpen in beide Hände genommen und im Faustschluss gehalten. Die Größe des Klumpens bestimmt das Ausmaß des Faustschlusses. Auch die Werkzeuge können im Faustschluss gehalten werden *(Abb. 16.4)*.

> **ACHTUNG**
> Beim Arbeiten mit Ton sind zu vermeiden
> - Erschütterungen der Gelenke
> - Mobilisierung des betroffenen Handgelenks bei Bandinstabilität
> - Unkontrolliertes / selbstständiges Arbeiten, ohne Korrektur durch den Therapeuten – Instabilität oder Fehlstellungen könnten sich verstärken!

Flechten mit Peddigrohr

Das Flechten interessiert vor allem Kinder ab 10 Jahre. Als Werkzeuge dienen ein Seitenschneider und die Ahle, deren Griff mit einer Verdickung versehen ist. Beim Arbeiten mit Peddigrohr tragen die Patienten ihre Handschienen. Es kann in sitzender oder stehender Position gearbeitet werden. Durch die unterschiedliche Stärke des Peddigrohrs ist es möglich, den Kraftaufwand für den Patienten zu variieren.

Folgende **Bewegungsabläufe** finden in den einzelnen Gelenken statt:

Schulter

Abduktion-Adduktion, Extension-Flexion: Diese Bewegungen können je nach Arbeitsanweisung während des Flechtens und beim »Ziehen« des Flechtfadens ausgeübt werden.

Ellenbogen

Extension-Flexion: Auch hier kann gezielt während des Flechtens in Extension oder/und Flexion gearbeitet werden.

Fingergelenke

Schlüsselgriff und *Faustgriff* der Aktivhand: Diese Bewegungen werden zum Führen des Flechtfadens benötigt.
Kleine Faust der Passivhand: Beim Andrücken des Flechtfadens, bzw. zum Halten des Werkstückes ist die kleine Faust notwendig.
Extension und Spreizen der Finger, Daumenabduktion und -extension: Beim Flechten des Korbbodens beispielsweise wird dieser mit gespreizten und aufgelegten Fingern auf die Arbeitsfläche gedrückt. Auch die Aktivhand kann das Andrücken übernehmen, hierdurch werden Extension und Spreizen der Finger sowie Daumenabduktion und -extension und die kleine Faust geübt. Zusätzlich findet ein Sensibilitätstraining, vor allem der Handinnenfläche, statt. Auch durch die variable Beweglichkeit des Flechtfadens, die Oberflächenbeschaffenheit des Werk-

16.3 Therapeutisches Vorgehen

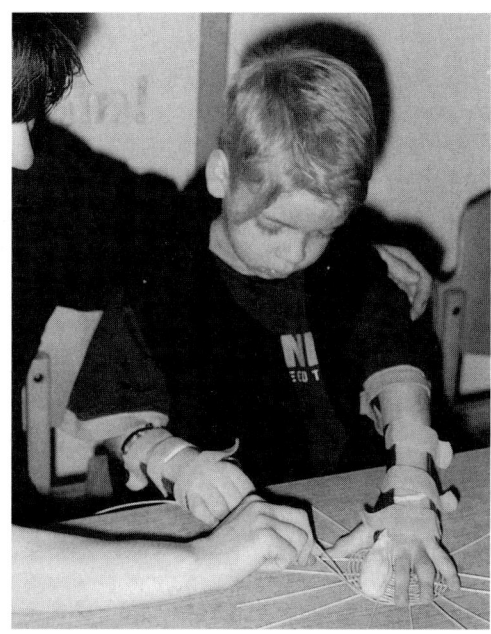

Abb. 16.5 Strecken und spreizen der Finger beim Flechten mit Peddigrohr

stückes und den Umgang mit Wasser wird die Sensomotorik gefördert (Abb. 16.5).

Malen
Da Kinder gerne mit Farben experimentieren, kann man sie durch ein vielfältiges Angebot an Farbmaterial gut motivieren. Das Malen gilt außerdem als Vorübung zum Schreiben. Die Kinder können sich dabei an den Umgang mit den Handschienen gewöhnen. Malen ist im Sitzen und im Stehen möglich, zusätzlich kann die Arbeitsfläche in Höhe und Ebene verstellt werden. Beim Malen ist der Kraftaufwand gering, so dass Schwung- und Lockerungsübungen im grobmotorischen und auch im feinmotorischen Bereich durchgeführt werden können. Das Bewegungsausmaß wird durch die Größe der zu bearbeitenden Fläche bestimmt. Es kann mit Pinsel (Seidenmalen, Wasserfarben usw.), Farbstift (Filzstift, Holzstift, Wachsmalkreide, Stoffmalstifte) oder mit Fingermalfarbe gearbeitet werden.

Die Seidenmalerei gestaltet sich durch die verschiedenen Techniken (Salztechnik, Aquarelltechnik, Auswaschtechnik, Knittertechnik usw.) besonders vielseitig und abwechslungsreich. Zum Malen wird ein dicker Pinsel oder ein Pinsel mit Griffverdickung aus Moosgummi, bzw. einem

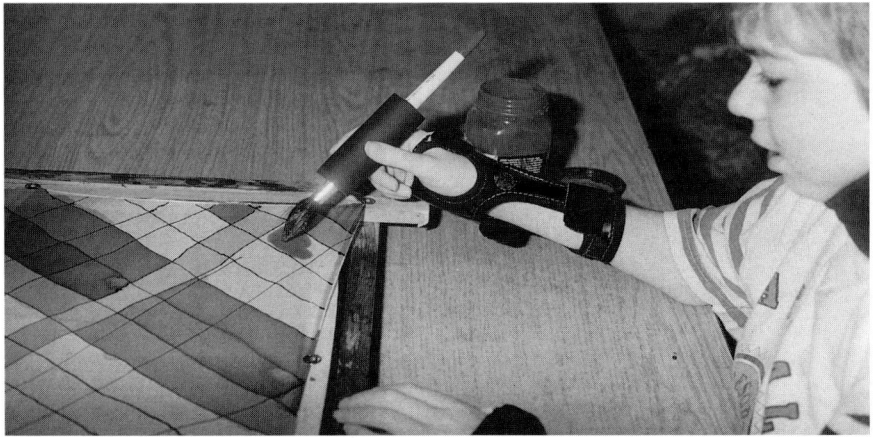

Abb. 16.6 Gelenkentlastendes Malen mit einer Griffverdickung aus Moosgummi

Schreibdreieck, benutzt. Es kann sowohl grobmotorisch auf großer Fläche als auch feinmotorisch, z. B. mit Trennmitteltechnik, gearbeitet werden *(Abb. 16.6)*.

Bewegungsabläufe
- Mobilisation der Schulter und des Ellenbogens, je nach Arbeitsplatzgestaltung.
- Fingergelenke: Hier kann durch das Halten des Pinsels mit Griffverdickung für alle Fingergelenke eine schonende und ökonomische Schreibweise eingeübt werden. Kinder, die den Pinsel sehr verkrampft halten, lernen am Besten mit dem »Dreipunktgriff« ihre Fingergelenke zu entlasten; hierbei wird der Pinsel zwischen Zeige- und Mittelfinger gehalten. Mit dem Faustschluss wird das Farbglas gehalten, die andere Hand öffnet den Deckel, ebenfalls mit dem Faustschluss.

> **VORSICHT**
> Das Tuch sollte vom Therapeuten auf den Rahmen gespannt werden. Das Eindrücken der Nadeln würde die Fingergelenke zu sehr belasten.

Auch beim *Malen bzw. Schreiben mit Stiften* lässt sich grobmotorisch (z. B. großes Bild malen) oder feinmotorisch (z. B. Schreiben auf Linien) arbeiten. Als nächste Stufe schließt sich das *Schreiben mit Füller* an. Es können Griffverdickungen angebracht oder Füller mit verdickter Grifffläche benutzt werden.

16.3 Therapeutisches Vorgehen

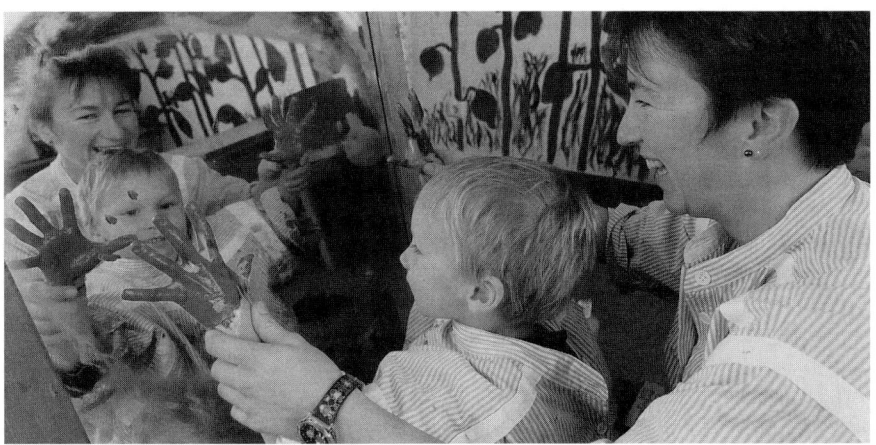

Abb. 16.7 *Förderung der Sensomotorik und achsengerechtes Aktivieren der Handextensoren beim Malen mit Fingerfarben am Spiegel*

Das *Malen mit Fingerfarben* erfolgt ohne Handschienen. Hier muss deshalb verstärkt auf achsengerechtes Arbeiten geachtet werden. Extreme Belastung einzelner Gelenke, z. B. Fingerspitzen aufdrücken, ist zu vermeiden! Das Arbeiten mit Fingerfarben fördert in besonderem Maß die Sensomotorik der Handinnenflächen. Die kühle, nasse Farbe wirkt hier ebenso wie das Verstreichen auf verschiedenen Materialien. Diese Technik kann sowohl auf einem Blatt Papier ausgeübt werden als auch am Fenster oder am Spiegel (hier ist auch Arbeiten mit Rasierschaum möglich). Je nachdem, ob das Kind auf dem waagrechten Papier oder am senkrechten Fenster/Spiegel arbeitet, verändern sich auch die Bewegungsabläufe in den einzelnen Gelenken *(Abb. 16.7)*.

Die **Bewegungsabläufe** im Einzelnen:

Schulter
Abduktion, Adduktion, Innen- und Außenrotation:
Die *Schulterflexion* lässt sich insbesondere am Fenster oder am Spiegel durch Malen über dem Kopf üben.

Ellenbogen
Extension-Flexion: Malen auf großen Flächen trainiert die Extension.
Pro- und Supination: Die pronierte Hand oder einzelne Finger bemalen die supinierte Hand.

Handgelenk
Dorsalextension: Aneinanderlegen der Handflächen, beim Verteilen der Farben auf die Hand, Abdrücken der ganzen Hand auf das Papier (evtl. im Stehen), Malen am Fenster oder am Spiegel – je höher über dem Schultergelenk gemalt wird, desto geringer ist die Dorsalextension.

Fingergelenke
Spreizen und Extension der Finger, mit Daumenabduktion und -extension: Durch Handabdrücke, durch Bemalen des Papiers/Spiegels/Fensters mit der ganzen Hand.

Faustschluss
Durch Ausdrücken der Farbflasche mit beiden Händen im Faustschluss.

16.3.2 Anfertigen von Schienen

Den Kindern ist es oft nicht möglich, die Fehlstellung der Hand aktiv zu korrigieren, bzw. die korrigierte Stellung im Alltag beizubehalten. Die Fehlstellungen werden bei Belastungen, wie Schreiben oder Stützen, zusätzlich verstärkt. Durch individuell angefertigte Handschienen lässt sich die Fehlhaltung bzw. Fehlstellung im Alltag korrigieren.

Vorteile der kurzen Handschienen
- Sie stabilisieren das Handgelenk in physiologischer Stellung.
- Die Schmerzen im Handgelenk nehmen ab.
- Der M. flexor carpi ulnaris, der das Handgelenk in einer pathologischen Stellung fixiert, kann in der Schiene seine Spannung nachlassen.
- Durch die achsengerechte, korrigierte Stellung des Handgelenks können die Finger wieder physiologisch bewegt werden.
- Durch die Stabilisation des Carpus verbessert sich die Kraftübertragung im Hand- Fingerbereich.
- Die Unterstützung des Carpus beugt seiner Subluxation nach volar vor.
- Die instabilen Gelenkstrukturen werden vor Über- und Fehlbelastung geschützt.

Zur Schienenherstellung wird ein farbiges luftdurchlässiges Material benutzt (Orfit, Turbocast). Die selbstständige Wahl der Schienen- und Klettverschlussfarben weckt bei den Kindern Interesse und gibt das Gefühl des Mitgestaltens. Die Akzeptanz der Schiene wird dadurch erheblich erhöht.

16.3 Therapeutisches Vorgehen

Wesentliche Kriterien bei der Herstellung der Schienen sind:
- Länge nach vorne bis proximal der MCP-Gelenke
- Die Schiene erlaubt noch eine Flexion in den Fingergelenken
- Länge nach hinten bedeckt die Hälfte des Unterarmes
- Abduktions-Mittelstellung der Hand
- Soweit möglich, leichte Dorsalextension im Handgelenk (15°–20°)
- Unterstützung des Carpus von volar
- Daumenopposition muss möglich sein *(Abb. 16.8)*.

Bei Kindern müssen die Schienen häufig geändert oder neu hergestellt werden, da sich die Fehlstellung rasch verändern kann und die Hand noch wächst.

Bei entsprechender Indikation werden in der Ergotherapie auch **Lagerungsschienen** hergestellt, welche die Finger mit einbeziehen.

Lagerungsschienen

Jede Fingerfehlstellung verlangt eine besondere korrigierende Lagerung. Da an einer Hand häufig verschiedene Fingerdeformitäten bestehen, müssen die Lagerungsschienen individuell gestaltet werden. Hier einige Anhaltspunkte:

Knopflochdeformität
Ziel: Beugung im MCP, Streckung im PIP
- Länge von ⅔ des Unterarms bis zu den DIP-Gelenken
- Abstützen des Handbogens sowie der Metakarpalköpfchen von volar
- Unterlagerung der PIP-Gelenke soweit, dass sie nicht hohl liegen

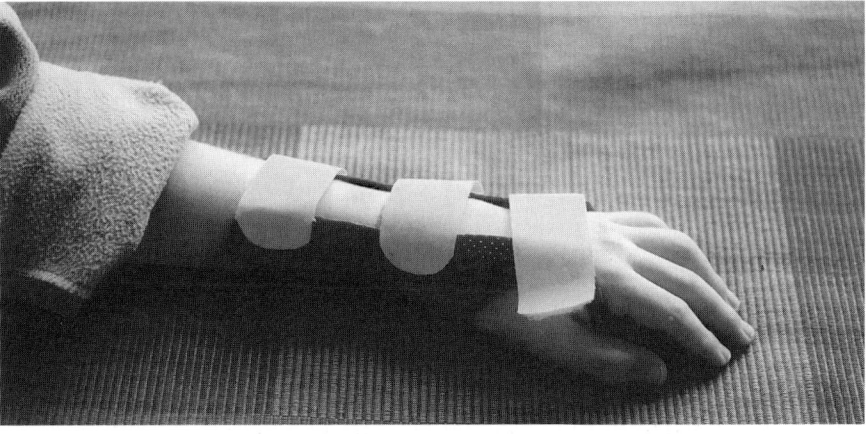

Abb. 16.8 Funktionsschiene aus farbigem, thermoplastischen Kunststoff

- Fixation proximal der PIP-Gelenke
- Bei Befall eines einzelnen Fingers ohne Handgelenk ist eine einzelne Fingerschiene (z. B. 8er- Schlaufe) möglich.

Schwanenhalsdeformität
Ziel: Streckung im MCP, bzw. Beugung im PIP
- Länge von ⅔ des Unterarmes bis zu den PIP-Gelenken, damit aktives Üben der Flexion im PIP-Gelenk möglich ist
- Länge von ⅔ des Unterarmes bis zu dem Ende der Langfinger mit leichter Flexion im PIP-Gelenk als reine Lagerungsschiene
- Fixation proximal der Grundgelenke und distal der PIP-Gelenke.
- Bei Befall eines einzelnen Fingers ohne Handgelenk ist eine einzelne Fingerschiene möglich.

Flexotenosynovitis
Ziel: Extension in allen Fingergelenken
- Länge von ⅔ des Unterarmes bis zum Ende der Langfinger
- maximal mögliche passive Extension in allen Fingergelenken
- Fixation proximal und distal der MCP-Gelenke.

Subluxation des Daumens
Ziel: Extension im MCP, aktive Flexion im IP-Gelenk
- Länge: distal bis zum IP-Gelenk, proximal je nach Befund, mit oder ohne Einschluss des Handgelenks
- maximal mögliche Extension im MCP
- zur Lagerung: Abduktion und Reposition im Sattelgelenk
- zum Arbeiten: funktionelle Abduktion und Opposition im Sattelgelenk *(Abb. 16.9)*.

Alle Schienen müssen in regelmäßigen Abständen kontrolliert und evtl. einem veränderten Befund angepasst werden. Dies betrifft in besonderem Maß die **Flexotenosynovitis.** Hier sind unter Umständen wöchentliche Kontrollen notwendig.

Alle Schienen sollen maximal korrigieren, ohne Schmerzen auszulösen. Korrigiert die Schiene zu wenig, ist sie ineffektiv. Korrigiert sie zu viel, so dass sie dem Kind Schmerzen bereitet, wird sie nicht getragen!

Wie viele Stunden täglich die Schiene angelegt wird, muss individuell entschieden werden.
Folgende Faktoren spielen dabei eine wichtige Rolle:
- Funktioneller Befund
- Röntgenbefund

16.3 Therapeutisches Vorgehen

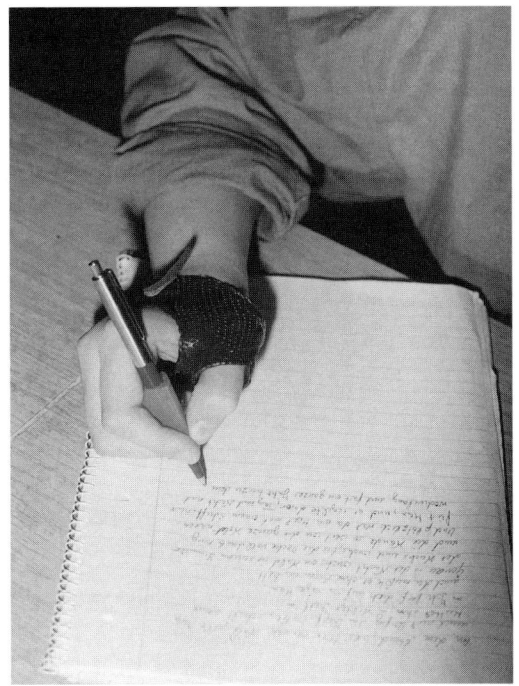

Abb. 16.9 Schreibtraining mit Daumenschiene

- Alter des Kindes
- Individuelle Tätigkeiten, z. B. besondere Belastung
- Gesamtes Umfeld des Kindes.

16.3.3 Umgang mit den Schienen

Die Schienen haben erst dann einen Sinn, wenn die Patienten damit umgehen können, und nur dann werden sie akzeptiert! Der Einstieg gelingt meist über kreative Tätigkeiten. Beim Seidenmalen, T-Shirt-bemalen, Korbflechten usw., lernen die Kinder, mit den Schienen zu arbeiten. Die Akzeptanz der Schiene wird erhöht durch das Erfolgserlebnis des fertigen Werkes.

Beim Schreibtraining wird neben der richtigen Sitzposition vor allem auf eine ergonomische Stifthaltung geachtet. Das Greifen der Stifte mit Handschienen wird durch dicke Stifte oder Griffverdickungen erleichtert. Außerdem erlernen die Patienten zur Gelenkentlastung als Alternative den *Dreipunktgriff*. Der Stift wird dabei zwischen Zeige- und Mittelfinger gehalten *(Abb. 16.10)*.

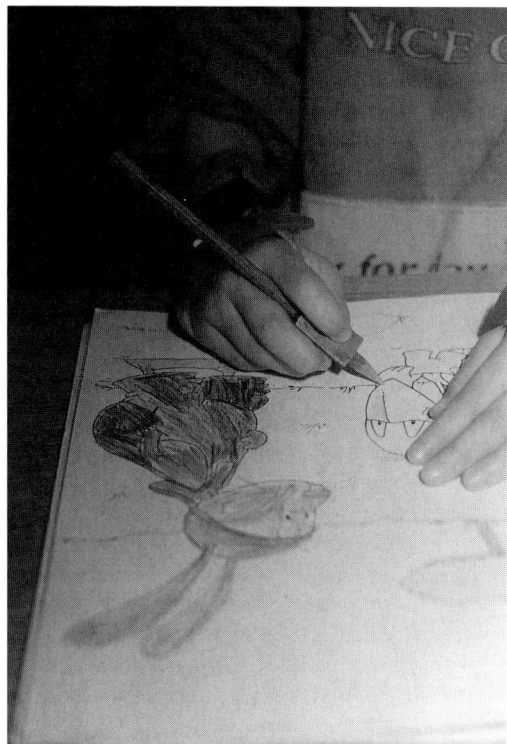

Abb. 16.10 *Gelenkentlastendes Schreiben mit Dreipunktgriff*

Erst wenn der Umgang mit den Schienen im Alltag automatisiert ist, tragen die Kinder sie regelmäßig. Daher ist das Verordnen von Handschienen ohne weitere Anleitung häufig zum Scheitern verurteilt.

16.3.4 Gelenkschutz und Hilfsmittelversorgung

Fehlbelastungen der oberen Extremität lassen sich häufig durch veränderte Bewegungsabläufe und den Einsatz von Hilfsmitteln vermindern. Ein gezieltes Gelenkschutztraining hilft, Fehlstellungen zu vermeiden. Die Prinzipien des Gelenkschutzes beinhalten:
- Achsengerechtes Arbeiten
- Achsengerechte Belastung der Gelenke
- Verteilen von Druck und Gewicht auf mehrere Gelenke und beide Körperseiten.

Die Patienten lernen durch Informationen und praktisches Üben, wie sie ihre Kraft wirkungsvoll einsetzen können, ohne dabei die Gelenke

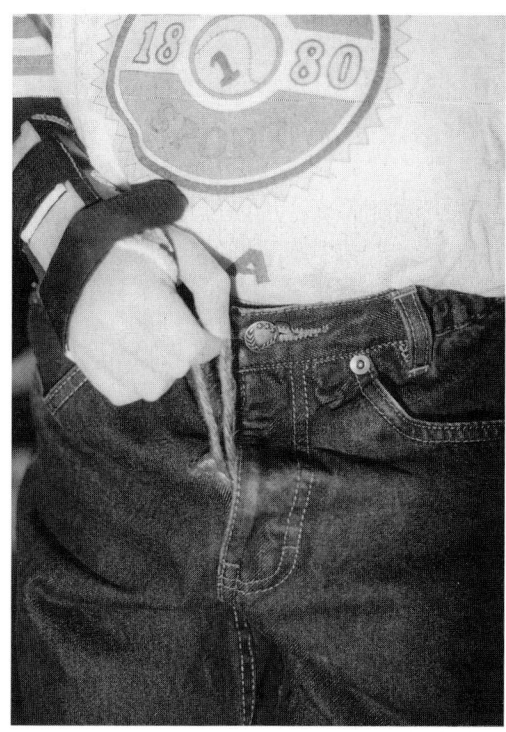

Abb. 16.11 Schlaufe als Anziehhilfe zur besseren Handhabung des Reißverschlusses

über- oder fehlzubelasten. Für Jugendliche bietet sich an, beim gemeinsamen Kochen in einer Übungsküche diverse Hilfsmittel auszuprobieren. Sie lernen, gelenkschonend Alltagsbewegungen auszuführen und dabei Hilfen, wie z. B. **Spezialmesser** oder **Dosenöffner,** anzuwenden.

Das gemeinsame Kochen und Essen hinterlässt positive Eindrücke. In dieser Verbindung nehmen die Jugendlichen gelenkschonende Bewegungsabläufe und Hilfsmittel eher an, als in einer theoretischen Unterweisung.

Einige wenige Kinder benötigen Hilfsmittel für ihre Selbstständigkeit. Haben sie Probleme mit der Körperpflege, dem Strümpfe- oder Schuheanziehen oder dem Knöpfeschließen, wird individuell nach Lösungen gesucht. Oft helfen schon kleine Veränderungen, wie z. B. eine **Schlaufe/Lasche** am Reißverschluss. Im Handel erhältliche Hilfsmittel sind für Kinder häufig zu groß oder zu lang und müssen erst auf kindliche Maße adaptiert werden. Zusammen mit den Kindern und Jugendlichen wird dann eine bestmögliche, gelenkschonende Handhabung erarbeitet *(Abb. 16.11)*.

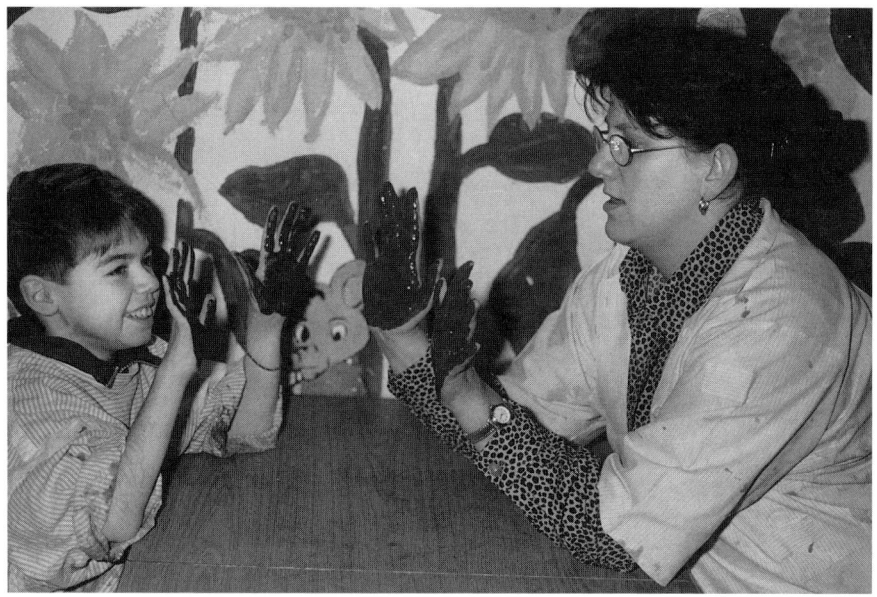

Abb. 16.12 Elternanleitung

Bei kleineren Kindern werden die Eltern über Gelenkschutzprinzipien informiert und angehalten, gelenkbelastende Tätigkeiten selbst zu übernehmen. Es werden Anregungen und Übungen mit nach Hause gegeben, wie die Eltern Gelenkschutz auch spielerisch mit ihren Kindern durchführen und in den Alltag übernehmen können *(Abb. 16.12)*.

KURZ UND BÜNDIG

Bei der Behandlung der oberen Extremität, insbesondere der Hand, ergänzen sich Physiotherapie und Ergotherapie. Im Funktionellen Training wird die neu gewonnene Beweglichkeit aktiv in handwerkliche Tätigkeiten umgesetzt. Abgelenkt durch kreatives Gestalten lernen die Kinder, achsengerecht und gelenkschonend zu arbeiten. Zur Achsenkorrektur und Stabilisation betroffener Hand- und Fingergelenke werden, je nach Befund, Schienen angefertigt. Werden diese tagsüber getragen, ist es notwendig mit ihnen die verschiedenen Tätigkeiten des Alltags zu üben. Insbesondere das Schreiben erfordert eine längere Trainingsphase und häufig ein Adaptieren der Stifte.

Gelegentlich benötigen ältere Kinder Hilfsmittel für den Alltag, z. B. für die Körperpflege, welche die Ergotherapie herstellt oder individuell anpasst.

Zum Schutz der betroffenen Gelenke vor Fehl- und Überbelastung werden für verschiedene Alltagssituationen gelenkschonende Varianten ausprobiert und geübt.

Literatur

Leitlinien für Physiotherapie und Ergotherapie in der Rheumatologie / Qualitätssicherung der Gesellschaft med. Assistenzberufe für Rheumatologie.

17

Physikalische Therapie

vielseitige Möglichkeiten mit großer Wirkung

Hans-Jörg Händel

Die physikalische Therapie ist ein wichtiger Bestandteil der Behandlung rheumakranker Kinder. Sie konzentriert sich überwiegend auf die Therapie von Schmerzen und ihren Folgeerscheinungen wie Muskelverspannungen oder auch Bewegungseinschränkungen, kommt aber auch bei begleitenden Ödemen oder Gewebsverhärtungen bzw. Verklebungen zum Einsatz.

17.1 MASSAGE

17.1.1 Klassische Massage

Die klassische Massage ist eine seit dem Altertum bekannte und fortlaufend verbesserte Methode zur Behandlung von Krankheiten des

Bewegungsapparates. Verschiedene Grifftechniken wie Streichungen, Knetungen, Friktionen, Walkungen und Klopfungen werden je nach Befund schwerpunktmäßig eingesetzt.

In der heutigen klassischen Massage sind grobmechanische Techniken von einer milderen reflektorisch wirkenden Arbeitsweise abgelöst worden. Dies gilt besonders für die Behandlung von Kindern mit Arthritis, da Schmerzen bei der Massage sofort eine Gegenspannung auslösen. Mit der Entdeckung von Reflexzonen in Haut, Bindegewebe und Muskulatur (Head und McKenzie) haben sich die Möglichkeiten der Massage deutlich erweitert. Örtlich wirksame Reize können Blut und Lymphverschiebungen bewirken, Muskeln detonisieren oder auch tonisieren, sowie Gelosen und Myogelosen behandeln. Außerdem gelingt es, gezielt reflektorisch auf vegetativ gestörte Organe und Gefäßbezirke einzuwirken (1).

Wirkung
Die klassische Massage fördert die Durchblutung und Entspannung der hypertonen und schmerzhaften Muskulatur, die das entzündete Gelenk in der Schmerzschonhaltung fixiert. Auf diese Weise vorbereitet, lässt sich die Muskulatur in der anschließenden krankengymnastischen Behandlung effektiv dehnen.

Folgende Punkte sollten beachtet werden:
- Entzündete Gelenke dürfen durch zu großflächige und kräftige Massagegriffe nicht unnötig hyperämisiert werden.
- Die Massage wirkt nur dann entspannend, wenn die Schmerzgrenze nicht überschritten wird.
- Vertrauen ist die Grundlage einer entspannten Behandlung. Kleine Kinder sollten anfangs nicht in Bauchlage massiert werden, bis sie mit dem Therapieablauf vertraut sind.
- Die schmerzhaften Körperregionen müssen entsprechend gelagert werden, damit die Kinder ihre Muskulatur entspannen können *(Abb. 17.1)*.

17.1.2 Friktionen

Friktionen an rheumatisch entzündeten Sehnenansätzen und Sehnenscheiden können zu leichten Mikrotraumen und erneuten Schmerzzuständen mit ihren Folgen (vgl. Schmerzkreis S. 34 ff) führen. Bei der Arthritis sollten daher nur leichte Quermassagen zum Lösen von Verklebungen ausgeübt werden.

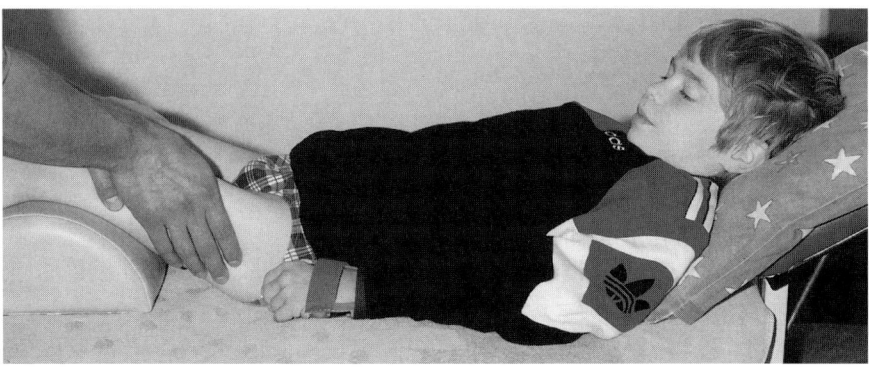

Abb. 17.1 Massage in angenehmer und entspannter Körperhaltung

17.1.3 Bindegewebsmassage (BGM)

Die Bindegewebsmassage wird bei der Arthritis selten angewendet. Einzelne Anhakstriche unterstützen in der Kontraktur- und Narbenbehandlung das Lösen von Verklebungen.

17.2 MANUELLE LYMPHDRAINAGE (ML)

Immunpathologische Prozesse und sekundär auch die Wirkung der Entzündungsmediatoren führen zu einer aktiven Hyperämie, die mit einer vermehrten Eiweißdurchlässigkeit und im späteren Verlauf auch mit einer verminderten Transportkapazität der Lymphgefäße einhergeht. Die Folge daraus ist eine ödematöse Schwellung, die sich nicht nur in der Synovialis, in der Gelenkkapsel, der Knochenhaut, dem umhüllenden Bindegewebe und den Sehnen bemerkbar macht, sondern sich auch zu einem regelrechten Lymphödem entwickeln kann (2).

Wirkung
Die manuelle Lymphdrainage bewirkt eine Verschiebung der Gewebsflüssigkeit, eine Erhöhung der Lymphgefäßbewegung sowie eine Schmerzlinderung. Durch die Verminderung des intraartikulären Druckes werden die Schmerzrezeptoren entlastet und infolge dessen wird der Sympathikus gedämpft.

Behandlung

Akute Phase:
In der exsudativen Phase der Arthritis sollte täglich ca. 30 Min. mit ML behandelt werden. Dabei ist gerade bei den sehr jungen Patienten auf eine gute Atmosphäre für die Therapie zu achten (evtl. Musik).
- Kurze Vorbehandlung der terminalen Lymphgefäße zur Schaffung einer zentralen Sogwirkung
- Behandeln der regionalen Lymphknoten und der zugehörigen Lymphgefäßterritorien mit flächiger Grifftechnik, um die Sogwirkung auf das betreffende Gebiet zu erhöhen. Das betroffene Gebiet selbst wird umgangen.
- Nacharbeiten von distal nach proximal
- Hautpflege
- Eine anschließende Kompressionstherapie sollte mit dem Arzt abgesprochen werden. Sie wäre zwar sinnvoll, wird aber häufig vom Patienten aufgrund der lokalen Druckempfindlichkeit und der sich stauenden Wärme am Gelenk schlecht toleriert.

Subakute Phase:
Die Behandlung verläuft wie in der akuten Phase, jedoch darf jetzt das betroffene Gebiet mit in die Behandlung einbezogen werden.

Im Rahmen des physikalischen Therapieplanes sollte die ML nach der Kryotherapie (mind. 10 Minuten) und vor der Bewegungstherapie erfolgen (2).

Kontraindikationen

Allgemein:
- Akute Entzündungen, die durch pathogene Keime verursacht sind
- Kardiales Ödem
- Maligne Prozesse (relative Kontraindikation).

Für die Halsbehandlung:
- Herzrhythmusstörungen
- Überfunktion der Schilddrüse (Hyperthyreose, Basedow-Krankheit)
- Überempfindlichkeit des Sinus caroticus.

17.3 KOMBINIERTE BEHANDLUNGSTECHNIKEN

17.3.1 Kontrakturbehandlung

Die Kontrakturbehandlung wird mittels klassischer Massage und Techniken aus der Bindegewebsmassage sowie der manuellen Lymphdrainage durchgeführt.

Wirkung
- Lockerung der gelenkumgebenden Muskulatur.
- Resorption der entzündlichen Schlackestoffe.

Vorgehen: Anfangs werden mit klassischer Massage die distal und proximal gelegenen Muskelgruppen gelockert. Verklebungen an Sehnen und Sehnenscheiden werden zusätzlich mittels Quermassagen gelöst. Verklebungen zwischen Haut, Unterhaut und Bindegewebe lassen sich mit Hautfaltgriffen lösen.

Die manuelle Lymphdrainage wird lokal im Bereich der Kontraktur eingesetzt, um direkt am betroffenen Gelenk die Resorption zu fördern. In Verbindung mit der manuellen Lymphdrainage hilft die klassische Massage über die leichte Hyperämisierung Stoffwechselendprodukte und die Entzündungsstoffe besser zu resorbieren.

Anschließend wird die Muskulatur mit Griffen der klassischen Massage zur Muskelentspannung und Schmerzlinderung behandelt. Bindegewebsstriche, jetzt unmittelbar am betroffenen Gelenk ausgeführt, lösen dort Verklebungen.

Alle Maßnahmen in dieser Reihenfolge tragen zu einer verbesserten Gelenkbeweglichkeit bei *(Abb. 17.2)*. Anschließend ist es sinnvoll, den Patienten krankengymnastisch zu behandeln, Gipsschienen anzulegen oder ihn zu lagern.

17.3.2 Narbenbehandlung

Eine gezielte Narbenbehandlung beschleunigt die Wundheilung. Sie hilft, Narbenkontrakturen zu verringern und verbessert die Haut- und Narbenelastizität. Therapeutisch werden die klassische Massage, die manuelle Lymphdrainage und Grifftechniken aus der Bindegewebsmassage eingesetzt.

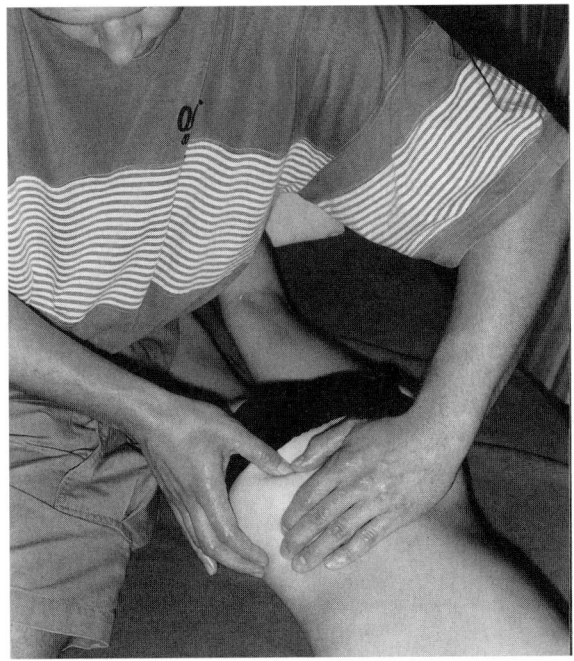

Abb. 17.2 Massage der kompensatorisch verspannten Muskulatur

Vorgehen: Durch Lockern der proximal und distal gelegenen Muskulatur entwickelt sich im Narbenbereich eine Hyperämie. Diese fördert den Abtransport von Stoffwechselendprodukten und somit den Heilungsprozess.

Die Behandlung postoperativer Ödeme durch die ML wird gerade in der Handchirurgie und nach Knie- und Hüftsynovektomien mit großem Erfolg eingesetzt. Der optimale Behandlungszeitraum liegt zwischen dem 2.–21. postoperativen Tag.

Durch die ML richten sich die Fibroblasten in annähernd paralleler Richtung aus. Damit wird das Aussprossen der Lymphgefäße weniger behindert, und es können sich lympho-lymphatische Umgehungskreisläufe bilden (2).

Wirkung
- Senken des Gewebsdruckes
- Schmerzlinderung
- Verbesserte Wundheilung
- Verbesserte Hautelastizität (wichtiger Faktor in Anbetracht der reduzierten Gelenkmechanik).

Behandlungsaufbau
- Kurze Vorbehandlung der terminalen Lymphgefäße zur Schaffung einer zentralen Sogwirkung.
- Vorbehandeln der regionären Lymphknoten und der zugehörigen Lymphgefäßterritorien mit flächiger Grifftechnik, um die Sogwirkung auf das betreffende Gebiet zu erhöhen. Es wird jeder mechanische Zug auf das heilende Gebiet vermieden.
- Nach der Entfernung der Fäden arbeitet man mit stehenden Kreisen im Narbengebiet.
- Nacharbeiten von distal nach proximal.
- Hautpflege
- Eine anschließende Kompressionstherapie nach Absprache mit dem behandelnden Arzt.

Kontraindikation
Siehe Abschnitt Lymphdrainage.

Zwei bis drei Tage nach Entfernen der Fäden kann mit Anhakstrichen der Bindegewebsmassage begonnen werden. Sie lockern das Unterhautfasziengewebe, wodurch die Narbe geschmeidig und dehnfähig wird.

> **VORSICHT**
> Da im Rahmen der Bindegewebsmassage leichte schneidende und ziehende Schmerzen auftreten können, ist eine gute Vertrauensbasis zum Kind notwendig. Nur dann ist es für die Behandlung kooperativ.

17.4 ELEKTROTHERAPIE

Die Elektrotherapie wird in der Kinderrheumatologie in erster Linie zur Linderung von Schmerzen und zur Muskelentspannung eingesetzt.
   Selbst bei Kleinkindern ist bei Einhaltung folgender Grundsätze eine Elektrotherapie möglich:
- Individuelle Anwendung
- Genaue Elektrodenlage
- Vorsichtige Wahl der Stromintensität, Reizfrequenz und Impulsdauer. Gute Erfolge lassen sich mit Interferenzstrom, Hochvolttherapie, TENS sowie Ultraschall erzielen. Diese Stromformen sind vom Hautgefühl her gut verträglich, so dass ihre Anwendung auch von kleinen Kindern akzeptiert wird.

Niederfrequenter Reizstrom dagegen verursacht ein brennendes Hautgefühl, das die Kinder unnötig verängstigt. Diese Stromform benötigt für die therapeutische Wirksamkeit eine relativ hohe Intensität zur Überwindung des Hautwiderstandes. Da die empfindliche Haut der Kinder leicht mit Hautverätzungen auf reinen niederfrequenten Reizstrom mit galvanischen Eigenschaften reagiert, wird dieser beim Kind nicht eingesetzt, außer bei der Iontophorese, hier jedoch mit geringer Intensität.

17.4.1 Interferenzstrom

Interferenzstrom ist mittelfrequenter Reizstrom. Es handelt sich um zwei mittelfrequente Wechselströme mit einer Frequenz von ca. 4000 und 3800 Hz. Durch Überkreuzung der beiden Stromkreise ist die Wirkung therapeutisch niederfrequent. Die Differenz aus den beiden Einzelfrequenzen ergibt dabei den wirksamen Therapiestrom zwischen 1 und ca. 200 Hz.

Interferenzstrom besitzt im Vergleich zu diadynamischem Strom den Vorteil einer höheren Eindringtiefe ohne sensorische Belastung der Haut (4).

Indikation
- Schmerzen
- Kontrakturen
- Stoffwechselstörungen der Haut
- Lymphödeme
- Narbenbehandlung
- Kollagenosen.

Wirkung
- Sehr gute analgetische Wirkung
- Stoffwechselsteigerung
- Resorptionsförderung.

Frequenzeinstellung
Für die Therapie von Kindern und Jugendlichen mit Rheuma werden folgende Frequenzeinstellungen am häufigsten eingesetzt:
- 1–10 Hz Stimulation der motorischen Nerven und Verbesserung der Durchblutung
- 10–50 Hz Vaguserregende Wirkung

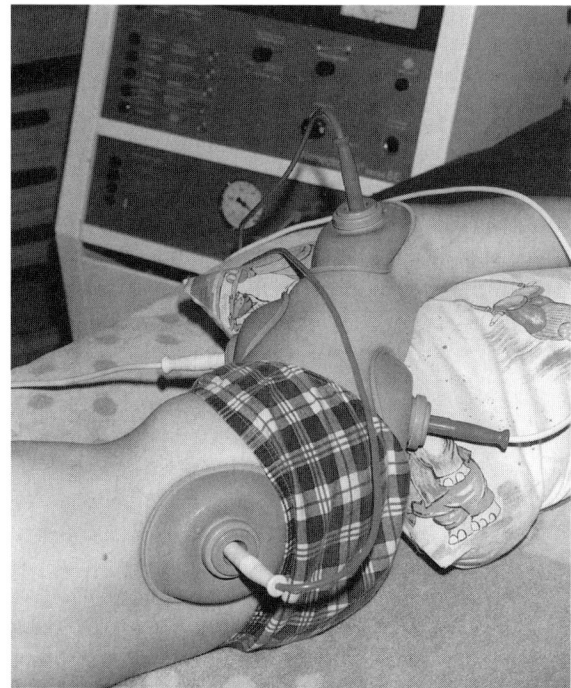

Abb. 17.3 Elektrotherapie zur Entspannung der Hüftmuskulatur

- 80–100 Hz Beeinflussung des sympathischen Geflechts. Analgesierende Wirkung
- Die Kombination von 1–100 Hz vereint alle Effekte anteilig und erzielt zusätzlich eine vegetative Umstimmung.

Dosierung
Die Intensität richtet sich nach Krankheitsstadium und Konstitution des Patienten.
- Je akuter die Beschwerden, desto geringer die Intensität
- Chronische Beschwerden, höhere Intensität

In jedem Fall sollte die Stromstärke motorisch unterschwellig und für den Patienten angenehm sein.

Vorgehen
Vier Saugelektroden ermöglichen eine gezielte und einfache Applikation. Das zu behandelnde Gebiet liegt im Kreuzungsbereich der Elektroden. Insbesondere kontrakte und schmerzhafte Hüftgelenke lassen sich auf diese Weise sehr gut behandeln *(Abb. 17.3)*.

Kontraindikationen
Keine Durchflutung von Herzschrittmachern und Tumoren; akute Entzündungen, Metallimplantate (Direktdurchflutung)!

17.4.2 Hochvolttherapie

Neben den zuvor genannten traditionellen Reizstromtherapieverfahren findet die Hochvolttherapie zunehmend Verbreitung. Sie benutzt ultrakurze Einzel- oder Doppelimpulse von 25 bis 40 Mikrosekunden. Da die extrem kurze Impulsdauer weit unter der Ansprechzeit der Hautsensorik liegt und eine thermische Wirkung ausschließt, können therapeutische Spitzenströme geschaltet werden. Durch gezieltes Ansprechen der schnellen Nervenfasern lässt sich eine wirkungsvolle Schmerzdämpfung erzielen. Die Verträglichkeit der Hochvolt-Therapie ist so gut, dass sogar die Behandlung von Schleimhäuten und offenen Wunden möglich ist (4).

Indikation
- Allgemeine Schmerzbehandlung
- Kontrakturbehandlung
- Stoffwechselaktivierung.

Wirkung
- Gefäßerweiterung
- Hyperämie
- Verbesserung der Membrandurchlässigkeit
- Förderung des Sauerstoffaustausches
- Verbesserung der Lymphbewegung
- Detonisierung verspannter Muskulatur
- Schmerzstillung
- Entzündungshemmung.

Dosierung
Die Dosierung sollte immer motorisch unterschwellig und für den Patienten angenehm sein. Eine Kombinationstherapie mit einer Gesamtbehandlungszeit von 15 Minuten hat sich als sehr effektiv erwiesen:
- 5 Minuten 10–25 Hz
- 10 Minuten 80–100 Hz.

> **VORSICHT**
> Motorisch überschwellige Behandlungen haben keine detonisierende Wirkung, außerdem verängstigen sie kleine Kinder.

Kontraindikationen
Durchflutung über Herzschrittmacher, Tumor, Schwangerschaft.

17.4.3 Iontophorese

Bei der Iontophorese handelt es sich um das perkutane Einbringen von ionenhaltigen Medikamenten mit Hilfe von Gleichstrom. Verwendet werden galvanischer Strom und diadynamischer DF-Strom. Bereits mit $0{,}1\ W/cm^2$ lässt sich eine ausgezeichnete Wirkung der Iontophorese, bei geringer sensibler Belastung des Patienten, erzielen. Daher ist diese niederfrequente Elektrotherapie auch bei Kindern ohne negative Nebeneffekte möglich. Bei dieser geringen Stromintensität ist die Menge der eingebrachten Medikamenten-Ionen einzig und allein abhängig von der Behandlungsdauer. Es dürfen nur Salbenpräparate verwendet werden, auf deren Beipackzettel die Iontophorese zugelassen ist. Dort ist auch beschrieben, ob das Medikament anionenhaltig oder kationenhaltig ist. Ein anionenhaltiges Präparat wird unter der Kathode aufgetragen und umgekehrt. Die Behandlungshäufigkeit richtet sich nach dem Stadium der Erkrankung. Je akuter desto häufiger (4).

Indikation
- Allgemeine Schmerzbehandlung
- Enthesopathien.

Wirkung
- Einbringen eines polarisch wirkenden Medikamentes durch die intakte Haut mittels der Elektrotherapie zur Schmerzlinderung und Mehrdurchblutung.

Dosierung
- Behandlungszeit wird von 10–20 Min. gesteigert.
- Das Medikament je nach Polarität unter der Kathode oder unter der Anode applizieren (s. o.).

Kontraindikationen
Keine Elektrodenanlage im Bereich von Metallimplantaten, Herzschrittmachern und malignen Prozessen.

> **VORSICHT**
> Motorisch überschwellige Intensitäten sollten bei Kindern nicht eingesetzt werden, und die individuelle Stromempfindlichkeit sollte primär beachtet werden.

17.4.4 TENS-Therapie

Die TENS-Therapie beruht auf zwei Theorien: der Endorphin-Theorie und der Gate-Control-Theorie (5).

Die Endorphin-Theorie besagt, dass bei niedrigfrequentem Reizstrom (< 10 Hz) eine hormonelle Manipulation vegetativer Zentren im ZNS erfolgt, die über eine vermehrte Ausschüttung von Endorphinen zur Schmerzblockade führt.

Die Gate-Control-Theorie formuliert eine Hemmung der Schmerzleitung im Hinterhorn des Rückenmarks durch Reizstrom mit Frequenzen über 10 Hz. Reizstrom mit diesen Frequenzen ist schneller als die Weiterleitung des Schmerzes. Folglich blockiert er den Empfang des Schmerzsignals.

Bei fachgerechter Anwendung und richtiger Indikation, erreicht man eine Erfolgsquote von 50–90% (5).

Indikation
- Schmerzen
- Mangelnde Innervation einzelner Muskeln.

Dosierung
Bei Bedarf mehrmals täglich 10–20 Minuten.

Segmentale Therapie
- 1 Elektrode ins Segment (WS), Anode
- 1 Elektrode ins Problemgebiet, Katode.

Direkte Therapie
- 1 Elektrode proximal (Anode), 1 Elektrode distal (Katode)
- oder Querdurchflutung.

Kontraindikationen
Maligne Prozesse, Querdurchflutung von Herzschrittmachern.

Ein entscheidender Vorteil der TENS-Therapie ist die einfache Handhabung und damit die Möglichkeit für ältere Kinder und Eltern, das Verfahren zu erlernen und selbst durchzuführen.

17.4.5 Ultraschalltherapie

Ultraschalltherapie ist keine direkte Elektrotherapie, sondern hochfrequente Mikromassage. Sie wirkt thermisch, mechanisch und physio-chemisch. In der Behandlung von Kindern mit Arthritis ist die thermische Wirkung aus folgenden Gründen kontraindiziert:
- Die Epiphysenfugen werden beeinflusst (eine Schädigung ist nicht auszuschließen).
- Durch Hyperämisierung können sich akute Entzündungen verstärken.

Die thermische Komponente des Ultraschalls lässt sich durch gepulste Anwendung leicht ausschalten. Unter dieser Voraussetzung können Kinder mit Rheuma bei vorsichtiger Dosierung durchaus von der positiven Wirkung des Ultraschalls profitieren (3, 4).

Indikation
- Sehnenansatzentzündung (Enthesopathie), die hauptsächlich bei Patienten mit HLA-B 27 assoziierter Oligoarthritis auftritt *(Abb. 17.4)*.

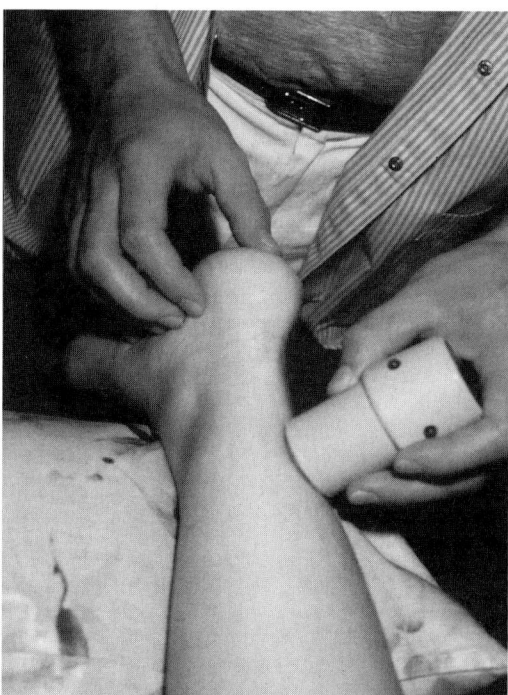

Abb. 17.4 Ultraschall bei Sehnenansatzschmerzen

- Sehnenscheidenentzündung (Tenosynovitis) insbesondere der Fingerflexoren im Bereich des Handtellers und der Finger.
- Muskelverspannungen, besonders im ISG-Bereich.

Wirkung
Der gepulste Ultraschall besitzt immer eine Frequenz von 100 Hz. Hierdurch entwickelt er seine besondere Wirkung (4):
- vegetativ vagoton durch die sympathikotone Sondierung
- vasodilatierend durch Sedierung der sympathischen Vasokonstriktoren
- muskeldetonisierend durch Normalisierung der motorischen Innervation
- schmerzlindernd.

Dosierung bei Kindern
Die Behandlung sollte einmal täglich durchgeführt werden.

> **VORSICHT**
> Bei Kindern darf nur gepulster US angewandt werden, aufgrund der regelmäßigen Unterbrechung der Schallenergie ist mit einer unerwünschten Erwärmung nicht zu rechnen (3).

Frequenzeinstellungen
- 2 ms Schallimpulsdauer – 8 ms Pause semidynamische Behandlung
- 1 ms Schallimpulsdauer – 9 ms Pause neuroreflektorische Behandlung
- 0,5 ms Schallimpulsdauer – 9,5 ms Pause Behandlung hautnaher Knochenpartien, neurotrope Beschallung.

Der gepulste US hat immer 100 Hz und die Schallimpulsperiode beträgt immer 10 ms (4).

Intensität
Die Intensität variiert von 0,15–0,35 W/cm^2.
- Geringe Intensität bei kleinflächigen Bereichen, direkt unter der Haut liegenden Strukturen und kleinen Kindern.
- Höhere Intensität bei größeren Flächen, tieferliegenden Strukturen und größeren Kindern.

> **MERKE**
> Generell liegt die Intensität bei Kindern um 0,10 – 0,15 W/cm^2 niedriger als bei Erwachsenen.

Anwendungsdauer
- An kleineren Flächen 3–4 Minuten
- An größeren Flächen 4–5 Minuten.

Spezielle Anwendungen
- Die Ultraschalltherapie von Hand oder Fuß lässt sich auch gut im Wasser durchführen. Hierzu sollte die Wassertemperatur für den Patienten angenehm sein.
- Der US kann auch zur Phonophorese eingesetzt werden. Durch die Kombination von Ultraschall und Medikament wird die Eindringtiefe des Medikamentes über die Haut erhöht. Salben und Gels, die sich für die Phonophorese eignen, werden auf dem Beipackzettel als »Iontophorese geeignet« deklariert.

17.5 THERMOTHERAPIE

17.5.1 Wärme

Definitionsgemäß wird zwischen 26–38 °C von Wärme gesprochen. Therapeutisch lässt sich Wärme an betroffenen Gelenken ohne akute Entzündung, jedoch mit eingeschränkter Gelenkfunktion nutzen.

Indikation
- Muskelverspannungen
- Muskelkontrakturen
- Bewegungseinschränkungen nach abgeklungener akuter Arthritis.

Wirkung
- muskelentspannend
- schmerzlindernd, sofern die Muskelverspannung den Schmerz auslöst
- hyperämisierend.

Häufigste Anwendungsformen
- Fango (meist in der Klinik oder Praxis eingesetzt). Nachdem Fango ca. 2 cm dick ausgegossen ist, sollte es soweit abkühlen, dass durch Druck mit dem Daumen eine Delle bleibt. Keinesfalls darf der Daumen noch durch die äußerste Schicht brechen. Während der Fangoanwendung im Bett werden die Kinder mit Tüchern gut eingewickelt.
- Hotpack (zu Hause praktisch anzuwenden)
- Wärmflasche.

17.5 Thermotherapie

VORSICHT
Bei akuter Arthritis darf Wärme nicht direkt auf das Gelenk appliziert werden. Dagegen lässt sie sich zur Detonisierung im Bereich der verspannten Muskulatur anwenden.
Kinder sind hautempfindlicher als Erwachsene, daher müssen Beschwerden der Kinder über zu hohe Temperaturen ernst genommen werden.

Kontraindikationen
Akute Arthritis, Fieber, Herzbeteiligung bei SJCA.

17.5.2 Hitze

Von Hitze wird bei Temperaturen über 41° C gesprochen. Hitze wird im wesentlichen wie die Wärmeapplikationen, jedoch nur als Kurzzeitanwendung eingesetzt (6).

Indikation
- Muskelverspannungen
- Muskelkontrakturen *(Abb. 17.5)*
- Schwellungen (Traumen oder Operationen).

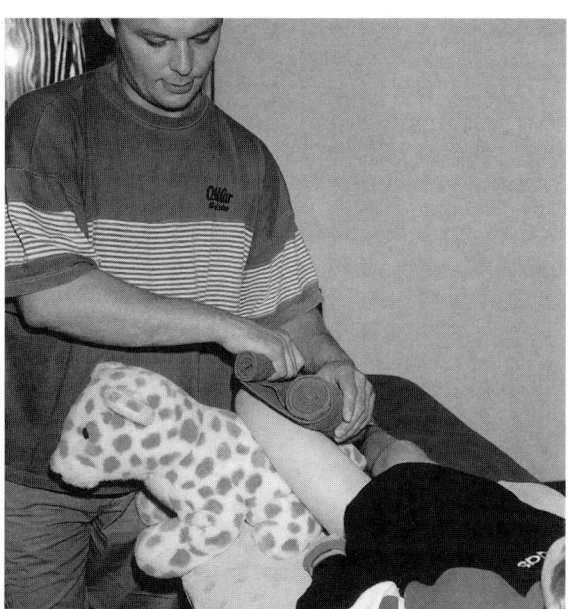

Abb. 17.5 Heiße Rolle zur Detonisierung der kontrakten Muskeln

Wirkung
- Auslösung des Axonreflexes, Vasodilation und Vasokonstriktion beim Entfernen der Hitze
- Aktivierung der Kältesensoren der Haut, Muskeltonuserhöhung und Muskeltonussenkung beim Entfernen der Hitze
- Senkung der Gewebespannung
- Erleichterte Lymphbildung
- Auslösung der Muskelpumpe
- Anregung des Lymphabflusses
- Minderung des Ödems.

Häufigste Anwendungsformen
- Heiße Rolle, zuerst Tupfen später Rollen
- Hotpacks, extrem heiß, zur Abtupfung
- andere Wärmeträger.

Kontraindikationen
- akute Arthritis (bei Anwendung direkt auf dem Gelenk)
- Kollagenosen
- Vaskulitis
- Fieber.

17.5.3 Bewegungsbad

Bei einer Wassertemperatur von 32 Grad Celsius dient das Bewegungsbad der Muskelentspannung und Entlastung von schmerzhaften Gelenken *(Abb. 17.6)*. Selbst Kinder mit erheblichen Gelenkeinschränkungen können sich im Wasser unbeschwert austoben. Neben dem entspannenden Effekt, sollte die positive psychische Auswirkung des freien Bewegens, nicht unterschätzt werden.

Die Badezeit sollte in der Regel 30 Minuten nicht überschreiten.

17.5.4 Kälte

Anwendungen von 0°–18° werden als Kälte- oder Kryotherapie bezeichnet. Bei Kindern mit Arthritis wird die Kältetherapie überwiegend zur Entzündungshemmung und zum Abschwellen der Gelenke eingesetzt. Dabei erreicht man gleichzeitig eine Schmerzlinderung.

Zur Entzündungshemmung ist ein lang anhaltender Abfall der Gewebstemperatur im betroffenen Gelenk notwendig, so dass sich das

17.5 Thermotherapie

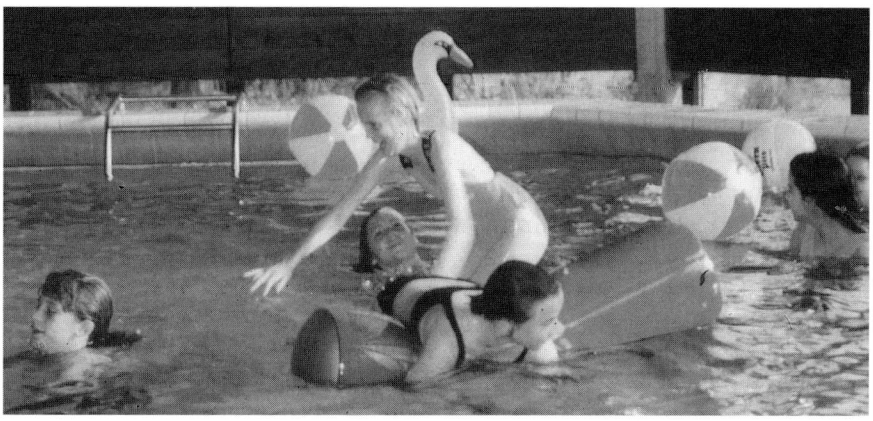

Abb. 17.6 Bewegungsbad zur Entspannung und Bewegungserweiterung

Gelenk nach der Kälteanwendung noch für ca. 20 Minuten kühl anfühlt. Die Tendenz geht nach Untersuchungen der letzten Jahre weg von extrem kalten Applikationen hin zur Anwendung von milderer Kälte. Dies kann man zum Beispiel mit Kryogelpackungen erreichen, die noch einige Zeit außerhalb des Kühlschranks lagern, bevor sie angelegt werden. Somit sind sie etwas wärmer und weicher.

Indikation
- Schmerzlinderung
- Entzündungshemmung.

Wirkung
- Schmerzlinderung durch Hemmung der Nervenleitgeschwindigkeit
- Senkung der Gewebetemperatur.

Anwendungsdauer
- Schmerzlindernde Wirkung, 1–5 Minuten
- Entzündungshemmende Wirkung, 10–12 Minuten.

Häufigste Anwendungsformen
- Kryogelbeutel
- Packungen mit Eischips
- Eis am Stiel
- Kaltes Moor
- Alkohol- oder Eiswasserwickel
- Verschiedene Hausmittel.

> **MERKE**
> Je weiter das Gelenk vom Körpermittelpunkt entfernt, desto milder sollte die Kälteanwendung sein. Es sollten maximal 6 Eisapplikationen gleichzeitig angelegt werden.

> **VORSICHT**
> Kleine und sehr schlanke Kinder kühlen leicht aus. Daher nur milde Kälte verwenden und/oder nur wenige Applikationen gleichzeitig anlegen. Die empfindliche Haut von Kindern kann mit Erfrierungen reagieren.

Kontraindikationen
- Kälteunverträglichkeit
- Kollagenosen
- Vaskulitis.

Literatur

1. Dalicho W.A., Haase H., Krauß H., Reichert Chr., Schumann L.: Massage; Eine Einführung in die Technik der Massage, Steinkopff Verlag Darmstadt, 1985
2. Gesellschaft medizinischer Assistenzberufe für Rheumatologie e.V., Hilbert H.-D. (Hrsg.): Leitlinien für Physiotherapie (Krankengymnastik, Physikalische Therapie) und Ergotherapie in der Rheumatologie, PVV-Verlag Ratingen, 1998
3. Knoch H.-G., Knauth K.: Therapie mit Ultraschall, Gustav Fischer Verlag Stuttgart, 1991
4. Schmid F.: Reizstrom Praktikum, Dimeq Medizinelektronik GmbH (Hrsg.), Berlin, 1992
5. Stux G., Mannheimer S., Freitag-Schlaugat R.: TENS-Therapie Atlas, 3 M Medica GmbH (Hrsg.), Borken, 1990
6. Zilger M., Gruhn H.: Die Bedeutung von Hitze bei Schwellungszuständen, Krankengymnastik Zeitschrift für Physiotherapeuten, 489–494, Pflaum Verlag München, 1995

Sachverzeichnis

A
Abduktionskontraktur 72
Abduktionsschienen 162
Abrollhilfen 89
Achterschlaufe 197
Adduktionskontraktur 72
Alkoholwickel 83
Alltagsbewegungen 173
Amyloidose 17
Angst 96
Ankylose 201
Ankylosierung 105
Antinukleäre Antikörper (ANA) 26
Arthritis, HLA B27 assoziierte 21 ff, 223
– juvenile chronische (JCA) 16
– juvenile idiopathische (JIA) 16
– systemische juvenile chronische 16
Arthrodese 33
Articulatio femoropatellaris 244
Articulatio femorotibialis 244
Aufbissschienen 82
Augenentzündung, rheumatische 21

B
Badezeit 330
Bakerzyste 72, 250
Beckenschiefstand 72
Beinachsentraining 289
Beinlängenunterschied 55
Bewegen, passives, aktiv-assistives 193
Bewegungsablauf, pathologischer 40
Bewegungsabläufe, physiologische 86
Bewegungsanalyse 71
Bewegungsbad 79, 83, 332
Bewegungseinschränkungen 40
Bildgebende Verfahren 26
Bindegewebsmassage (BGM) 318, 322
Bindegewebsstriche 320
Blutsenkungsgeschwindigkeit 25
Bursitis 136

C
Cox-2-Hemmer 31
Coxa valga 227
Coxarthritis 72, 225
C-reaktives Protein 25
Crepitation 189

D
Daktylitis 23
Daumen, Subluxation 310
Daumenhülse 197
Destruktion, knöcherne 153
Dislokation, atlanto-axiale 107
Dreieckstuch 162
Dreipunktgriff 306, 311
Dreipunktprinzip 196
Dreirad 80
Duchenne-Hinken 201

E
Einlage 89, 292
– bettende 292
– korrigierende 292
Eischips 83
Elektrodenlage, genaue 322
Elektrotherapie 83, 322
Ellbogengelenk 147
Elternanleitung 79, 87
Endoprothese 33
Endorphin-Theorie 327
Enthesis 22
Enthesopathie 22, 83
Entlastende Hilfen 79
Entspannung 79 ff
Entwicklungsrückstand, motorischer 77
Entwicklungsstörungen 165
Entzündung, floride 169
Entzündungsaktivität 60
Entzündungshemmung 332
Entzündungszeichen 25
Epiphysenfugen 76 f
Ergotherapie 297 ff
Erguss 26
Extremität, untere 200, 243

F
Fahrrad 162
Fango 83, 330
Faszienverklebungen 83
Faustgriff 304
FBL 260
Fehlbelastung 71
Fingergelenke 53, 181
Fingerschienchen 196
Flechten 304
Flexosynovitis 188
Flexotenosynovitis 83, 310
Förderung, integrative 297
Freiheitsgrade 105
Friktionen 317
Funktionelles Training 299
Fußachsentraining 289
Fußgelenke 266

G
Gaenslen-Test 278
Gang, pathologischer 247
Gangschulung 290
Gate-Control-Theorie 327
Gelenkersatz 33

335

Sachverzeichnis

Gelenkfehlstellung 40, 59
Gelenkmobilisation 79
Gelenkschutz 299, 312
Gelenkspaltverschmälerung 153
Gelenkuntersuchung 70
Gelpackungen 83
Gesamtkörperhaltung 71
Gipslagerungsschienen 85, 89, 294
Gleitmobilisation, translatorische 84, 253
Glenohumoralgelenk 130
Gonarthritis 72

H

Hackenfuß, rheumatischer 273
Hallux flexus 274, 283
– valgus 275
– – Keil 294
Halskrause 82, 89, 108
Halswirbelsäule 52, 104
Haltewiderstand 175
Handbogen, transversaler 303
Handgelenk 52, 165
Handgelenksarthritis 149
Handschienen 82
– kurze 308
Handskoliose 167
Hautpflege 322
Heimprogramm 87
Heiße Rolle 332
Hemmung, reziproke 175 256
Hilfsmittelversorgung 79, 88, 299, 312 ff
Hitze 83, 331
HLA B 27 26
Hochvolttherapie 83, 322, 325
Hohlfuß 271, 283
Hotpack 330, 332
Hüftgelenk 223
Hyperextension 272

I

Iliosakralgelenk 199
Iliosakralgelenke, Wickeln der 211
Impingement 132

Insertionstendopathien 204
Injektionen, intraartikuläre 30
Interferenzstrom 322 f
Interferenztherapie 83
Iontophorese 323, 326
ISG 199
– hypermobiles 200

K

Kalkaneus 266
Kälte 332
Kälteapplikation 83
Karpalbogen 182
Karpus 165
Kernspintomographie 28
Kiefergelenk 115
Kleinkinder, Behandlung 73
Kleinwuchs 49 ff
Knicksenkfuß 269
Kniegelenk 55, 243
Knopflochdeformität 183, 309
Knopflochfehlstellung 195
Kollagenosen 24
Kommunikation, nonverbale 100
Kompensationsbewegung 71
Kompressionstherapie 319, 322
Kondylen 244
Konfektionsschuhe, Änderung 293
Kontrakturbehandlung 318, 320
Körpersprache 93
Korrekturoperationen 32
Kortison 30
Krafttraining 87
Krallenzehen 276
Kranialisation 136
Kryogelbeutel 333
Kryogelpackung 333
Kryotherapie 83, 332
Kyphose, thorakale 200

L

Laborwerte 25 f
Lagerung 79

Lagerungsschienen 90, 196, 309
Längenwachstum 49
Langzeittherapie, antirheumatische 29
Lateralisation der Patella 248
Lenker-Hörnchen 163
Lordose, lumbale 200
– zervikale 201
Lumbrikaler Griff 190
Lymphdrainage, manuelle 320
Lymphknoten 319
Lymphödem 318

M

Magnetresonanztomographie (MRT) 28
Malen 305
Manualtherapie 84
Manuelle Lymphdrainage 318
– Therapie 76
Massage 79, 83
– klassische 316, 320
Medikamente, entzündungshemmende 29
– schmerzhemmende 29 ff
Metakarpalbogen 182
Metatarsalia 266
Mikrogenie 115
Mikromassage 328
Mikrowirbel 105
Mobilisation, hubfreie nach FBL 141
Morgensteifigkeit 39
Muskelgleichgewicht 166
Muskelgruppen, hypertone 227
– hypotone 227

N

Narbenbehandlung 318, 320
Neurophysiologische Therapie 77
Neutral-Null-Methode 229
Nichtsteroidale Antirheumatika (NSAR) 29

Sachverzeichnis

O
Ödeme, postoperative 321
Okklusion 115
Oligoarthritis 16
- frühkindliche 20 f
- Typ II 21 ff
Operative Eingriffe 32 ff
Orthesen 90
Orthopädische Schuhe 89, 293
Ossifikation 168
Ossifikationsbeschleunigung 153

P
Palmarflexion 165
Perzeptionsstörungen 165
Phonophorese 330
Physikalische Maßnahmen 82
- Therapie 316
Plantarflexion, maximale 277
PNF 241, 260
Polyarthritis 16
- rheumafaktor-negative 18
- rheumafaktor-positive 19
Polyarthritische Verlaufsformen 94
Protraktion 160
Promontorium 200
Protrusion 117
Pseudovalgusstellung 153, 248, 251
Psoriasisarthritis 23

Q
Quermassage 194, 317, 320

R
Radialdeviation 302
Radiusköpfchenluxation 157
Reizstrom, interferenter 323
Rheumafaktor 18
Rheumaknoten 19
Ringband 157
Roller 162

Röntgenbild 26
Rotatorenmanschette 131

S
Sakroiliitis 22, 199
Sarkoidose 24
Saugelektroden 324
Schienen, Umgang mit 299, 311
Schienenanfertigung 299, 308 ff
Schlingenaufhängung 89
Schlingentisch 80
Schlüsselgriff 304
Schmerz 34 ff
–, Pathophysiologie 35
Schmerzkreis 43, 76
Schmerzlinderung 79 ff
Schmerzschonhaltung 147
Schmerzsymptome 39
Schnelltest 63, 151
Schonhaltung 39, 71, 79
Schreibtisch/-pult 154, 163
Schreibtraining 311
Schuhversorgung 292
Schulter 130
Schulung der Jugendlichen 87
Schuppenflechte 23
Schwanenhalsdeformität 183, 310
Screening 61
Sehnenscheidenentzündung 26
Sklerosierung 209
Sohlenerhöhung 89 f
Sonographie 26, 171
Spondarthritis, juvenile 23
Spondylodiszitis 22
Sprunggelenk, oberes 56
Stabilisation, äußere 108
- innere 108
- rhythmische 161, 241
Steigbügel, Disfunktion 269
Stimulation, sensomotorische 300
Stretch 161
Subluxation 77, 167
Subluxationsrichtung 77

Synovialeinlagerung 152
Synovialisverdickung 225
Synovialitis 225
Syovektomie 32

T
Talus 226
Temporomandibulargelenk (TMG) 51, 115
Tendinitis 136
Tenosynovitis 18, 168
TENS 322, 327
TENS-Geräte 83
Therapiepferdchen 80
Therapieroller 80
Thermotherapie 330
TNFa-Hemmer 31
Tractus iliotibialis 244
Traktion 79, 175
- longitudinale 156
Translation 140

U
Ulnardeviation 166
Ulnardiviation 302
Ulnatraktion 156
Ultraschall 83, 322
- gepulster 83
Ultraschalltherapie 328
Ultraschalluntersuchung 26, 72
Umfangmessungen 71
Unterarmgehstützen 82, 162
Unterarmschlingen 162

V
Valgusstellung 266
Vaskulitis-Syndrome 24
Verblockung 105
Versteifungsoperation 33
Vorfußadduktion 275

W
Wachstumsstörungen 72
- lokale 39, 50 ff
- sekundäre 54, 57
Wärme 83, 330
Wärmflasche 330

Z
Zehengelenke 56

Pflaum Physiotherapie
eine Auswahl

Antje-Catrin Loose u.a.
Graphomotorisches Arbeitsbuch
mit der Geschichte von Frede Schnodderbüchs in vielen bunten Bildern
294 S. mit 98 Fotos, vielen Zeichnungen, 20 ganzseitigen Farbtafeln und 90 Arbeitsblättern, Format DIN A4, kart.,
ISBN 3-7905-0745-8

Emmi Pikler
Laßt mir Zeit
Die selbständige Bewegungsentwicklung des Kindes bis zum freien Gehen
2. Aufl., 246 S.
mit 255 Bildern, kart.,
ISBN 3-7905-0767-9

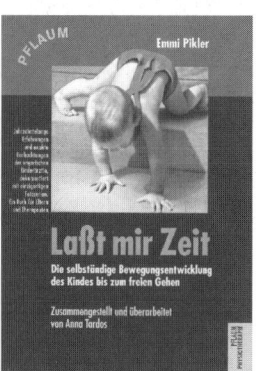

Gabriele Hanne-Behnke
Klinisch Orientierte Psychomotorik
Kompetenzerwerb im Spiel
322 S. mit 122 Abb., kart.,
ISBN 3-7905-0797-0

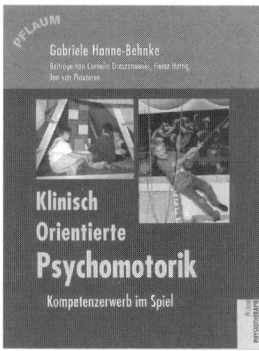

Sabine Kollmuß/Siegfried Stotz
Rückenschule für Kinder – ein Kinderspiel
2., überarbeitete Auflage,
190 S. mit 154 Abb., kart.,
ISBN 3-7905-0850-0

Siegfried Stotz u.a.
Die Therapie der infantilen Cerebralparese
Das Münchner Tageskonzept
360 S. mit 120 Abb., kart.,
ISBN 3-7905-0838-1

Bitte fordern Sie unseren ausführlichen Prospekt an.

Elke Lommel
Handling und Behandlung auf dem Schoß
in Anlehnung an das Bobath-Konzept
2., überarbeitete Auflage
176 S. mit 190 Fotos, kart.
ISBN 3-7905-0788-1

Ute Dohauser-Gruber u.a.
Rheumatologie. Lehrbuch für Physiotherapeuten
Entzündliche Gelenk- und Wirbelsäulenerkrankungen
304 S. mit 259 Abb., kart.
ISBN 3-7905-0695-8

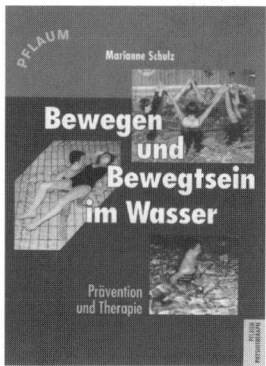

Marianne Schulz
Bewegen und Bewegtsein im Wasser
Prävention und Therapie
280 S. mit 136 Abb., kart.,
ISBN 3-7905-0784-9

Richard Pflaum Verlag GmbH & Co. KG
Lazarettstr. 4, 80636 München, Tel. 089/12607-233, Fax 089/12607-200
http://www.pflaum.de, e-mail: buchverlag@pflaum.de

ENBREL® BEWEGT

Das neue Wirkprinzip in der Rheumatologie

Der erste TNFα-Rezeptor

Die erste Anti TNF-Therapie zur Behandlung der rheumatoiden Arthritis bei Erwachsenen und Kindern.

Ein neues Therapieprinzip

- hohe Wirksamkeit
- gute Verträglichkeit
- schneller Wirkungseintritt

Enbrel® 25 mg
Pulver und Lösungsmittel zur Herstellung einer Injektionslösung. Wirkstoff: Etanercept. **Zusammensetzung:** 1 Durchstichflasche mit Pulver enth.: 25 mg Etanercept (gentechnologisch aus der Eierstockzelllinie des Chinesischen Hamsters hergestellt). **Weitere Bestandteile:** Mannitol, Sucrose, Trometamol. 1 Durchstichflasche mit Lösungsmittel enthält Wasser für Injektionszwecke. **Anwendungsgebiete:** Behandlung der aktiven rheumatoiden Arthritis bei Erwachsenen, wenn das Ansprechen auf Basistherapeutika (einschl. Methotrexat - sofern nicht kontraindiziert) unzureichend ist. Behandlung der aktiven polyartikulären juvenilen chronischen Arthritis bei Kindern (4 – 17 Jahre) nach Versagen einer Methotrexat-Therapie (sofern nicht kontraindiziert). **Gegenanzeigen:** Überempfindlichkeit gegen den Wirkstoff oder einen der weiteren Bestandteile, Sepsis oder Risiko einer Sepsis. Therapie sollte nicht bei Patienten mit akuten Infektionen, einschl. chronischer oder lokalisierter Infektionen, begonnen werden. Schwangerschaft und Stillzeit. Lebendimpfstoffe sollten nicht gleichzeitig verabreicht werden. Besondere Vorsicht bei Patienten mit Blutdyskrasie in der Anamnese. **Vorsichtsmaßnahmen:** Sorgfältige Überwachung bei Patienten mit wiederkehrenden oder chronischen Infektionen in der Anamnese oder Begleitumständen, die Infektionen begünstigen (z.B. progrediente o. schwer einstellbare Diabetes). Abbruch der Therapie bei Entwicklung einer schweren Infektion sowie bei Auftreten schwerwiegender allergischer oder anaphylaktischer Reaktionen. Bei Auftreten von Symptomen, die auf eine Blutdyskrasie hindeuten, eindringliche Abklärung; bei nachweislicher Blutdyskrasie Enbrel® absetzen. **Nebenwirkungen:** Reaktionen an der Injektionsstelle, meist reversible "Recall"-Reaktionen an der Injektionsstelle. Schwerwiegende Infektionen wie z.B. Abszess, Bakteriämie, Bronchitis, Bursitis, Entzündungen des Unterhautzellgewebes, Cholezystitis, Diarrhöe, Divertikulitis, Endokarditis, Erkältungen, Enteritis bzw. Gastroenteritis, Herpes zoster, Unterschenkelgeschwür, Mundinfektion, Osteomyelitis, Peritonitis, Pneumonie, Pyelonephritis, Sepsis, septische Arthritis, Hautinfektion, Hautgeschwür, Harnwegsinfektion, Vaskulitis und Wundinfektion, insbesondere auch bei Patienten mit Begleiterkrankungen wie z.B. Diabetes, Stauungsherzinsuffizienz, aktiven oder chronische Infektionen in der Anamnese. Weiterhin traten auf: Kopfschmerzen, Rhinitis, Schwindelgefühl, Benommenheit, Pharyngitis, verstärktes Husten, Asthenie, Unterleibsschmerzen, Hautausschlag, Atemstörung, Dyspepsie, Sinusitis, Hypertonie, Schmerzen, Thrombozytopenie, Anämie, Leukopenie, Panzytopenie, aplastische Anämie. Vor allem bei Kindern: Nausea, Emesis, Varizellen-Infektion mit Zeichen und Symptomen einer aseptischen Meningitis, Gastroenteritis, Depression/Persönlichkeitsstörungen, Hautgeschwür, Ösophagitis/Gastritis. Die Bildung von Autoantikörpern kann hervorgerufen werden. Ebenso häufig wie bei Patienten mit rheumatoider Arthritis, die nicht mit Enbrel® behandelt wurden, traten auf: maligne Erkrankungen, Herzversagen, Myokardinfarkt, Myokard-Ischämie, zerebrale Ischämie, Hypotonie, Cholezystitis, Pankreatitis, gastrointestinale Blutungen, Dyspnoe, Depression. **Verschreibungspflichtig.** Pharmazeutischer Unternehmer: Wyeth Europa Ltd. Huntercombe Lane South, Taplow, Maidenhead Berkshire, SL6 0PH, Vereinigtes Königreich. Örtlicher Vertreter Deutschland: Wyeth Pharma GmbH D-48136 Münster. Stand: September 2000

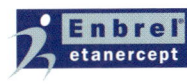

Wyeth Pharma GmbH
Wienburgstraße 207
D-48159 Münster